妇产科临床药师
抗感染病例会诊精萃

主　编　汤　静
副主编　冯　欣　卢晓阳　郑彩虹
　　　　池里群　吴志勇

人民卫生出版社
·北京·

图书在版编目（CIP）数据

妇产科临床药师抗感染病例会诊精萃 / 汤静主编
. — 北京：人民卫生出版社，2021.2
ISBN 978-7-117-30944-8

Ⅰ.①妇… Ⅱ.①汤… Ⅲ.①妇产科病 － 感染 － 诊疗
－ 病案 － 汇编 Ⅳ.①R71

中国版本图书馆 CIP 数据核字（2020）第 248646 号

人卫智网	www.ipmph.com	医学教育、学术、考试、健康，购书智慧智能综合服务平台
人卫官网	www.pmph.com	人卫官方资讯发布平台

妇产科临床药师抗感染病例会诊精萃
Fuchanke Linchuang Yaoshi Kangganran
Bingli Huizhen Jingcui

主　　编：汤　静
出版发行：人民卫生出版社（中继线 010-59780011）
地　　址：北京市朝阳区潘家园南里 19 号
邮　　编：100021
E - mail：pmph @ pmph.com
购书热线：010-59787592　010-59787584　010-65264830
印　　刷：三河市博文印刷有限公司
经　　销：新华书店
开　　本：710×1000　1/16　　印张：14
字　　数：259 千字
版　　次：2021 年 2 月第 1 版
印　　次：2021 年 3 月第 1 次印刷
标准书号：ISBN 978-7-117-30944-8
定　　价：55.00 元

编　者（按姓氏笔画排序）

丁　翔（北京市海淀区妇幼保健院）　　　　李长艳（复旦大学附属妇产科医院）

于景娴（北京市海淀区妇幼保健院）　　　　吴志勇（复旦大学附属妇产科医院）

王先利（复旦大学附属妇产科医院）　　　　汪凤梅（浙江大学医学院附属妇产科医院）

王萌萌（复旦大学附属妇产科医院）　　　　张　献（首都医科大学附属北京妇产医院）

孔令君（复旦大学附属妇产科医院）　　　　林诗舟（复旦大学附属妇产科医院）

卢晓阳（浙江大学医学院附属第一医院）　　金　经（复旦大学附属妇产科医院）

冯　欣（首都医科大学附属北京妇产医院）　庞艳玉（复旦大学附属妇产科医院）

朱佳蕾（复旦大学附属妇产科医院）　　　　庞晓莹（复旦大学附属妇产科医院）

刘姝灵（复旦大学附属妇产科医院）　　　　郑彩虹（浙江大学医学院附属妇产科医院）

刘浩然（复旦大学附属妇产科医院）　　　　赵梦丹（浙江大学医学院附属妇产科医院）

池里群（北京市海淀区妇幼保健院）　　　　徐　强（浙江大学医学院附属第一医院）

汤　静（复旦大学附属妇产科医院）　　　　盖　迪（首都医科大学附属北京妇产医院）

孙　慧（复旦大学附属妇产科医院）　　　　潘佳倩（复旦大学附属妇产科医院）

编写秘书

王先利（复旦大学附属妇产科医院）

孙　慧（复旦大学附属妇产科医院）

前言

　　妇女的健康是家庭的基础,是社会能否稳定的基石。随着社会及经济的不断发展,妇女的健康问题也随之发生不断的变化,孕产期及老年期特别是更年期妇女的健康问题始终是公众关注的重点。妇产科感染性疾病曾经是女性健康的重大威胁,随着抗菌药物品种及临床应用的增加,使得妇产科患者受益颇多。但是,由于临床抗菌药物治疗方案制订不合理、药物治疗剂量及疗程使用不合理、药物不良反应监控缺失、患者合理用药宣教缺乏等因素,导致患者用药风险不断增加。另外,由于上述原因导致的细菌耐药问题同样不容忽视。由此为出发点编写本书,主要目的有:①作为临床药师临床实践的参考用书,协助临床药师提供或优化个体化抗感染治疗方案,为临床药师参与妇产科感染性疾病诊疗提供思路,减少临床不合理用药、延缓细菌耐药和保障患者用药安全。②对临床药师参与疑难病例会诊、妇产科感染患者抗感染治疗的实践过程进行整理,总结经验。为临床药师初学者参与制订或调整抗感染药物治疗方案提供客观可行的借鉴,保障患者用药安全,使得患者受益。

　　本书选取临床药师参与妇产科抗感染药物治疗的典型案例进行汇编,在介绍疾病基础知识以外,依据妇产科学、相关临床用药指南、循证医学/药学证据等权威参考资料并结合临床药师实战经验,按照病例介绍、治疗过程、临床药师会诊建议、点评讨论等部分展开分析。因此可满足广大妇产科临床药师学习、实践工作的需要,提升妇产科临床药师参加妇产科感染患者临床药物治疗工作的能力。有别于常规的抗感染类书籍,本书在编写上有如下特点:①主要阐述妇产科专科特色的感染性疾病药物治疗方案及药学监护流程;②针对特殊用药群体,如妊娠期及哺乳期患者,提供适宜的药物选择及分析,确定给药时机、给药剂量和药物治疗的疗程,进行相应的疗效、安全性评估;③每章节内有 2 个典型案例,针对性分析总结药物监护要点及患者药物宣教,以助于读者实现理论与临床实践的有效结合。主要针对的读者对象是从事抗感染专业且已具备基本的妇产科临床专业知识以及药学监护的经验的临床药师。

本书的编写人员主要由复旦大学附属妇产科医院、首都医科大学附属北京妇产医院、浙江大学医学院附属第一医院、浙江大学医学院附属妇产科医院和北京市海淀区妇幼保健院的妇产科专业的临床医师及临床药师组成。编写团队在编写过程中,力求内容的严谨性、专业性及文字描述的简洁性,体现出国内外临床药师在临床实践活动中最新的理论、知识及药学监护的方法,协助读者建立并运用科学的临床思维解决临床问题,从而满足妇产科临床药师的临床实际需求。

本书主要分为四章,内容主要包括:①妇产科常见抗感染药物临床应用。从抗感染药物临床应用及现状、常见的妇产科抗感染药物、抗感染药物的不良反应和相互作用、妇产科人群用药特点和抗感染药物的药学监护五方面进行阐述。本章节着重介绍特殊人群应用抗感染药物的概貌,便于读者系统地了解抗感染药物治疗及妇产科特殊人群药学监护的理论知识及最新进展。②妇科常见感染性疾病及其药学会诊要点。本章节以常见的妇科感染性疾病为主,重点叙述了疾病的概述、临床表现、病因、诊断及相应的抗感染治疗方案的选择。同时每个章节内均附有 2 个典型病例,提供相应药物治疗及药学监护的分析与总结,帮助读者更系统地理解药学监护要点,提高相应的临床药学监护能力。③产科常见感染性疾病及其药学会诊要点。本章节叙述方式同第二章,系统地介绍了产科不同阶段感染的药物治疗方案,包括药学选择、给药剂量、给药途径和用药疗程等几个方面。同时,编者重点分析妊娠期及哺乳期药学选择和不同抗感染药物治疗方案对于母胎的影响,从而帮助临床医生根据患者实际情况选择相对适宜的抗感染药物治疗方案,并且做好有针对性的用药宣教。④性传播疾病及其药学会诊要点。本章节主要介绍梅毒、淋病及尿道生殖道非典型病原体感染的药物治疗及药学监护。编者在论述相应药物治疗规范及疗效评估的同时,强调了患者宣传教育的重要性。

本书章节内的所有典型案例均经过严格的筛选,但由于妇产科感染性疾病的复杂性,典型案例所涉及的知识点不一定涵盖全面。但是,所有典型案例的分析及总结均经过了妇产科专业临床医师及药师的审核,避免了内容的简单重复以及分析总结的片面性。同时,编者在本书的内容及编排上面也做了一定的尝试,以期能帮助读者系统地了解妇产科专科特色的感染性疾病药物治疗及监护的理论知识及实际处理思维,从而实现理论及实践两者的有效衔接与转化。

本书的编写难免存在不足之处,恳请医药界的各位专家及读者提出宝贵的意见,便于我们以后能够有所改进。在此,对所有支持本书编写的同仁表示衷心感谢!

汤　静

2020 年 2 月

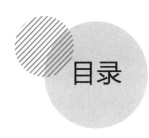

目录

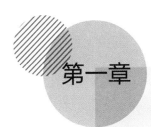

第一章

抗感染药物临床应用

第一节　抗感染药物临床应用及现状

抗感染药物是指能用于治疗所有病原体导致的感染性疾病的药物,包括抗细菌药物(含抗结核药)、抗真菌药物、抗病毒药物和抗寄生虫药物(包括原虫与蠕虫)等。其中抗细菌药物和抗真菌药物又并称为抗菌药物。

20世纪是抗感染药物研究成果最辉煌的时期,从1935年德国推出百浪多息,到1942年青霉素首次用于救治伤员,挽救了无数人的生命,开拓了现代抗微生物化学治疗的新纪元。此后,氨基糖苷类、头孢菌素类、大环内酯类和喹诺酮类等抗菌药物相继上市,使有效治疗各种细菌感染的愿望成为可能。

一、抗感染药物的应用现状

抗感染药物的合理使用是临床上非常重要也是非常复杂的问题,正确使用抗感染药物,不仅对患者的疗效和预后至关重要,而且对防治耐药病原体的产生有深远意义。全球范围内抗感染药物,尤其是抗菌药物的不合理使用现象普遍存在,其中发展中国家的不合理使用现象和发达国家相比较为严重。根据国家卫生健康委医院管理研究所在2019年发表的《医院抗菌药物应用现状及影响分析》,在我国,预防用药占抗菌药物用药的1/3,术后预防用药率高达93%,外科手术抗菌药物应用率平均为79%,远远高于国家推荐标准,更高于WHO推荐的抗菌药物使用率30%的标准。抗菌药物的不合理使用增加了不良反应的发生率和药害事件的发生,更为严重的是诱导和产生耐药菌株,给抗感染治疗带来了巨大的挑战,增加了治疗成本,甚至导致无药可用的局面。针对越来越严峻的细菌耐药性问题,正如英国卫生经济学家所测算,如果无所作为,到 2050 年,每年将有超过 1 000 万人死于细菌耐药性,这将比癌症更可怕。一旦抗菌药物失效,外科手术、癌症化疗等关键的干预手段都会变得非常危险。针对我国抗菌药物使用和管理的严峻情况,我国政府出台了相应的管控措施,自 2011 年卫生部开展抗菌药物专项整治活动至今,我国抗菌药物使用率、使用强度均呈下降趋势,近两年处于较为稳定的水平。

二、抗感染药物临床应用的原则

1. 首先明确是否存在感染性疾病　根据患者体温及局部红、肿、热、痛等症状,结合影像学或寄生虫感染的特殊影像学特征,白细胞(white blood cell,WBC)和中性粒细胞(neutrophilic granulovyte,NEUT)百分比、C 反应蛋白(C reactive protein,CRP)、降钙素原(procalcitonin,PCT)及病毒等免疫学检查结果确定是否为感染性疾病。需要排除风湿结缔组织病、肿瘤及药物热等非感染性疾病。

2. 明确病原体诊断,根据药敏试验结果选择合适的抗感染药物　在开始抗感染治疗之前留取病原体标本,尽早送检标本,根据病原体结果和药敏试验结果及时调整给药方案。

3. 严格掌握抗感染药物的用药指征　细菌、真菌、结核分枝杆菌、非结核分枝杆菌、支原体、衣原体、螺旋体、立克次体及部分原虫等病原微生物所致的感染,以及有充分证据显示抗感染治疗疗效确切的病毒,如人类免疫缺陷病毒(HIV)、乙型肝炎病毒(HBV)、丙型肝炎病毒(HCV)、疱疹病毒和流感病毒所致的感染,可作为抗感染药物的用药指征。病毒性感染无明确合并细菌感染指征者,不应使用抗菌药物。

4. 及时开展经验性抗感染治疗　诊断为细菌感染的患者,在无法留取病原体检测标本、细菌培养和药敏试验结果未出来前积极开展经验性抗感染治疗,根据患者的感染部位、疾病严重程度、发病场所、既往过敏史等情况给予经验性抗感染治疗。

5. 综合抗感染药物的药效学、药动学和不良反应等选药　抗病毒和抗寄生虫药物品种少,临床治疗时根据某一特定的病原体选择对应的治疗药物即可,选择相对简单。然而抗菌药物的选择较为复杂,需要熟悉抗菌药物的抗菌活性和抗菌谱、药动学特征和不良反应,从药效学、药动学、安全性和经济性等方面权衡利弊。

6. 根据患者的生理、病理状态合理给药　注意特殊人群,如新生儿、老年人、妊娠期妇女和哺乳期妇女,肝肾功能减退、重度营养不良、低蛋白血症和免疫缺陷等患者抗感染药物剂量和疗程的特殊性,确保用药安全。妊娠期妇女发生细菌或非典型病原体感染时,宜选用 β- 内酰胺类药物、克林霉素、磷霉素、大环内酯类药物(除去酯化物和克拉霉素)等危险性小的药物。1979 年美国食品药品管理局(FDA)根据药物对动物和人类具有不同程度的妊娠期致畸危险,将药物分为 A、B、C、D 和 X 5 级。A 级:临床对照研究中,未发现药物对妊娠早期、中期及晚期胎儿有损害,其危险性极小。B 级:临床对照研究中,药物对妊娠早期、中期及晚期胎儿的危害证据不足或不能证实。C 级:动物实验发现药物造成胎仔畸形或死亡,但无人类对照研究,使用时必须谨慎权衡药物对胎儿的影响。D 级:药物对人类胎儿有危害,但临床非常需要,又无替代药物,应充分权衡利弊后使用。X 级:对动物和人类均具有明显的致畸作用,这类药物在妊娠期禁用。有研究提出 A、B 级有一定证据提示药物妊娠期使用较为安全,其中 B 级证据不充分;D、X 级有一定证据提示妊娠期存在伤害,其中完全不推荐使用的是 X 级;而 C 级为"动物繁殖实验结果显示对胎儿有不良反应但没有妊娠期人群和动物研究的资料,或人类临床研究中无对照试验",且 C 级药物占临床妊娠期人群用药的大多数。而 FDA 于 2015 年 6 月 30 日正式实行"妊娠期及哺乳期用药规则(pregnancy and lactation labeling rule,PLLR)",PLLR 主要依据现有的动物实验 / 临床试验数据,从"风险概述""临床考量"和"支持数据"等 3 方面详细且个性化地描述某种药品在妊娠期及围产期、哺乳期妇女及潜在生育人群中的风险。PLLR 对妊娠期安全性进行比较完善的资料和数据补充,这可能大大影响了占大多数但缺乏上市后长期随访数据的 C 级药物的临床应用策略。为此,本书在沿用既往 FDA 妊娠安全分级的基础上,特别对于 C 级药物的 PLLR 补充资料和数据也有一定引用。

三、抗感染药物的分类

1. 抗细菌药物　青霉素类药物、头孢菌素类药物、头霉素类药物、酶抑制剂复合物、碳青霉烯类药物、氨基糖苷类药物、喹诺酮类药物、大环内酯类药物、林可胺类药物、糖肽类药物和其他治疗耐甲氧西林金黄色葡萄球菌(methicillin resistant *Staphylococcus aureus*,MRSA)药物、四环素类药物、氯霉素类药物和硝基咪唑类药物。

2. 抗真菌药物　两性霉素 B、氟胞嘧啶、吡咯类和棘白菌素类。

3. 抗病毒药物　阿昔洛韦、利巴韦林、洛匹那韦 / 利托那韦、干扰素和核苷类抗 HBV 药物。

4. 抗寄生虫药物　氯喹、青蒿素等治疗疟疾的药物。

四、抗感染药物的合理应用

鉴于抗病毒和抗寄生虫药物品种少,临床治疗时根据某一特定的病原体选择对应的治疗药物即可,选择相对简单,但抗菌药物的选择较为复杂。因此本节对抗菌药物临床合理应用进行展开。

（一）抗菌药物治疗性应用

根据患者的症状、体征、实验室检查或放射、超声等影像学结果，诊断为细菌、真菌感染的患者方有指征应用抗菌药物；对于临床诊断为细菌感染的患者应在开始抗菌药物治疗前，及时留取相应合格标本，尽早查明病原菌和药敏结果，根据病原菌种类及药敏实验结果选用抗菌药物；对于抗菌药物经验性治疗可依据患者的感染部位、基础疾病、发病情况、发病场所、既往抗菌药物用药史及其治疗反应等推测可能的病原菌，并结合当地细菌耐药性监测数据进行治疗；按照药物的抗菌作用及其体内过程特点选择用药，并综合患者病情、病原菌种类及抗菌药物特点制订抗菌药物治疗方案。

（二）围手术期抗菌药物的预防使用

1. 手术部位感染和切口分类　美国疾病预防和控制中心（Center for Disease Control and Prevention, CDC）将手术部位感染定义为：发生在手术后30天内手术切口或切口附近（切口或器官/腔隙）的感染，如术中植入了假体材料则为手术90天内。手术部位感染分为切口感染和器官/腔隙感染两类。切口感染可进一步分为浅表切口感染（累及皮肤和皮下组织）或深部切口感染（累及切口的深部软组织）。器官/腔隙感染可以涉及任何一个手术操作涉及或打开的器官。虽然器官/腔隙感染仅为全部手术感染的1/3，但占手术部位感染相关死亡的90%以上。表1-1是参考我国2015年《抗菌药物临床应用指导原则》和美国国家科学院和美国国家研究委员会制定的切口分类。

表 1-1　切口分类

切口类别	定义	感染率 /%
清洁 （Ⅰ类）	手术不涉及炎症区，不涉及呼吸道、消化道、泌尿生殖道等人体与外界相通的器官	<5
清洁 - 污染 （Ⅱ类）	上、下呼吸道，上、下消化道，泌尿生殖道手术，或经以上器官的手术，如经口咽部手术、胆道手术、子宫全切除术、经直肠前列腺手术，以及开放性骨折或创伤手术等	<10
污染 （Ⅲ类）	造成手术部位严重污染的手术，包括：手术涉及急性炎症但未化脓区域；胃肠道内容物有明显溢出污染；新鲜开放性创伤但未经及时扩创；无菌技术有明显缺陷，如开胸、心脏按压者	6.4~20
污秽 - 感染 （Ⅳ类）	有失活组织的陈旧创伤手术；已有临床感染或脏器穿孔的手术	7.1~40

围手术期抗菌药物预防用药,应根据手术切口类别、手术创伤程度、手术部位细菌污染机会和程度、可能的污染细菌种类、手术持续时间、感染发生机会和抗菌药物预防效果的循证医学证据、对细菌耐药性的影响和经济学评估等因素,综合考虑决定是否预防应用抗菌药物。但抗菌药物的预防应用并不能代替严格的消毒、灭菌技术和精细的无菌操作,也不能代替术中保温和血糖控制等其他预防措施。

2. 围手术期抗菌药物选择原则

(1)根据手术切口类别、可能的污染菌种类及其对抗菌药物敏感性、药物能否在手术部位达到有效浓度等综合考虑。

(2)选用对可能的污染菌针对性强、有充分的预防有效的循证医学证据、安全、使用方便及价格适当的品种。

(3)应尽量选择单一抗菌药物预防用药,避免不必要的联合用药。预防用药应针对手术路径中可能存在的污染菌。如心血管、头颈、胸腹壁、四肢软组织手术和骨科手术等经皮肤的手术,通常选择针对金黄色葡萄球菌的抗菌药物;结肠、直肠和盆腔手术,应选用针对肠道革兰氏阴性菌和脆弱拟杆菌等厌氧菌的抗菌药物。

(4)对某些手术,如心脏人工瓣膜置换术、人工关节置换术等部位感染会引起严重后果者,若术前发现有 MRSA 定植的可能或者该医疗机构 MRSA 发生率高,可选用万古霉素预防感染,但应严格控制用药持续时间。

(5)不应随意选用广谱抗菌药物作为围手术期预防用药。鉴于国内大肠埃希菌对氟喹诺酮类药物耐药率高,应严格控制氟喹诺酮类药物作为外科围手术期预防用药。

3. 围手术期抗菌药物给药方案

(1)对于手术时间较短(<2 小时)的清洁手术,术前给药 1 次。

(2)手术时间 >3 小时或超过所用药物半衰期 2 倍以上,或成人出血量超过 1 500ml,术中应追加 1 次。

(3)清洁手术预防用药不超过 24 小时,心脏手术可视情况延长至 48 小时。清洁 - 污染手术和污染手术的预防用药时间亦为 24 小时,污染手术必要时延长至 48 小时。

(4)延长用药时间并不能进一步提高预防效果,且预防用药时间超过 48 小时,耐药菌感染机会增加。

(三)非手术患者抗菌药物的预防性应用原则

1. 用于尚无细菌感染征象但暴露于致病菌感染的高危人群。

2. 适应证和药物选择应基于循证医学证据。

3. 预防针对 1 种或 2 种最可能细菌,不宜盲目选用广谱药或多药联合预防多种细菌多部位感染。

4. 限于针对某一段特定时间内可能发生的感染。

5. 原发疾病不能治愈或纠正者,药物预防效果有限,应权衡利弊决定是否预防用药。

（潘佳倩　孙　慧　汤　静）

第二节　常见的妇产科抗感染药物

一、β- 内酰胺类药物

1. 主要药物

(1)青霉素类药物:如青霉素、苯唑西林、氨苄西林、阿莫西林、哌拉西林、替卡西林等。

(2)头孢菌素类药物:如头孢氨苄、头孢唑林、头孢拉定、头孢呋辛、头孢克洛、头孢丙烯、头孢哌酮、头孢他啶、头孢唑肟、头孢克肟、头孢吡肟等。

(3)头霉素类药物:如头孢西丁、头孢美唑、头孢米诺等。

(4)β- 内酰胺酶抑制剂:如舒巴坦、他唑巴坦、克拉维酸钾等;与 β- 内酰胺类药物配伍的复方制剂,如阿莫西林 - 克拉维酸、氨苄西林钠 - 舒巴坦钠、哌拉西林钠 - 他唑巴坦钠。

(5)碳青霉烯类药物:如亚胺培南 - 西司他丁、美罗培南、厄他培南等。

(6)单环 β-内酰胺类药物:如氨曲南。

此类抗菌药物大多数属于时间依赖性抗菌药物。

2. 作用机制　通过干扰细菌细胞壁的合成,起到杀菌作用。

3. 主要特点

(1)青霉素类药物:分为窄谱青霉素、耐酶青霉素、广谱青霉素。窄谱青霉素如青霉素,对革兰氏阳性球菌(如链球菌、肺炎球菌)及革兰氏阴性球菌(如脑膜炎球菌、淋球菌)的抗菌作用较强,对革兰氏阳性杆菌(白喉杆菌)、梅毒、钩端螺旋体、回归热有效。耐酶青霉素如苯唑西林,具有耐葡萄球菌青霉素酶的性质,对产青霉素酶金黄色葡萄球菌菌株有效,但对不产酶菌株的抗菌作用不如青霉素。广谱青霉素如氨苄西林、阿莫西林对革兰氏阳性菌的作用与青霉素近似,对绿色链球菌和肠球菌的作用较优。

(2)头孢菌素类药物:随着代数的增加,抗菌谱扩大。第一代头孢菌素对革兰氏阳性菌的作用较第二、三代强,对革兰氏阴性菌作用弱,对肠球菌、铜绿假单胞菌等无效。第二代头孢菌素对革兰氏阳性球菌的抗菌活性较第一代相近或较低,对革兰氏阴性杆菌所产 β-内酰胺酶的稳定性较第一代头孢菌素强,对奈瑟菌、部分肠杆菌均有抗菌作用,对铜绿假单胞菌、粪链球菌、不动杆菌无效。第三代头孢菌素对革兰氏阳性菌的抗菌效能普遍低于第一代(个别品种相近),对革兰氏阴性菌的作用较第二代更强,对大肠埃希菌、肺炎克雷伯菌等革兰氏阴性菌有较强的抗菌活性,某些品种如头孢他啶、头孢哌酮-舒巴坦对铜绿假单胞菌亦有良好的抗菌活性。多数第三代头孢菌素对 β-内酰胺酶的稳定性较第一、二代头孢菌素强。第四代头孢菌素抗革兰氏阳性菌和革兰氏阴性菌更加平衡,对肠杆菌和葡萄球菌的活性较第三代头孢菌素强;对产头孢菌素酶的阴沟肠杆菌、产气肠杆菌、沙雷菌的抗菌活性优于第三代头孢菌素,对铜绿假单胞菌的抗菌活性与头孢他啶相仿。第五代头孢菌素如头孢罗膦是近年来新合成的头孢菌素类药物,对包括耐甲氧西林金黄色葡萄球菌(MRSA)、耐甲氧西林凝固酶阴性葡萄球菌(MRCNS)、耐青霉素肺炎链球菌(PRSP)在内的多数革兰氏阳性菌具有较强的抗菌活性,对部分革兰氏阴性菌也具有良好的抗菌活性。

(3)头霉素类药物:抗菌谱和抗菌活性与第二代头孢菌素相仿,对脆弱拟杆菌等厌氧菌的抗菌活性较头孢菌素类药物强,对大多数超广谱 β-内酰胺酶稳定。

(4)β-内酰胺酶抑制剂:分为可逆性竞争型和不可逆性竞争型,可使青霉素类药物、头孢菌素类药物最低抑菌浓度明显下降,药物可增效几倍至几十倍,并可使产酶菌株对药物恢复敏感。

(5)碳青霉烯类药物:主要用于对其他抗菌药物耐药的革兰氏阴性杆菌感染、严重需氧菌与厌氧菌混合性感染的治疗。

(6)单环 β-内酰胺类药物:如氨曲南,对大肠埃希菌、克雷伯菌等大多数肠杆菌科细菌和铜绿假单胞菌具有良好抗菌活性,对需氧革兰氏阳性菌和厌氧菌无抗菌活性。对质粒和染色体介导的 β-内酰胺酶稳定,但可被超广谱 β-内酰胺酶水解。

二、氨基糖苷类药物

1. 主要药物　包括庆大霉素、妥布霉素、阿米卡星、依替米星。

2. 作用机制　主要作用于细菌蛋白质合成过程,与细菌核糖体 30S 亚单位的特殊受体蛋白结合,干扰信使核糖核酸(mRNA)与 30S 亚单位形成起始复合物,也使 mRNA 密码发生错读,合成无功能性错误蛋白质而插入细胞膜,导致细胞膜的渗透性发生改变,细胞内钾离子、腺嘌呤、核苷酸等重要物质外漏,并加速了大量氨基糖苷类药物继续进入菌体,导致细菌迅速死亡。

3. 主要特点　抗菌谱广,对需氧革兰氏阴性杆菌有强大抗菌活性,如大肠埃希菌、克雷伯菌、肠杆菌、变形杆菌、志贺菌等,对克拉菌、不动杆菌、布氏菌及分枝杆菌也有一定抗菌活性。对脑膜炎奈瑟菌等革兰氏阴性球菌作用较差,对各种链球菌作用弱,肠球菌对之耐药。氨基糖苷类药物在碱性环境中抗菌作用强,钙、镁、钠等阳离子可抑制其抗菌活性。属于浓度依赖性抗菌药物,对革兰氏阳性菌和革兰氏阴性菌都有一定程度的抗生素后效应。

三、大环内酯类药物

1. 主要药物　十四元环的有红霉素、克拉霉素、罗红霉素、地红霉素等;十五元环的是阿奇霉素;十六元环的有交沙霉素、吉他霉素等。

2. 作用机制　作用于细菌细胞核糖体 50S 亚单位,阻碍细菌蛋白质的合成,属于生长期抑菌剂。

3. 主要特点　对多数革兰氏阳性菌、军团菌、衣原体、支原体、厌氧菌等具有良好抗菌活性。大多数品种供口服,吸收后血药浓度较低,但在组织和体液中的分布广泛,肝、肾、肺等组织中的浓度可高于同期血药浓度数倍;在胸腔积液、腹水、脓液、痰液、尿液、胆汁中均可达到有效治疗浓度,但不易透过血 - 脑屏障。

四、喹诺酮类药物

1. 主要药物　包括诺氟沙星、氧氟沙星、左氧氟沙星、莫西沙星、环丙沙星。

2. 作用机制　作用于细菌的 DNA 拓扑异构酶,干扰细菌 DNA 的合成,而致细菌死亡。

3. 主要特点　抗菌谱广,尤其对需氧革兰氏阴性杆菌具有强大抗菌作用,由于其化学结构不同于其他抗菌药物,因此对某些多重耐药菌仍具有良好抗菌作用;在组织、体液中浓度高,体内分布广泛;消除半衰期相对较长,具有抗生素后效应,减少了给药次数,使用方便。

五、硝基咪唑类药物

1. 主要药物　包括甲硝唑、替硝唑、奥硝唑。

2. 作用机制　本类药物机制尚未完全明确,本类药物中硝基被还原后的代谢产物可抑制细菌的 DNA 代谢过程,促使细菌死亡。耐药菌往往缺乏硝基还原酶而对本类药物耐药。

3. 主要特点　对大多数厌氧菌、滴虫、阿米巴原虫均有较强的作用,但对需氧菌和兼性厌氧菌活性较差。

六、糖肽类药物

1. 主要药物 包括万古霉素、去甲万古霉素、替考拉宁。

2. 作用机制 通过作用于细菌细胞壁，与细胞壁黏肽合成中的 D- 丙氨酰 -D- 丙氨酸形成复合物，抑制细胞壁的合成。此类抗菌药物的化学结构和作用机制独特，鲜有与其他抗菌药物交叉耐药现象。

3. 主要特点 属杀菌药物，抗菌谱窄、抗菌作用强。作为一类抗革兰氏阳性菌的抗菌药物，主要用于治疗 MRSA 和耐甲氧西林表皮葡萄球菌（methicillin resistant *Staphylococcus epidermidis*，MRSE）所致系统感染、难辨梭状芽孢杆菌所致的肠道感染、耐氨苄西林的肠球菌感染。替考拉宁对金黄色葡萄球菌的抗菌活性与万古霉素相似，对肠球菌的抗菌活性强于万古霉素，对万古霉素耐药的 VanB 基因型肠球菌也有较强抗菌活性。主要用于其敏感的多重耐药菌所致重症感染。

七、四环素类药物

1. 主要药物 包括由链霉菌直接产生的四环素、金霉素，半合成制取的多西环素、米诺环素。

2. 作用机制 主要是干扰敏感菌蛋白质的合成，特异性地与细菌核糖体 30S 亚基在 A 位置结合，从而抑制氨基酰 -RNA 在该位置上的结合，阻止肽链的延长。

3. 主要特点 为快速抑菌剂，在常规浓度时有抑菌作用，在高浓度时对某些细菌有杀菌作用。抗菌谱广、口服方便，对革兰氏阳性菌及革兰氏阴性菌均有抗菌活性，对革兰氏阳性菌作用优于革兰氏阴性菌。但近年来，细菌对四环素类药物耐药状况严重，一些常见病原菌的耐药率很高，限制了本类抗菌药物的应用。目前主要应用于立克次体、衣原体、支原体、回归热螺旋体等病原体感染和布氏菌病，以及敏感菌所致的呼吸道、尿路及皮肤软组织等部位的感染。抗菌作用由强到弱依次为米诺环素、多西环素、美他环素、金霉素、四环素、土霉素。

八、林可霉素类药物

1. 主要药物 包括林可霉素、克林霉素。

2. 作用机制 林可霉素类药物主要作用于细菌核糖体的 50S 亚基，阻止肽链延长，影响细菌合成蛋白质。

3. 主要特点 抗菌谱与红霉素相似但较窄，特点是对各种厌氧菌具有良好的抗菌活性，对大多数革兰氏阳性需氧菌和某些厌氧的革兰氏阴性菌有抗菌作用。

九、噁唑酮类药物

1. 主要药物　利奈唑胺。

2. 作用机制　抑制细菌蛋白质合成,其是与细菌核糖体 50S 亚基附近界面的 30S 亚基结合,阻止 70S 亚基初始复合物的形成而产生杀菌作用。由于其结构特殊和作用机制独特,因此与其他抗菌药物无交叉耐药性。

3. 主要特点　对多重耐药的革兰氏阳性球菌,包括耐甲氧西林金黄色葡萄球菌(MRSA)、耐甲氧西林表皮葡萄球菌(MRSE)、耐青霉素肺炎链球菌(penicillin resistant *Streptococcus pneumoniae*,PRSP)、耐头孢菌素肺炎链球菌(cephalosporin resistant *Streptococcus pneumoniae*,CRSP),尤其是对万古霉素耐药的肠球菌最有效。

十、抗真菌药物

1. 主要药物　包括氟康唑、两性霉素 B、氟胞嘧啶、卡泊芬净。

2. 作用机制　主要有以下几种。①三唑类:如氟康唑、伊曲康唑、伏立康唑,主要是影响麦角固醇合成,使真菌细胞膜合成受阻,影响真菌细胞膜的稳定性,导致真菌细胞破裂而死亡。②多烯类:如两性霉素 B,主要是通过与敏感真菌细胞膜上的固醇相结合,损伤细胞膜的通透性,导致细胞内重要物质外漏,破坏细胞的正常代谢,从而抑制其生长。③氟胞嘧啶:作用机制为干扰真菌嘧啶的代谢、RNA 和 DNA 及蛋白质的合成等。④棘白菌素类:如卡泊芬净通过抑制 1,3-β-D- 葡聚糖的合成,从而破坏真菌细胞壁的完整性,导致真菌细胞壁的通透性改变、渗透压消失,最终使真菌细胞溶解。

3. 主要特点　氟康唑对多数念珠菌、隐球菌有效,对部分非白念珠菌和曲霉菌无效;两性霉素 B 及其脂质体对几乎所有真菌均有活性;氟胞嘧啶抗菌谱较窄,对白念珠菌、隐球菌等具有较高的抗菌活性,对曲霉菌通常中、高度耐药;棘白菌素类对光滑念珠菌、克柔念珠菌、曲霉菌、肺孢子菌等有较好的抗菌活性。

十一、抗病毒药物

1. 主要药物　包括阿昔洛韦、利巴韦林、金刚烷胺、洛匹那韦 / 利托那韦。

2. 作用机制　金刚烷胺阻止病毒进入细胞;利巴韦林抑制病毒核酸复制;洛匹那韦是一种 HIV 蛋白酶抑制剂;干扰素诱导宿主细胞产生抗病毒蛋白而抑制多种病毒繁殖。

3. 主要特点　为抑制病毒的繁殖,使宿主免疫系统抵御病毒侵袭,修复被破坏的组织,或者缓和病情使之不出现临床症状,不能直接杀灭病毒和破坏病毒体,否则也会损伤宿主细胞。

（于景娴　池里群）

第三节　抗感染药物的不良反应和相互作用

一、抗感染药物的不良反应

以下概括各类抗感染药物常见及比较特殊的不良反应。

1. β- 内酰胺类药物　过敏反应是 β- 内酰胺类药物最常见的不良反应,用药前须详细询问患者既往用药史、过敏史及有无家族变态反应史。此类药物间亦存在交叉过敏反应。应用青霉素类药物前必须做皮肤敏感试验,对于其他 β- 内酰胺类药物无统一规定,参照说明书。不同分类头孢菌素的肾毒性不同,第一代头孢菌素肾毒性较大,第二、三、四代头孢菌素肾毒性逐渐降低。头孢菌素都有不同程度地抑制肠道菌群产生维生素 K 的作用。

2. 氨基糖苷类药物　具有不同程度的肾毒性和耳毒性。肾毒性主要损害近端肾小管,可表现为蛋白尿、继而出现红细胞,尿量减少或增多,肾毒性大小次序为卡那霉素 = 西索米星 > 庆大霉素 = 阿米卡星 > 妥布霉素 > 链霉素。耳毒性主要包括前庭功能损害或听力减退,妊娠期妇女注射本药可致新生儿听觉受损。还可发生神经肌肉接头的阻滞作用,原有肌无力症或已接受过肌肉松弛药的患者更易发生。

3. 大环内酯类药物　常见的不良反应为胃肠道功能紊乱,如恶心、呕吐、食欲缺乏、腹胀、腹泻等,以红霉素最为显著。正常剂量下,肝毒性较小,但酯化红霉素则有一定的肝毒性,故宜短期少量应用。同类药物也有肝毒性反应,主要表现为胆汁淤积、肝酶升高等。静脉给药可发生耳鸣和听觉障碍,滴注速度过快易引起静脉炎。

4. 喹诺酮类药物　常见有胃肠道反应,如恶心、呕吐等,可诱发癫痫,具有光敏反应,可影响软骨发育,大剂量或长期应用易致肝损害,有心脏毒性,干扰糖代谢。

5. 硝基咪唑类药物　消化道反应最为常见,包括恶心、呕吐、食欲缺乏、腹痛,一般不影响治疗。高剂量时可引起癫痫发作和周围神经病变,后者主要表现为肢端麻木和感觉异常。长时间用药时易产生周围神经病变。

6. 糖肽类药物　具有不同程度的耳毒性和肾毒性,替考拉宁不良反应较万古霉素少而小。快速推注或短时间内静脉滴注万古霉素与去甲万古霉素可使组胺释放,出现红人综合征(面部、颈、躯干红斑性充血、瘙痒),每次静脉滴注应在 60 分钟以上。

7. **四环素类药物**

(1)四环素类药物可沉积于牙齿和骨骼中,造成牙齿黄染,影响婴幼儿骨骼正常发育。且本类药物易通过胎盘和进入乳汁,因此妊娠期妇女、哺乳期妇女和 8 岁以下儿童均禁忌使用。

(2)消化道反应,除恶心、呕吐、腹痛外,常可发生食管溃疡(由于卧床患者所服药片在食管中停留或由于食管反流而引起)。

(3)对肾功能不全者可加重肾损害,导致血尿素氮和肌酐值升高等。

(4)肝损害:可出现恶心、呕吐、黄疸、转氨酶升高和便血等,重者可昏迷而死亡。在超剂量应用时可发生。

(5)本类药物盐酸盐水溶液有较强的刺激性,浓度过高可引起局部剧痛、炎症和坏死,故不可肌内注射。静脉给药可引起静脉炎和血栓,故静脉滴注时宜用稀浓度缓缓滴注,以减轻局部反应。

(6)过敏反应:主要是皮疹、荨麻疹、药物热、光感性皮炎、哮喘及其他皮肤变化。

(7)四环素类药物引起菌群失调较为多见,轻者引起维生素不足,也常可见到由于白念珠菌和其他耐药菌所引起的二重感染。艰难梭菌性假膜性肠炎也可发生。

8. **林可霉素类药物**

(1)出现腹泻的不良反应概率较大,其中某些病例会伴有严重的假膜性肠炎。

(2)有神经肌肉阻滞作用。

9. **利奈唑胺**　有消化道反应、失眠、头晕、药物热、皮疹等。血液系统不良反应较为严重,可见血小板减少,也有白细胞、中性粒细胞减少,骨髓抑制,谷草转氨酶(glutamic-oxaloacetic transaminase,GOT)、谷丙转氨酶(glutamic-pyruvic transaminase,GPT)、乳酸脱氢酶(lactate dehydrogenase,LDH)、碱性磷酸酶(alkaline phosphatase,ALP)、脂酶、淀粉酶、总胆红素和肌酐等变化。

10. **抗真菌药物**　三唑类抗真菌药物耐受性较好,但仍有肝毒性、心血管系统等方面的不良反应;多烯类抗真菌药物临床应用广泛,但全身反应、肾毒性等不良反应较多,其中两性霉素 B 含脂制剂从药动学方面进行了优化,有效降低了药物毒性;氟胞嘧啶骨髓抑制作用强,不推荐单独使用。

11. **抗病毒药物**　常见不良反应有静脉炎、皮肤瘙痒或荨麻疹,恶心、呕吐、食欲缺乏等。常见短期不良反应有消化系统症状、皮疹、骨髓抑制和中枢神经系统症状等，中长期不良反应有脂肪重新分布、肝毒性等。

二、抗感染药物的相互作用

药物相互作用是指同时应用两种或两种以上的药物，一种药物的作用由于其他药物的存在而受到干扰，使该药物的疗效发生变化或产生不良反应。疗效变化可表现为疗效提高或毒性加大；疗效降低或毒性减轻。因此在联合用药时，应达到临床期望的提高和不良反应的减轻，力求避免其中某药物的毒性加大或疗效降低。

1. β-内酰胺类药物

（1）丙磺舒、阿司匹林、吲哚美辛、保泰松、磺胺类药物可减少青霉素类药物在肾小管的排泄，因而使青霉素类药物的血药浓度增高，而且作用维持时间较久，半衰期延长，不良反应也可能增加。

（2）青霉素可增强华法林的作用，可加强抗凝血作用。

（3）青霉素和避孕药同时使用，可能影响避孕效果。

（4）氯霉素、红霉素、四环素类药物、氨基糖苷类药物等抑菌药物可干扰青霉素的杀菌活性，故不宜与青霉素类药物合用，尤其是在治疗细菌性脑膜炎或需迅速杀菌的严重感染时。

（5）抗凝药物如肝素与头孢哌酮合用时，可由于对血小板的叠加抑制作用而增加出血的危险性。

（6）碳青霉烯类药物与丙戊酸联合应用，可促后者代谢增加，导致其浓度低于有效治疗浓度，继而引发癫痫。因此两者应避免联用，确需合用时应密切监测丙戊酸血药液度，如丙戊酸血药浓度低于有效治浓度或已发生癫痫，应更换抗感染药物或抗癫痫药物。

2. 氨基糖苷类药物

（1）与青霉素类药物或头孢菌素类药物合用可获得协同作用，如青霉素与链霉素合用对于草绿色链球菌具有协同作用。

（2）红霉素、强效利尿药如呋塞米等与氨基糖苷类药物合用，可使氨基糖苷类药物耳毒性加强。

（3）与其他神经肌肉阻滞药（包括其他氨基糖苷类药物）合用，可加重神经肌肉阻滞作用，导致骨骼肌软弱无力，呼吸抑制或呼吸肌麻痹（呼吸暂停），用抗胆碱酯酶药或钙盐有助于恢复。

（4）与潜在的耳毒性药物，如卷曲霉素、依他尼酸、呋塞米等合用，或先后连续局部或全身应用，可能增加耳毒性，导致听力损害发生，且停药后仍可能发展至耳聋，听力损害可能呈永久性。

(5)与其他肾毒性药物(包括其他氨基糖苷类药物、万古霉素、头孢噻吩)局部或全身合用可能增加肾毒性。

3. 大环内酯类药物

(1)红霉素可抑制CYP1A2、CYP3A4,与许多经此酶代谢的药物可发生相互作用,导致严重不良反应,如与特非那定和西沙必利合用可引起室性心律失常。

(2)红霉素与环孢素、他克莫司合用可使后者血药浓度增加。

(3)长期服用抗凝药物的患者应用红霉素时可导致凝血酶原时间延长,从而增加出血的危险性,老年患者尤应注意。

(4)克拉霉素可影响卡马西平的体内代谢,两者合用时需监测后者的血药浓度;与大剂量氨茶碱合用或氨茶碱的基础血药浓度偏高时,需监测后者的血药浓度。

4. 喹诺酮类药物

(1)碱性药物、抗胆碱药、H_2受体拮抗药,以及含铝、钙、铁等多价阳离子的制剂均可降低胃液酸度而使喹诺酮类药物的吸收减少,应避免同服。

(2)伊曲康唑可使喹诺酮类药物的作用降低,使诺氟沙星的作用完全消失,使氧氟沙星和环丙沙星的作用部分抵消。

(3)喹诺酮类药物与口服抗凝药物如华法林合用,有增加出血的危险。

5. 硝基咪唑类药物

(1)本类抗菌药物能抑制华法林和其他口服抗凝药物的代谢,使后者的血药浓度升高,抗凝作用增强,引起凝血酶原时间延长。

(2)同时应用苯妥英钠、苯巴比妥等肝药酶诱导药,可加强本类抗菌药物代谢,使血药浓度下降,而使苯妥英钠排泄减慢。

(3)同时应用西咪替丁等肝药酶抑制药,可延缓本类抗菌药物在体内的代谢,使消除半衰期延长,应根据血药浓度测定结果调整用量。

(4)服用甲硝唑者如饮酒,部分患者可能引起"双硫仑样反应"。

6. 糖肽类药物

(1)万古霉素、去甲万古霉素与氨基糖苷类药物、两性霉素B、阿司匹林及其他水杨酸盐类、注射用杆菌肽、布美他尼、卡莫司汀、顺铂、环孢素,以及依他尼酸等合用或先后应用,可增加耳毒性及肾毒性。如必须合用,应监测听力及肾功能并调整剂量。

(2)抗组胺药与本类药物合用时,可能掩盖耳鸣、头晕、眩晕等耳毒性症状。

(3)与环丙沙星同用,可增加发生惊厥的危险。与氨基糖苷类药物、两性霉素B、利福平等合用或先后应用,有增加耳毒性和/或肾毒性的可能。与依他尼酸、呋塞米等利尿药合用或先后应用,可增加耳毒性和/或肾毒性的可能。与 β- 内酰胺类药物合用,对治疗中性粒细胞减少症患者的各种感染具有良好疗效,但也可能导致细菌耐药,故应权衡利弊予以选择。

7. 四环素类药物

(1)与抗酸药如碳酸氢钠等合用时,由于胃内 pH 增高,可使四环素类药物的吸收减少、活性降低,故在服用四环素类药物后 1~3 小时内不应服用抗酸药。

(2)与各种含钙、镁、铁离子的药物合用时,四环素类药物可与其中的金属离子形成不溶性络合物,使药物吸收减少。

(3)与强效利尿药如呋塞米等药物合用时可加重肾功能损害。

(4)与其他具有肝毒性的药物(如抗肿瘤化疗药物)合用时可加重肝损害。

(5)口服含雌激素类避孕药与四环素类药物合用可略降低避孕药的效果,以及增加月经期外出血。

8. 林可霉素类药物　与麻醉药、肌松药、镇痛药、镇静催眠药等具有中枢神经作用的药物合用,或者与其他具有神经肌肉阻滞作用的抗菌药物(氨基糖苷类药物、糖肽类药物等)合用时,可能会出现不可预计的协同作用,导致肌肉过度松弛、呼吸麻痹、心功能抑制等不良反应。红霉素、氯霉素与林可霉素靶点相同,相互间竞争核糖体的结合靶位,合用时可出现拮抗现象。

9. 利奈唑胺　有单胺氧化酶(MAO)抑制作用,禁忌合用拟肾上腺素药物和 5- 羟色胺(5-HT)再摄取抑制药。避免与减少血小板的药物合用。与两性霉素 B、地西泮、红霉素、苯妥英钠有配伍禁忌。

10. 抗真菌药物　相互作用较多,如氟康唑为 CYP2C9 的强效抑制剂和 CYP3A4 的中效抑制剂,伊曲康唑是 CYP3A4 的强效抑制剂,伏立康唑是 CYP2C19、CYP2C9 和 CYP3A4 的抑制剂,可抑制许多经上述酶代谢的药物(如免疫抑制剂、糖皮质激素、抗凝药物等)。两性霉素 B 及其脂质体相互作用较少,多表现在药物不良反应叠加方面。棘白菌素类相互作用极少。

11. 抗病毒药物　阿昔洛韦静脉给药时与肾毒性药物合用可引起肾毒性,与干扰素或甲氨蝶呤(鞘内注射)合用可能引起精神异常;利巴韦林与齐多夫定有拮抗作用;多数抗反转录病毒药物与抗结核药物之间的相互作用是通过诱导和抑制肝脏、肠道的代谢酶而产生的;依非韦伦与伊曲康唑合用时,伊曲康唑血药浓度明显降低,不宜合用;齐多夫定与抗肝炎病毒药物拉米夫定合用时,齐多夫定血药峰浓度明显增加,两药不宜合用。

（于景娴　池里群）

第四节　妇产科人群用药特点

一、妊娠期妇女和哺乳期妇女

（一）妊娠期妇女药物代谢特点

1. 妊娠期胃肠蠕动减慢,药物吸收更完全。弱酸性药物吸收率降低、弱碱性药物吸收率增加。

2. 血容量增加,血药浓度降低,血浆蛋白减少,游离状态的药物增多,药物活性增加,容易通过胎盘扩散进入胎儿体内,增加胎儿风险。

3. 肝酶系统活力降低,影响药物的生物转化。

4. 肾血流量增加,药物经肾脏排泄增加,半衰期缩短。

（二）用药原则

1. 用药必须有明确指征,避免不必要的抗感染药物的使用。

妊娠期及哺乳期出现感染征象时,应确定感染原因。针对不同的感染原因,进行有针对性的抗感染治疗。确定为细菌或其他病原微生物感染者才可选用抗感染药物治疗。如不能确定原因,尽可能减少甚至不进行抗感染治疗。避免无指征抗感染治疗。

2. 按照药物的抗感染特点及其体内过程特点选择用药。

3. 严格掌握抗感染药物使用剂量和用药持续时间,注意及时停药。

某些药物对胚胎或胎儿的影响受剂量的影响。使用剂量越大,对胚胎或胎儿的影响会越大。用药时间越长和重复使用会加重对胎儿的影响。因此,在妊娠期使用抗感染药物时,应注意使用剂量,尽可能在治疗量范围内使用最低剂量。

另外,药物对胚胎或胎儿的影响还受药物暴露时间的影响。使用时间越长,影响越大,因此抗感染控制后应及时停药。在相同药物剂量下,短暂暴露很少致畸,但长期暴露可使致畸风险显著增加。因此,在抗感染治疗时应尽可能在最短的疗程内进行治疗,尤其是可能对胚胎或胎儿造成影响的药物。

一般情况下,抗感染药物的使用疗程因感染程度不同而异,在体温正常、症状消退后72~96小时后可停药。但盆腔炎等疾病需要更长的疗程方能彻底治愈。

4. 局部炎症状态时,尽可能局部用药。

妊娠期妇女在妊娠期处于免疫抑制状态,抵抗力较差,因此,局部出现炎症状况的概率升高。如阴道炎,可予阴道用药,而不予全身用药,以减少抗感染药物对胎儿的影响。

5. 考虑女性生殖道特点,抗需氧菌与厌氧菌常常同时进行。

由于女性生殖道特点,阴道内存在大量定植菌群,这些菌群在一定条件下可变成条件致病菌。如逆行感染,可造成生殖道广泛感染,而且多合并有厌氧菌感染,因此,在使用抗感染药物时,多需要抗需氧菌与厌氧菌药物联合使用,尤其是生殖道严重感染时。

6. 围手术期预防性用药目的在于预防手术后切口、手术部位及术后可能发现的全身性感染。根据手术分级制度原则,清洁手术不需预防性使用抗菌药物;清洁 - 污染手术及污染手术需预防性使用抗菌药物。

用药时间:术前 0.5~1 小时内或麻醉开始时给药,使手术切口暴露时局部组织中已达到足以杀灭手术过程中入侵切口细菌的药物浓度。抗菌药物的有效覆盖时间应包括整个手术过程和手术结束后 4 小时,总的预防时间为 24 小时,必要时可延长到 48 小时。

(三) 妊娠期使用抗感染药物

1. 考虑妊娠周数　妊娠期间,药物可影响母体内分泌、代谢等,间接影响胚胎及胎儿,也可通过胎盘屏障影响胎儿。药物的毒性作用最严重的是影响胚胎分化和发育,导致胎儿畸形和功能障碍。这与用药时的胎龄密切相关。

部分抗感染药物对胚胎有致畸作用,因此在妊娠早期,除非有严重感染或明确指征需要抗感染治疗,否则不主张在妊娠早期无指征抗感染治疗。在妊娠中晚期,部分抗感染药物可通过胎盘对胎儿生长发育造成影响。因此,在妊娠期进行抗感染治疗,应考虑相应妊娠周数。

2. 避免使用对胚胎及胎儿有影响的抗感染药物　部分抗感染药物可以通过胎盘到达胎儿体内,使胎儿致畸或造成其他影响。因此,在抗感染治疗时,应选用对胚胎及胎儿无影响或影响较小的药物进行治疗。如前阐述,可参考 FDA 妊娠期用药安全分级 A、B、C、D 和 X 五级以及 PLLR 的更新资料。

3. 妊娠期严重感染时,应权衡利弊

感染性流产:在妊娠期出现严重感染征象时,应分析感染原因,权衡处理原则。治疗原则为控制感染的同时尽快清除宫内残留物。若阴道出血不多,可予广谱抗感染药物 2~3 天,待感染控制后再行刮宫。若阴道出血量大,不建议用刮匙搔刮宫腔,将宫腔残留物夹出即可,予广谱抗感染药物抗感染治疗,单一抗感染药物不能控制的需氧菌和厌氧菌混合感染,应予 2 种或 2 种以上抗感染药物联合用药。待感染控制后再行处理宫内残留物。若感染严重或盆腔脓肿形成,应行手术引流,必要时切除子宫。

妊娠晚期出现严重感染时,应权衡感染程度与胎儿情况,必要时在抗感染治疗的同时终止妊娠。

(四) 哺乳期使用抗感染药物

几乎所有的药物都可经过血浆屏障转运至乳汁。乳汁中药物的峰值一般比血浆中峰值晚出现 30~120 分钟,其峰值一般不超过血浆中峰值。乳汁中药物消散随时间而减少,减少的速度慢于血浆中药物消散的速度。母亲静脉给药后,母血中立即出现药物峰值,口服给药者,60~120 分钟后母血中出现峰值。哺乳期用药一般不需中断哺乳,可选择在哺乳后立即服药,尽可能推迟下一次哺乳,以减少乳汁中的药物浓度。但应注意:某些药物在哺乳期禁用,如氯霉素、四环素类药物;某些药物慎用,如磺胺类药物;并应避免选用氨基糖苷类药物、喹诺酮类药物。

二、老年妇女

老年妇女抗感染治疗多同一般人群,但要注意结合老年人生理特点制订方案。

(一)围手术期抗感染治疗

老年妇女处于功能下降期,其抵抗力多数较差,因此在进行围手术期预防性用药时,肝肾功能正常情况下给予常规用药即可,术后予以密切观察患者各项感染指标的变化,必要时需要增加抗感染治疗的时间。

(二)萎缩性阴道炎

多因雌激素水平降低,阴道壁萎缩、黏膜变薄,上皮细胞内糖原减少,阴道内 pH 升高,嗜酸的乳酸杆菌不再为优势菌,局部抵抗力降低,以需氧菌为主的其他致病菌过度繁殖而引起的炎症。

部分妇女在出现感染症状时,多于阴道局部使用抗感染药物,如诺氟沙星制剂,置于阴道深部进行局部抗炎即可。但在治疗老年妇女萎缩性阴道炎的同时,需要加用雌激素治疗,以增加阴道的抵抗力。

因老年妇女多合并有萎缩性阴道炎,在抗感染治疗时应考虑抗炎时限,避免用药时间过长引起菌群失调。

(丁　翔　池里群)

第五节　抗感染药物的药学监护

一、抗感染药物妊娠期和哺乳期用药安全性监护

(一)抗感染药物妊娠期用药安全性监护

抗感染药物妊娠期用药安全性监护主要考虑两方面,一方面是药物本身对胎儿的危害性。如前文所述,FDA 将药物对胎儿的危害性分为 A、B、C、D、X 5 个级别以及 PLLR 新规则资料。A 级如适量维生素,B 级如青霉素、红霉

素等,C 级如庆大霉素等,D 级如硫酸链霉素等,X 级如甲氨蝶呤等。

另一方面要考虑用药的孕周、剂量和时间。药物可影响母体内分泌、代谢等,间接影响胚胎、胎儿,也可通过胎盘屏障直接影响胎儿。药物的毒性作用最严重的是影响胚胎分化和发育,导致胎儿畸形和功能障碍,这与用药时的胎龄密切相关。药物的剂量和用药时间对胎儿的影响也是不同的。小量药物有时仅造成暂时性损害,而大量则可使胚胎死亡。用药的时间越长和重复使用会加重对胎儿的危害。

1. β- 内酰胺类药物 FDA 对青霉素类药物、大部分头孢菌素类药物的妊娠安全性分级均为 B 级。对亚胺培南 - 西司他丁的妊娠安全性分级为 C 级,对美罗培南、厄他培南的妊娠分级为 B 级。

2. 氨基糖苷类药物 FDA 对链霉素、庆大霉素、卡那霉素、妥布霉素、阿米卡星的妊娠安全性分级均为 D 级。

3. 大环内酯类药物 FDA 对红霉素、琥乙红霉素、阿奇霉素的妊娠安全性分级为 B 级。对克拉霉素、地红霉素的妊娠安全性分级为 C 级。动物实验显示红霉素、琥乙红霉素、阿奇霉素对胎仔无致畸性,但在妊娠期妇女中应用尚缺乏研究,故妊娠期妇女应权衡利弊后再用。动物实验中克拉霉素对胚胎及胎仔有毒性作用,国内说明书一般建议妊娠期禁用克拉霉素。

4. 喹诺酮类药物 FDA 对诺氟沙星、氧氟沙星、左氧氟沙星、莫西沙星的妊娠安全性分级为 C 级。鉴于本类药品可引起未成年动物关节病变,妊娠期妇女禁用。

5. 硝基咪唑类药物 FDA 对甲硝唑的妊娠安全性分级为 B 级,对替硝唑的妊娠安全性分级为 C 级。甲硝唑和奥硝唑可通过胎盘进入胎儿血液循环,国内说明书对于甲硝唑大多标注为"妊娠期禁用",对于替硝唑多为"妊娠 3 个月内禁用",奥硝唑因尚未在妊娠期妇女中进行对照研究,建议妊娠期妇女(特别是妊娠早期)慎用。

6. 糖肽类药物 FDA 对万古霉素的妊娠安全性分级为 C 级。万古霉素与去甲万古霉素可通过胎盘,导致胎儿第Ⅷ对脑神经损伤,应充分权衡利弊。虽然目前尚无资料证实替考拉宁能进入胎盘,动物生殖实验也未显示替考拉宁有致畸作用,但其一般不用于已确诊妊娠或可能妊娠的妇女,除非医生认为虽有危险但非用不可。

7. 四环素类药物 FDA 对四环素、金霉素、米诺环素、土霉素、多西环素、替加环素的妊娠安全性分级为 D 级。本类药物可透过胎盘屏障进入胎儿体内,沉积在牙齿和骨的钙质区,引起牙齿变色,牙釉质再生不良,抑制胎儿骨骼生长。动物实验发现本药有致畸作用。故妊娠期妇女或可能妊娠的妇女不宜使用本类药品。

8. **林可霉素类药物**　FDA 对林可霉素的妊娠安全性分级为 C 级,对克林霉素的分级为 B 级。本类抗菌药物可透过胎盘,妊娠期妇女使用应充分权衡利弊。

（二）抗感染药物哺乳期用药安全性监护

药物可以通过很多种途径从母体的组织和血浆中转运到母乳中。一般来说,药物主要通过被动扩散进入细胞膜,它们在体内的浓度不仅依赖于浓度差,还依赖于药物的脂溶性和离子化程度,以及其是否与其他蛋白质和细胞成分结合。

药物本身的化学性质、母体给药剂量和频率、哺乳的次数、哺乳期的长短等都影响哺乳期用药安全。是否哺乳需要根据特定的疾病和治疗的方式做出个体化的选择。

1. **β- 内酰胺类药物**　哺乳期妇女应权衡利弊。

2. **氨基糖苷类药物**　用药期间建议停止哺乳。

3. **大环内酯类药物**　会有相当量的红霉素进入母乳中,哺乳期妇女应慎用或暂停哺乳;尚未有资料显示阿奇霉素、地红霉素是否可分泌至母乳中,哺乳期妇女需充分权衡利弊。克拉霉素及其代谢产物可进入母乳中,一般说明书建议哺乳期使用时应停止哺乳。

4. **喹诺酮类药物**　使用此类药品通常建议禁止哺乳。

5. **硝基咪唑类药物**　甲硝唑与替硝唑在乳汁中浓度与血药浓度相当,动物实验显示本药对幼鼠具致癌作用,哺乳期妇女禁用。哺乳期妇女慎用奥硝唑。

6. **糖肽类药物**　万古霉素与去甲万古霉素均可分泌进入乳汁,哺乳期妇女应充分权衡利弊。替考拉宁尚未有资料证实其可由乳汁分泌,哺乳期妇女一般建议停止哺乳。

7. **四环素类药物**　可经乳汁分泌且在乳汁中的药物浓度较高,哺乳期妇女应用四环素类药物可能引起幼儿牙齿变色,牙釉质发育不良,抑制婴儿骨骼生长,因此哺乳期妇女应慎用此类药物。

8. **林可霉素类药物**　抗菌药物可分泌进入乳汁,引起新生儿不良反应,哺乳期妇女必须使用时应暂停哺乳。

9. **利奈唑胺**　哺乳期妇女慎用。

二、个体化用药调整用药监护

1. 应用氨基糖苷类药物时应尽可能进行血药浓度监测,尤其对于肾功能减退或衰竭者及老年患者,根据测定结果调整用量。肾功能正常者宜在用药的第 2 日测定血药峰浓度,以确定是否已到达有效治疗浓度;在用药第 4 日或第 5 日测定谷浓度,以避免血药浓度过高而引起毒性反应。此后可根据情况每周测定峰谷浓度 1~2 次。肾功能减退或波动很大者,以及在调整用药方案后的 1~2 日内,应重复测定血药峰浓度和谷浓度,此后根据情况随时监测。

2. 喹诺酮类药物应用期间应避免紫外线和日光照射,有癫痫病史的患者慎用,心脏病患者慎用(尤其注意心电图 Q-T 间期延长)。

3. 糖肽类药物应用时,必须根据肾功能减退程度调整给药剂量。用药期间需注意肾、耳毒性的发生,必须定期随访肾功能、尿常规、血常规、肝功能;注意听力改变,必要时监测听力。万古霉素治疗过程中必须监测血药浓度,尤其是需延长疗程或有肾功能减退或听力减退或耳聋病史的患者。血药浓度应控制在 25~40mg/L,谷浓度控制在 10~15mg/L。

4. 四环素类药物可能会干扰某些诊断性试验,如尿儿茶酚胺类和葡萄糖的测定,服用多西环素期间不宜暴露在日光下,以防发生皮肤反应。四环素能抑制肠道菌群,使甾体避孕药的肝肠循环受阻,妨碍避孕效果,应予以注意。

5. 有前列腺增生的老年男性患者使用林可霉素类药物剂量较大时,偶可出现尿潴留。

6. 使用利奈唑胺时禁用含酪胺的食物(如奶酪、肉干等)和某些含醇饮料(啤酒、红酒等),以免引起血压异常升高。

(于景娴 池里群)

参考文献

[1] 陈新谦, 金有豫, 汤光. 陈新谦新编药物学. 18 版. 北京: 人民卫生出版社, 2018.

[2] 赵霞, 张伶俐. 临床药物治疗学——妇产科疾病. 北京: 人民卫生出版社, 2016: 17-20.

[3] 谢幸, 孔北华, 段涛. 妇产科学. 9 版. 北京: 人民卫生出版社, 2018: 59-60.

[4] 国家药典委员会. 中华人民共和国药典临床用药须知 (化学药和生物制品卷). 北京: 中国医药科技出版社, 2015: 622-852.

[5] WHO. Antimicrobial resistance global report on surveillance. Geneva: WHO, 2014.

[6] 国家卫生和计划生育委员会. 中国抗菌药物管理和细菌耐药现状报告 (2017 年版). [2020-02-18]. http://www. nhc. gov. cn/yzygj/s3594/201904/1b5a42f0e326487295b260c81 3da9b0e/files/62f7304c79a945adbef4c09f7be39dd4. pdf

[7] GUVEN G S, UZUN O. Principles of good use of antibiotics in hospitals. Journal of Hospital Infection, 2003, 53 (2): 91-96.

[8] HECKER M T, ARON D C, PATEL N P, et al. Unnecessary use of antimicrobials in hospitalized patients: current patterns of misuse with an emphasis on the antianaerobic spectrum of activity. Archives of Internal Medicine, 2003, 163 (8): 972-978.

［9］何新华，李春盛. 抗生素滥用及其不良反应. 中国临床医生，2005, 33 (2): 11-12.

［10］冯欣，盖迪. 关注妊娠期和哺乳期用药安全. 药物不良反应杂志，2017, 19 (5): 321-322.

［11］张川，张伶俐，陈力，等. 妊娠期用药调查研究的系统评价. 中国药学杂志，2012, 47 (11): 858-862.

［12］《抗菌药物临床应用指导原则》修订工作组·抗菌药物临床应用指导原则 (2015 年版). 北京：人民卫生出版社，2015 : 1-41.

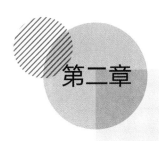

第二章

妇科常见感染性疾病
及其药学会诊要点

第一节 阴 道 感 染

一、概述

阴道感染包括细菌性阴道病（bacterial vaginosis，BV）、滴虫性阴道炎（trichomonal vaginitis，TV）、念珠菌性阴道炎（candidal vaginitis），以及一些特殊人群阴道病，如婴幼儿外阴阴道炎等。

BV 是一种临床疾病，表现为阴道菌群从乳酸杆菌种转变为较多样化的菌群，包括兼性厌氧菌。微生物组的变化会导致阴道 pH 升高，症状程度不一，轻者无，重者十分恼人。BV 可增加患者日后对其他性传播感染和早产的易感性，但实际影响不仅限于此。BV 特征性表现为阴道环境的变化：①阴道菌群中乳酸杆菌减少，转化为高度多样性的细菌，包括兼性厌氧菌；②新菌群生成挥发性胺类，导致阴道 pH 升高至 >4.5（在雌激素影响下，女性的正常阴道 pH 为 4.0~4.5）。

TV 是由阴道毛滴虫感染引起，以性传播为主，极少数由浴池、厕所间接传播。随着人民生活水平的提高，卫生条件改善，现已减少。2017 年有研究对 4 019 例妇科门诊患者阴道微生态状况进行分析，其中念珠菌性阴道炎占 24.33%，BV 占 3.14%，TV 占 5.15%，混合感染占 8.31%。

念珠菌性阴道炎是一种由念珠菌引起的机会性真菌感染，是常见的妇产科感染性疾病，占微生物所致阴道感染的 1/4~1/3。国外资料显示，约 75% 妇女一生中至少患过 1 次念珠菌性阴道炎,45% 妇女经历过 2 次或 2 次以上的发病。80%~90% 的念珠菌性阴道炎由白念珠菌引起,少数由非白念珠菌(如光滑念珠菌、近平滑念珠菌及热带念珠菌)引起。念珠菌是人体阴道内 20 多种微生物中的 1 种,在 10% 的正常女性阴道和 30% 的妊娠期妇女阴道内可以存在而不致病,这被称之为定植。在女性阴道内,占优势的乳酸杆菌对维持阴道正常菌群及阴道的自净作用起着关键作用,同时它分泌的一些物质(如硬脂酸)可以抑制念珠菌由孢子相转为菌丝相,从而减少其繁殖的机会。任何原因造成的乳酸杆菌减少或消失,都可能为念珠菌提供繁殖的能源和条件。

婴幼儿外阴阴道炎是因婴幼儿外阴皮肤黏膜薄、雌激素水平低及阴道内异物等所致的外阴阴道继发感染,常见于 5 岁以下婴幼儿,多与外阴炎并存。

(一) 临床表现

1. 细菌性阴道病　50%~75% 的 BV 女性患者无症状。有症状的女性通常表现为阴道分泌物异常和 / 或阴道异味。阴道分泌物呈灰白色、稀薄且均匀;有"鱼腥味",在性交后或经期可能更为明显。单独的 BV 通常不会导致尿痛、性交痛、瘙痒、烧灼感或阴道炎症(发红、水肿)。

BV 妊娠期妇女早产风险较高;BV 会导致子宫内膜细菌定植、浆细胞性子宫内膜炎、产后发热、子宫切除术后阴道断端蜂窝织炎、流产后感染;虽然 BV 在盆腔炎症(pelvic inflammatory disease,PID)女性患者中更常见,但尚不清楚其是否为 PID 的病因或独立危险因素。BV 可能为发生宫颈癌前病变的危险因素,可能参与造成人乳头瘤病毒(human papillomavirus,HPV)的持续感染。

2. 滴虫性阴道炎　在女性中,TV 可表现为无症状的携带状态,也可表现为急性、严重的炎症性疾病。急性感染的常见症状和体征包括脓性、有恶臭的稀薄分泌物,伴烧灼感、瘙痒、排尿困难、尿频、下腹痛或性交痛。症状可能在经期加重。可能出现性交后出血。体格检查时常发现外阴和阴道黏膜红斑。阴道和宫颈可见点状出血,2% 的病例形成所谓"草莓状宫颈"。在慢性感染患者中,症状及体征较轻,可能包括瘙痒、性交痛及阴道分泌物减少。

3. 念珠菌性阴道炎　主要症状为外阴瘙痒,有较多的白色豆渣样白带,可伴有外阴烧灼感,尿急、尿痛和性交痛。症状严重时坐卧不宁,痛苦异常。体格检查可见外阴肿胀,表皮可剥脱,可有抓痕。小阴唇内侧及阴道黏膜附有白色膜状物,擦除后可见阴道黏膜红肿,急性期还可见糜烂面及浅表溃疡。典型的白带为白色、凝块状和豆渣样,略带臭味。

念珠菌性阴道炎可分为单纯性念珠菌性阴道炎和复杂性念珠菌性阴道炎。念珠菌性阴道炎临床评分标准见表 2-1,评分 <7 分为轻、中度念珠菌性阴道炎;评分 ≥ 7 分为重度念珠菌性阴道炎。

表2-1　念珠菌性阴道炎的症状体征评分标准

评分项目	0	1	2	3
瘙痒	无	偶有发作,可被忽略	能引起重视	持续发作,坐立不安
疼痛	无	轻	中	重
阴道黏膜充血/水肿	无	轻	中	重
外阴抓痕/皲裂/糜烂	无	—	—	有
分泌物量	无	较正常稍多	量多,无溢出	量多,有溢出

4. **婴幼儿外阴阴道炎**　阴道分泌物增多,呈脓性。大量分泌物刺激引起外阴痛痒,患儿哭闹、烦躁不安或用手搔抓外阴。部分患儿伴有下泌尿道感染,出现膀胱刺激征。检查可见外阴、阴蒂、尿道口、阴道口黏膜充血、水肿,有时可见脓性分泌物自阴道口流出。

（二）病因

1. **细菌性阴道病**

（1）阴道菌群的变化和生态失调:BV表现为阴道菌群发生复杂的改变,尤其是革兰氏阴性厌氧杆菌菌群浓度升高。BV患者中可检出的主要细菌为阴道加德纳菌、普氏菌属、卟啉单胞菌属、拟杆菌属、消化链球菌属、人型支原体和解脲脲原体,以及动弯杆菌属、巨型球菌属、纤毛菌属和梭菌属。梭形杆菌属种与阴道阿托波氏菌也常见。

（2）产胺:随着乳酸杆菌的减少,阴道pH升高且厌氧菌出现大量过度生长,可将阴道内肽类物质分解为具有挥发性、恶臭的各种胺类,并可增加阴道分泌物和鳞状上皮细胞脱落,从而导致BV患者出现典型临床表现。

（3）生物膜的作用:除常驻阴道的厌氧菌逐渐过度生长之外,阴道加德纳菌生物膜的形成可能是BV发病的另一重要原因。

（4）危险因素:①性行为。性行为是BV的一项危险因素,大多数专家认为,从未发生过任何类型性接触的女性不会发生BV。与多个男女伴侣发生性接触会增加BV风险,而使用避孕套则可降低风险。②性传播感染。其他性传播感染的存在似乎与BV发生率较高相关。③生活习惯。在性活跃女性中,阴道冲洗和吸烟也是BV的危险因素。

2. **滴虫性阴道炎**　引起TV的微生物是有鞭毛的原虫阴道毛滴虫,主要感染泌尿生殖道的鳞状上皮,包括阴道、尿道和尿道旁腺。其他少见部位包括宫颈、膀胱及前庭大腺。

3. **念珠菌性阴道炎**　念珠菌为卵圆形单壁细胞,成群分布,为双相真菌,有芽生孢子及菌丝两相。念珠菌菌丝相的致病能力强,易对宿主的上皮细胞发生黏附和入侵,与抗真菌药物接触后还可以改变其本身的抗原性质而逃避药物的作用。

影响阴道正常菌群的因素有:

(1)性活动:男性阴茎在性活动中可带给女性一些不属于阴道的微生物,同时精液本身偏碱性,可以改变阴道内的 pH,影响乳酸杆菌的存活。另外,性交时的摩擦会造成阴道细小的黏膜损伤,而一旦阴道黏膜受损,阴道内的念珠菌孢子便容易黏附于宿主细胞,从而进一步抽丝繁殖。

(2)性激素:性激素水平可影响到阴道局部的免疫效应细胞,从而影响阴道菌群。例如,妊娠期念珠菌性阴道炎的高发,是由于在妊娠时性激素使阴道上皮细胞的糖原增加而更有利于念珠菌的生长。

(3)阴道冲洗:阴道冲洗液可以破坏阴道内正常的菌群环境,造成阴道内菌群失调。

(4)避孕装置:阴道海绵、阴道隔膜、宫内节育器都与念珠菌性阴道炎相关,但并不是始终如此。杀精剂与念珠菌感染无关。

(5)抗菌药物:广谱抗菌药物的大量应用,往往会减少或杀灭阴道内正常的乳酸杆菌,给其他弱势菌种大量繁殖生长的机会。因此严格掌握抗菌药物的应用适应证,对减少阴道的机会性感染如念珠菌性阴道炎,将大有益处。

(6)感染:在阴道局部存在感染时,由于炎症反应,会造成阴道上皮细胞肿胀、破裂或通透性改变,从而使阴道内寄生微生物的存活状态受影响。

4. 婴幼儿外阴阴道炎　常见病原体有大肠埃希菌、葡萄球菌、链球菌等,淋病奈瑟菌、阴道毛滴虫、白念珠菌也为常见病原体。病原体可通过患病成人的手、衣物、毛巾、浴盆等间接传播。

(三) 诊断

1. 细菌性阴道病

(1)Amsel 诊断:2015 年美国 CDC 推荐 BV 的 Amsel 诊断标准,在可行显微镜检查的诊室里此法简单有效。出现下列 4 项临床特征中至少 3 项可诊断为 BV:线索细胞阳性;胺试验阳性;阴道 pH>4.5;阴道均质稀薄的分泌物。将革兰氏染色作为诊断 BV 的标准时,Amsel 标准法的敏感性 >90%,特异性为77%。

(2)革兰氏染色与 Nugent 标准:阴道分泌物革兰氏染色是诊断 BV 的“金标准”,但是主要用于研究。革兰氏染色涂片的评估使用 Nugent 标准或 Hay/Ison 标准。如果用临床标准来判断感染,报道的敏感性为 62%~100%。

(3)细胞学检查:以巴氏涂片检查诊断 BV 是不可靠的(敏感性 49%,特异性 93%)。尚无有关宫颈液基细胞学检查的敏感性和特异性的信息。如果细胞学涂片检查提示 BV,应询问患者有无症状,如果有症状,应在必要时对患者进行标准的 BV 诊断检查和治疗。不需要常规对无症状患者提供治疗。

(4)细菌培养:虽然几乎在所有有症状的感染女性中阴道加德纳菌培养都呈阳性,但 50%~60% 健康的无症状女性也可检测到阴道加德纳菌。因此,无论检测手段如何,单独出现这种细菌均不能诊断 BV。

2. 滴虫性阴道炎　根据典型临床表现容易诊断,阴道分泌物中找到滴虫即可确诊。TV 的诊断基于实验室检查[湿片镜检见到活动的毛滴虫、培养阳性、核酸扩增试验(nucleic acid amplification test,NAAT)阳性,或者快速抗原或核酸探针试验阳性]。因为显微镜检查是阴道分泌物评估的关键步骤,所以它常常是 TV 诊断性评估的第一步。显微镜检查方便且成本低。

3. 念珠菌性阴道炎　典型的念珠菌性阴道炎诊断不难,但易与其他外阴病变相混淆,故需做病原学检查以确诊。直接做阴道分泌物涂片,找到念珠菌的芽生孢子或假菌丝即可诊断。

混合感染:念珠菌性阴道炎合并 BV、TV 是常见的阴道混合感染的类型,实验室检查可见到 2 种或 2 种以上致病微生物。pH 具有鉴别意义,若念珠菌性阴道炎患者阴道分泌物 pH>4.5,需要特别注意存在混合感染的可能性,尤其是合并 BV 的混合感染。

4. 复发性念珠菌性阴道炎　复发性念珠菌性阴道炎(recurrent candidal vaginitis)被定义为 1 年内发作 4 次或更多次症状性感染。DNA 分型的纵向研究提示,对于大多数女性,复发性念珠菌性阴道炎是由于持续贮存于阴道内的微生物的复发或同一敏感性白念珠菌菌株的内源性再感染所致。罕见情况下,感染是由不同的念珠菌种所致。

5. 婴幼儿外阴阴道炎　病史采集常需详细询问患者监护人,结合症状及查体所见,通常可做出初步诊断。可用细棉拭子或吸管取阴道分泌物做病原学检查,以明确病原体;必要时做细菌及真菌培养。必要时还应做肛诊排除阴道异物及肿瘤。对于小阴唇粘连者,应注意与外生殖器畸形鉴别。

(四)抗感染治疗

1. 细菌性阴道病治疗原则

(1)对有症状的感染女性需要通过治疗缓解症状,在无症状感染女性中于流产或子宫切除术前通过治疗预防术后感染。BV 在多达 1/3 的非妊娠期妇女中可以自发消退。

(2)无症状感染者:由于无症状的 BV 患者经常在几个月内自发改善,并且任何抗菌治疗后通常会伴随有症状的阴道酵母菌感染,因此应避免对无症状 BV 患者采取治疗。一项双盲、安慰剂对照试验将 54 例无症状的 BV 患者随机分配到甲硝唑阴道内给药组或安慰剂凝胶组。两组患者的阴道异味或分泌物改善比例之间没有差异。但是,接受甲硝唑治疗的 28 例女性中有 6 例患者出现症状性阴道念珠菌病,同时安慰剂组女性未出现。尽管有专家考虑到无症状 BV 女性患者更容易患上其他性传播疾病(包括 HIV 和生殖器疱疹),因此推荐治疗,但现有证据不足以明确支持或否定对无症状 BV 患者进行治疗的益处。如果无症状患者计划进行某些妇科手术,就需要治疗。

(3)随访:症状消除后无须常规随访。由于 BV 复发常见,医生或药师要告知患者在症状复发时随诊。

(4)管理性伴侣:不主张对性伴侣常规治疗。虽然性行为是传播的危险因素,但目前数据并不支持需要对无症状的性伴侣进行治疗。2016 年一篇 meta 分析纳入了 7 项试验,评估了药物治疗与安慰剂对 BV 女性及其男性伴侣的有效性,结果显示抗菌药物治疗未增加临床或症状改善率,也未降低 4 周研究期内的复发率。治疗组中的男性较安慰剂组有更多不良事件。对于与同性发生性关系的女性,考虑到同时感染的风险较高(25%~50%),患有 BV 的女性应该鼓励其女性伴侣注意 BV 的体征和症状。虽然对已确诊感染的患者需要予以治疗缓解症状,但现有数据不支持治疗其无症状的性伴侣。

(5)预防:由于 BV 始终与性行为相关,禁欲可能是最可靠的预防措施。已有一些研究报道男性伴侣在性交过程中常规使用避孕套或女性保持禁欲可降低复发率。使用避孕套和含雌激素的避孕药也可能有保护作用。Brooks 等开展的一项回顾性研究,纳入了 682 例使用各种避孕药的女性,并对其阴道样本进行了 16S rRNA 基因分析,结果发现使用复方口服避孕药(combined oral contraceptive,COC)的女性发生 BV 相关细菌定植的可能性比避孕套组降低了 70%,而其产生过氧化氢(H_2O_2)的乳酸杆菌菌群的可能性是避孕套组的近乎 2 倍。尽管需要研究数据的支持,但使用 COC 似乎会对阴道微生物组产生积极的影响,并可能成为未来减少 BV 发生的方法之一。

2. 细菌性阴道病治疗方法

(1)门诊治疗:①甲硝唑 400mg,口服,每日 2 次,连用 7 日;②甲硝唑阴道栓(片)200mg,阴道上药,每日 1 次,连用 5~7 日;③ 2% 克林霉素膏 5g,阴道上药,每晚 1 次,连用 7 日;④克林霉素 300mg,口服,每日 2 次,连用 7 日;⑤如果甲硝唑和克林霉素不可用或不耐受,替硝唑可作为替代方案,替硝唑 1g,口服,每日 1 次,连用 5 日。上述治疗方案对有症状的非妊娠期妇女的临床治愈率较高,随访 4 周时的治愈率为 70%~80%。

无论是哪种给药途径,甲硝唑和克林霉素的治疗效果相似,口服比阴道给药更方便,但全身性副作用(如头痛、恶心、腹痛和艰难梭菌相关性腹泻)的发生率更高。无论是口服还是阴道给药,由于双硫仑样反应,治疗期间和治疗结束后的 3 日内均不可摄入酒精。口服或经阴道给药的甲硝唑的副作用包括口腔金属味、恶心(发生率 10%)、一过性中性粒细胞减少(发生率 7.5%)、饮酒产生的双硫仑样反应、使用维生素 K 拮抗剂(如华法林)的患者出现国际标准化比值(international normalized ration,INR)延长及周围神经病。阴道给药的胃肠道副作用不常见。克林霉素乳膏不应与乳胶避孕套同时应用,因其可能会减弱乳胶避孕套的作用。

中华医学会妇产科学分会感染性疾病协作组 2011 年发布的《细菌性阴道病诊治指南》还指出,可选用恢复阴道正常菌群的制剂。益生菌可用作治疗 BV 和预防 BV 复发的辅助疗法。关于益生菌治疗 BV 的临床试验的系统评价还未发现充分的证据来支持或否定其疗效。美国 FDA 建议免疫功能受损的患者在使用含活菌或酵母的膳食补充剂时应谨慎,因为有相关患者死亡的报道。

(2)复发性 BV 治疗

1)定义:复发性 BV 是指 BV 在 1 年内反复发作 3 次或以上。目前认为,复发性 BV 是患者阴道内相关微生物再激活,而不是再感染。尚未发现高复发率的原因。再次感染是可能发生的,但复发更可能表明未能根除致病菌群或未能重建以乳酸杆菌为主的阴道正常保护性菌群。多数治疗对 BV 的治愈率为 80%~90%,30% 的病例在初次治疗有效后 3 个月内出现症状复发,超过 50% 的患者在 12 个月内复发。生物膜有关的感染可能更难根除。

2)影响因素:男性性交传染;治疗不彻底,未根除病原体;未能恢复以乳酸杆菌为主要菌群的阴道环境;危险因素持续存在。

3)治疗:避免用阴道栓避孕;口服克林霉素;补充产 H_2O_2 的乳酸杆菌。尽管尚无临床试验结果,有专家提出对复发性 BV 采取巩固治疗。第一个方案:每 2 周阴道用甲硝唑膏 10 日,共 6 个月;第二个方案:开始用克林霉素膏治疗,之后在月经期后用甲硝唑膏治疗,共 2 个月。也有报道采用替硝唑(500mg 口服,2 次 /d,2 周)治疗复发性 BV 有效。没有证据显示联合用药治疗对复发性 BV 有益。1 项研究显示对复发性 BV 应用 2 周 0.75% 甲硝唑膏可获得 70% 的治愈率。值得注意的是,口服硝基咪唑诱导治疗的同时进行硼酸阴道给药可以改善结局,即口服甲硝唑或替硝唑 7 日,同时每日睡前阴道内使用一次 600mg 硼酸,连用 21 日。停用硼酸后的 1~2 日随访;如果患者的症状缓解,则立即开始使用甲硝唑凝胶,一周 2 次,连用 4~6 个月作为抑制治疗,然后停药。口服硼酸可致死;应告知患者将硼酸存放在儿童无法触及的安全地方。

3. 滴虫性阴道炎治疗原则

(1)对于所有诊断为 TV 的非妊娠期妇女,即使没有症状,也需要治疗。对无症状女性进行治疗的理由有两个:一是如果不治疗,她们会继续传染给性伴侣;二是多达 1/3 的无症状女性在 6 个月内出现症状。

(2)危害:①女性。在女性中,未经治疗的 TV 可能进展为尿道炎或膀胱炎。此外,TV 还与一系列不良的生殖健康结局有关,包括宫颈肿瘤、子宫切除术后残端蜂窝织炎或脓肿、HIV 感染女性出现盆腔炎症和不孕。TV 也可能使女性对 HIV 感染的易感性增加为原来的 2 倍,HIV 感染个体存在 TV 会增加 HIV 传播给未被感染的伴侣的风险。②男性。在男性中,TV 与前列腺炎、阴茎头包皮炎、附睾炎、不育及前列腺癌有关。

(3)全身用药:TV 患者可同时存在尿道、尿道旁腺、前庭大腺多部位滴虫感染,治愈此病需全身用药,并避免阴道冲洗。主要治疗药物为硝基咪唑类药物。

(4)性伴侣的治疗:TV 主要由性行为传播,性伴侣应同时进行治疗,并告知患者及性伴侣治愈(即治疗完成后均无症状)前应避免无保护性行为,但《2015 年美国急病控制和预防中心关于阴道炎症的诊治规范》中建议患者及其性伴侣治愈前应禁止性生活,否则可能发生再次感染。

(5)随访:由于 TV 患者再感染率很高(1 项研究表明 3 个月内再感染率为17%),建议所有性活跃女性无论其性伴侣是否接受治疗,在最初治疗后 3 个月内都需要复查。现有数据尚不足以支持男性接受复查。

4. 滴虫性阴道炎治疗方法

(1)门诊初次治疗:①甲硝唑 2g,单次口服;②替硝唑 2g,单次口服;③甲硝唑 400mg,每日 2 次,连服 7 日。口服药物的治愈率达 90%~95%。服用甲硝唑者,服药后 12~24 小时内避免哺乳,服药后 24 小时内禁酒;服用替硝唑后,服药后72 小时内避免哺乳,服药后 72 小时内禁酒。单剂疗法的优点包括更好的依从性、更短的禁酒时间,还可能降低念珠菌二重感染(但尚无证据表明念珠菌二重感染下降)。然而,副作用(如恶心、呕吐、头痛、金属味及头晕)似乎与剂量相关,因此低剂量、长疗程多次给药疗法出现副作用的频率要低一些。口服优于阴道给药,因为全身给药可达到较高的血药浓度,在藏匿可致复发病原体的尿道和尿道旁腺中达到药物治疗水平。甲硝唑凝胶阴道给药的治愈率不超过50%,显著低于口服治疗,因此不推荐甲硝唑阴道给药治疗。

(2)初始治疗失败的处理:应注意鉴别因滴虫耐药或其他因素所导致 TV 与未经治疗性伴侣传染导致再感染的 TV。多数 TV 复发源于再感染,但也有一些是源于抗菌药物耐药。研究发现 TV 病例中有 4%~10% 患者可出现甲硝唑耐药,1% 出现替硝唑耐药。①对甲硝唑 2g 单次口服者,可重复应用甲硝唑 400mg,每日 2 次,连服 7 日;或替硝唑 2g,单次口服(对于不大可能因再感染而复诊的 TV 患者,应避免使用单次顿服治疗复发性 TV)。②对再次治疗后失败者,可给予甲硝唑 2g,每日 1 次,连服 5 日或替硝唑 2g,每日 1 次,连服 5 日。

5. 念珠菌性阴道炎治疗原则

(1)无症状感染者治疗是为了缓解症状。存在念珠菌种的育龄期女性中有 10%~20% 无症状,这些女性无须治疗。

(2)消除诱因:及时停用广谱抗菌药物、雌激素等药物,积极治疗糖尿病。患者应勤换内裤,用过的毛巾等生活用品用开水烫洗。

(3)根据患者情况选择局部或全身抗真菌药物,以局部用药为主。

(4)性伴侣的治疗:性伴侣不必进行治疗。有龟头炎症者,需要进行念珠菌检查及治疗,以预防女性重复感染;男性伴侣包皮过长者,需要每天清洗,建议择期手术。症状反复发作者,需考虑阴道混合性感染及非白念珠菌病的可能。治疗期间没有性交的医学禁忌证,但是在炎症改善前性交可能有不适感。

(5)随访:在治疗结束的 7~14 日,建议追踪复查。若症状持续存在或治疗后复发,可作真菌培养同时行药敏试验。对复发性念珠菌性阴道炎患者,在巩固治疗的第 3 个月及 6 个月时,建议进行真菌培养。

6. 念珠菌性阴道炎治疗方法

(1)单纯性念珠菌性阴道炎

1)局部用药:将下列药物放置于阴道深部。①克霉唑制剂,1 粒(500mg),单次用药;或每晚 1 粒(150mg),连用 7 日。②咪康唑制剂,每晚 1 粒(200mg),连用 7 日;或每晚 1 粒(400mg),连用 3 日;或 1 粒(1 200mg),单次用药。③制霉菌素制剂,每晚 1 粒(10 万 U),连用 10~14 日。

2)全身用药:对未婚妇女及不宜采用局部用药者,可选用口服药物。氟康唑 150mg,顿服。

(2)复杂性念珠菌性阴道炎

1)重度念珠菌性阴道炎:在单纯性念珠菌性阴道炎治疗的基础上延长 1 个疗程的治疗时间。若为口服或局部用药 1 日疗法的方案,则在 72 小时后加用 1 次;若为局部用药 3~7 日的方案,则延长为 7~14 日。

2)复发性念珠菌性阴道炎:1 年内有症状并经真菌学证实的念珠菌性阴道炎发作≥4次,称为 R 念珠菌性阴道炎。治疗的关键在于积极寻找并祛除诱因,预防复发。抗真菌治疗方案分为强化治疗与巩固治疗,根据培养和药敏实验选择药物。在强化治疗达到真菌学治愈后,给予巩固治疗半年,强化治疗方案即在单纯性念珠菌性阴道炎治疗的基础上延长 1~2 个疗程的治疗时间。巩固治疗目前国内外尚无成熟方案,可口服氟康唑 150mg,每周 1 次,连续 6 个月;也可根据复发规律,每个月给予 1 个疗程局部用药,连续 6 个月。

7. 婴幼儿外阴阴道炎治疗原则 因雌激素缺乏引起,祛除病因、补充雌激素是主要治疗方法,同时可选用局部抗菌药物治疗。

8. 婴幼儿外阴阴道炎治疗方法 ①保持外阴清洁、干燥,减少摩擦。②针对病原体选择相应的口服抗菌药物治疗,或使用抗菌药物软膏局部外用。③对症处理。蛲虫感染者给予驱虫治疗,2 岁以上儿童予给以阿苯达唑 400mg,顿服;若阴道内有异物,应及时取出;小阴唇粘连者外涂雌激素软膏后多可松解,严重者应分离粘连,并涂以抗菌药物软膏。

二、案例分析

案 例 一

基本情况

【病史摘要】

患者,女性,40 岁,因"3 天前外阴瘙痒、阴道分泌物呈灰白色并伴有鱼腥臭味",就诊于妇科门诊。查体:T 36.7℃,P 70 次 /min,BP 115/90mmHg。妇科检查:外阴正常,分泌物呈均质、稀薄、灰白色。实验室检查:阴道 pH 5.0,胺试验阳性。显微镜检查:可见线索细胞和极少量白细胞。既往史:1 年前行机械性心脏瓣膜置换术,术后服用华法林 2.5mg,INR 控制在 2.5~3.5。否认食物、药物过敏史。

初步诊断:①细菌性阴道病;②心脏瓣膜置换术后。

【咨询经过】

门诊医生建议患者到用药咨询中心,咨询临床药师,服用华法林抗凝期间是否可以口服或局部使用甲硝唑、克林霉素,并进一步确认用药方案。

用药分析

甲硝唑与华法林合用可增强后者的抗凝作用,导致凝血酶原时间延长,增大 INR。这可能是因为甲硝唑可抑制肝微粒体酶,使华法林的代谢降低导致出血。1 例华法林与甲硝唑联用 6 天致消化道出血的个案报道,甚至外用药(如益康唑或联苯苄唑)也可改变华法林的代谢。如果两药合用,要在开始合用或停止合用时密切监测 INR。

临床药师观点

1. BV 抗感染治疗方案的选择需结合患者就诊前的治疗情况、既往史、药物过敏情况及有无药物禁忌证等。导致 BV 的致病菌有阴道加德纳菌、厌氧菌及人型支原体,并以厌氧菌为主。治疗药物主要有甲硝唑和克林霉素。甲硝唑主要通过抑制细菌 DNA 的合成,从而干扰细菌的生长、繁殖,进而导致细菌死亡。克林霉素则是作用于细菌核糖体 50S 亚基,抑制细菌蛋白质合成而起到治疗目的。甲硝唑对维持阴道正常菌群状态的乳酸杆菌无影响,是较理想的首选治疗药物,在甲硝唑不能耐受时或有禁忌证时可选用克林霉素替代治疗。

2. 患者长期服用华法林,INR 控制在 2.5~3.5 的合理范围内。依据口服、局部用甲硝唑,可能改变华法林的代谢,增大 INR,因此建议患者使用克林霉素口服或局部治疗,更为安全。

药学监护要点

1. **疗效评估**　治疗完成后 1~2 周及 4~6 周(或月经后)分别进行疗效评估,治愈指标为阴道涂片中线索细胞少于 20%,加上以下 3 项评价指标中至少1 项:①白带恢复正常;②阴道 pH<4.5 ;③胺试验阴性。

2. **注意监测药物不良反应**　克林霉素用药期间需注意大便次数,如果出现排便次数增多应注意假膜性肠炎的可能,需及时停药并应及时告知医务人员,做适当处理。

3. **生活管理**　治疗期间避免无保护性性行为,性生活不宜过频,不要有多个性伴侣;不乱用抗菌药物;克林霉素乳膏不应与乳胶避孕套同时应用,因其可能会减弱乳胶避孕套的作用;用温水和没有香味的无皂清洁剂清洗外阴(即阴道外部周围的皮肤区域);用纯净的温水洗澡,不用有香味的洗浴产品;不在阴道部位使用喷雾和散剂;如果没有医生处方,不要进行阴道冲洗(阴道冲洗是指女性将液体灌入阴道,然后冲洗出);如厕后擦拭时不使用婴儿湿巾和有香味的厕纸;注意劳逸结合,保持心情舒畅。

案 例 二

基本情况

【病史摘要】

患者,女性,32 岁,因"外阴瘙痒、白带增多 4 天"到妇科门诊就诊。曾间断外阴瘙痒 1 年,偶有块状白带自阴道流出,每次发作自行至药店购买阴道炎症栓剂(具体不详),瘙痒症状缓解后停药。患者无冶游史,否认 TV 病史及泌尿系感染史。由于近 1 年经常外阴不适,有不定期冲洗外阴阴道情况,近期未用过广谱抗菌药物,无糖尿病病史,平素月经规律,11 岁初潮,4~5d/28d,生育史:G1P1,3 年前孕 56 天行人工流产 1 次,口服避孕药避孕。

生命体征无明显异常。妇科检查:外阴双侧大阴唇潮红、水肿、皲裂,皮肤无增厚、无硬结;小阴唇充血、水肿,表面可见少许豆渣样分泌物覆盖;阴道黏膜充血、水肿,内有多量豆渣样分泌物,宫颈光滑,取阴道分泌物做相应检查后行双合诊检查,宫颈无举痛;子宫前位,大小正常,无压痛;双侧附件区无压痛,未触及明显异常。

辅助检查:阴道分泌物 pH<4.5,10% 氢氧化钾湿片检查发现芽生孢子和假菌丝,革兰氏染色可见假菌丝,取分泌物行真菌培养,1 周后结果回报为:白念珠菌。

初步诊断:念珠菌性阴道炎。

【用药记录】

克霉唑阴道片,1 粒(500mg),晚间阴道用药,第 1、4 天。

【咨询经过】

患者取药后因为用药问题到用药咨询中心,询问药物使用方法,并且担心只用 2 次的药物不能治愈其疾病。

📝 **用药分析**

该患者 32 岁,生育年龄妇女,外阴瘙痒、阴道分泌物增多。患者无冶游史,否认 TV 病史及泌尿系感染史。由于近 1 年经常外阴不适,有不定期冲洗外阴阴道情况,近期未用过广谱抗菌药物,无糖尿病病史,但口服避孕药避孕。综上可知,患者无 TV 的高危因素,但存在 BV、念珠菌性阴道炎的高危因素。

通过妇科检查发现其分泌物来自阴道,伴阴道黏膜充血、水肿,宫颈、子宫及双侧附件未触及明显异常,初步判断为阴道炎症。患者双侧大阴唇皮肤无增厚、无硬结等改变,暂不考虑外阴湿疹。患者双侧大阴唇潮红、水肿、皲裂;小阴唇充血、水肿,表面可见少许豆渣样分泌物覆盖;阴道黏膜充血、水肿,内有多量豆渣样分泌物,根据分泌物性质、阴道黏膜变化,初步考虑念珠菌性阴道炎。

实验室辅助检查:阴道分泌物 pH<4.5,10% 氢氧化钾湿片检查发现芽生孢子和假菌丝,革兰氏染色可见假菌丝。85%~90% 的念珠菌性阴道炎为白念珠菌感染,白念珠菌有酵母相和菌丝相两相,在正常妇女阴道中,白念珠菌菌量极少,呈酵母相,无菌丝形成,不引起症状,此为念珠菌定植状态。当机体全身及阴道局部细胞免疫能力下降或阴道微生态平衡被打破,念珠菌大量繁殖,并可促进芽生孢子和假菌丝形成,假菌丝可以伸入上皮细胞或细胞间隙中,吸收更多的营养物质,释放一些蛋白酶和炎症细胞因子,导致阴道黏膜充血、水肿、分泌物增多,加之与假菌丝、菌丝体混合形成豆渣样白带,导致阴道分泌物增多,外阴瘙痒不适的炎症改变,此为念珠菌的致病状态。根据患者的妇科检查结果和实验室检查结果,确诊念珠菌性阴道炎是合理的。

念珠菌性阴道炎疾病程度评估根据表 2-1 评估,患者此次就诊为外阴瘙痒、白带增多 4 天。查体发现双侧大阴唇潮红、水肿、皲裂;小阴唇充血、水肿,表面可见少许豆渣样分泌物覆盖;阴道黏膜充血、水肿,内有多量豆渣样分泌物,根据念珠菌性阴道炎评分评为 10 分,为重度念珠菌性阴道炎,属于复杂性念珠菌性阴道炎。

循证证据表明重度念珠菌性阴道炎在单纯性念珠菌性阴道炎治疗的基础上延长多 1 个疗程的治疗时间会取得良好的预后。若为口服或局部用药 1 日疗法的方案,则在 72 小时后加用 1 次。因此克霉唑阴道片,1 粒(500mg),晚间阴道用药,第 1、4 天,该治疗方案合理。

患者有间断外阴瘙痒 1 年,但未到医院就诊,未确诊念珠菌性阴道炎,因此尚不确定诊断为复发性念珠菌性阴道炎。复发性念珠菌性阴道炎是指 1 年内有症状性念珠菌性阴道炎发作 ≥ 4 次,每次念珠菌性阴道炎的发作有症状,并且能够证实症状发作是因念珠菌感染所致。该患者不能诊断为复发性念珠菌性阴道炎,但能够诊断为重度念珠菌性阴道炎,按照重度念珠菌性阴道炎治疗并对其追踪随访。治疗结束后 7~14 天、1 个月、3 个月和 6 个月各随访 1 次,如确诊复发性念珠菌性阴道炎患者,在巩固治疗的第 3 个月及 6 个月时,建议进行真菌培养。

📝 **临床药师观点**

1. **预防念珠菌性阴道炎反复发作的方法**　念珠菌性阴道炎治疗前一定要注意寻找诱因,评估病情的严重程度,及时祛除诱因,选择合适的疗程及正规治疗。治疗不规范或未明确诊断而进行盲目治疗是念珠菌性阴道炎反复发作的重要因素。该患者虽诊断外阴瘙痒 1 年,但未进行正确的诊断及治疗,只是自行购买治疗阴道炎症的药物,没有针对性,导致炎症反复发作。由于不同的感染病原体不同,治疗措施不同,如 TV 选择甲硝唑或替硝唑口服。外阴瘙痒不适、白带增多是所有下生殖道炎症的共同特点,无特异性,所以建议患者就医,明确诊断,避免不恰当的治疗导致反复发作。

2. **随访**　治疗结束后 7~14 天、1 个月、3 个月和 6 个月各随访 1 次,如确诊为复发性念珠菌性阴道炎患者,在巩固治疗的第 3 个月及 6 个月时,建议进行真菌培养。

3. **阴道冲洗**　阴道冲洗可以减少阴道内乳酸杆菌的数量,破坏阴道微环境的平衡,从而增加念珠菌性阴道炎发生的危险,不建议常规进行阴道冲洗。然而,对于分泌物多、反复发作的患者,适当擦洗可减少分泌物,减少炎症因子刺激而缓解症状。

4. **念珠菌性阴道炎性伴侣的管理**　念珠菌性阴道炎通常不通过性交传播,无须对性伴侣进行常规治疗,但建议念珠菌性阴道炎急性期间避免性生活或使用安全套。有龟头炎症者,需要进行念珠菌检查及治疗,以预防女性重复感染;男性伴侣包皮过长者,需要每天清洗,建议择期手术。

📝 **药学监护要点**

1. 用药时如出现症状加重(如瘙痒、烧灼感加重)或其他严重不适症状,可能为药物的不良反应,应停药,将局部药物洗净,并再次到医院就诊。

2. 本药品辅料(硬脂酸镁)可损伤乳胶制品(如避孕套、阴道膜),降低他们的有效性和安全性,避免同时使用。

3. 在药物治疗疗程结束前,即便临床症状完全缓解或消失,也不可随意中断药物治疗。

4. 不要长期使用影响阴道微环境的药物,如避孕药。

5. 不要进行阴道冲洗。

6. 每晚睡觉前均应用温水清洗外阴,但不要用香皂或浴液等碱性较强的洗液。外阴清洗顺序应从前向后。

7. 非月经期不使用卫生护垫。有研究表明,非经期使用卫生护垫的女性发生念珠菌性阴道炎的风险约是不使用护垫者的 12 倍。

8. 应穿棉质内裤。

(张　献　冯　欣)

第二节　宫　颈　炎

一、概述

(一) 临床表现

宫颈炎是妇科常见的疾病,在已婚妇女中,半数以上患有宫颈炎,生育年龄的妇女中 40%~55% 伴有宫颈炎。宫颈炎包括子宫颈阴道部炎症及子宫颈管黏膜炎症。因子宫颈阴道部鳞状上皮与阴道鳞状上皮相延续,阴道炎症均可引起子宫颈阴道部炎症。而子宫颈管黏膜上皮为单层柱状上皮,抗感染能力较差,易发生感染。宫颈炎可分为急性宫颈炎和慢性宫颈炎,临床较常见的是急性宫颈炎,若急性宫颈炎未经及时诊治或病原体持续存在,可导致慢性宫颈炎。

急性宫颈炎是指子宫颈发生急性炎症,包括局部充血、水肿,上皮变性、坏死,黏膜、黏膜下组织、腺体周围可见大量中性粒细胞浸润,腺腔中可有脓性分泌物。急性宫颈炎可由多种病原体引起,也可由物理因素、化学因素刺激或机械性子宫颈损伤、子宫颈异物伴发感染所致。

大部分急性宫颈炎患者无症状,有症状者主要表现为阴道分泌物增多,呈黏液脓性,阴道分泌物刺激可引起外阴瘙痒及灼热感。此外,可出现经间期出血、性交后出血等症状。急性宫颈炎常与尿道炎、膀胱炎或急性子宫内膜炎等疾病并存,不同程度地出现下腹部不适、腰骶部坠痛及尿急、尿频、尿痛等膀胱刺激症状。急性淋菌性宫颈炎时,可有不同程度的体温升高和白细胞增多。炎症向上蔓延可导致上生殖道感染,如急性子宫内膜炎、盆腔结缔组织炎。妇科检查见宫颈充血、水肿、黏膜外翻,有黏液脓性分泌物附着甚至从子宫颈管流出,子宫颈管黏膜质脆,容易诱发出血。若为淋病奈瑟菌感染,因尿道旁腺、前庭大腺受累,可见尿道口、阴道口黏膜充血、水肿及多量脓性分泌物;若为衣原体感染,可见宫颈红肿、黏膜外翻、宫颈触痛,且常有接触性出血。

慢性宫颈炎是指子宫颈间质内有大量淋巴细胞、浆细胞等慢性炎症细胞浸润,可伴有子宫颈腺上皮及间质的增生和鳞状上皮化生。慢性宫颈炎症可由急性宫颈炎迁延而来,也可为病原体持续感染所引起。

慢性宫颈炎患者可有阴道分泌物增多,由于病原体、炎症的范围及程度不同,分泌物的量、性质、颜色及气味也不同,分泌物呈淡黄色脓性或乳白色黏液状。若为宫颈息肉者,白带可红白相兼,或性交时出血,白带刺激可有外阴瘙痒。若炎症扩散至盆腔结缔组织,可有下腹部坠胀、腰骶部疼痛及性交痛,宫颈黏稠脓性分泌物不利于精子穿过,可造成不孕;若炎症涉及膀胱周围结缔组织,可见尿频、尿急等症状。妇科检查可见宫颈有不同程度糜烂、肥大,有时质较硬,有时又见宫颈息肉、宫颈腺体囊肿、宫颈外翻等,宫颈口多有分泌物,亦可有宫颈触痛和宫颈接触性出血。

(二) 病因

根据 2015 年美国疾病控制与预防中心(CDC)性传播疾病防治相关指南,单一的病原微生物即可引起宫颈炎,最常见的是沙眼衣原体和淋球菌,此外还常伴随滴虫性阴道炎和生殖器疱疹。然而有些宫颈炎患者却并不由单一病原微生物感染引起,某些顽固性病例并非由沙眼衣原体和淋球菌再次感染引起,其他一些因素(如持续阴道菌群失调、阴道冲洗、暴露于某些刺激性药物中、自身定植菌移位)也会导致宫颈炎。急性宫颈炎与慢性宫颈炎的病因略有不同。

急性宫颈炎是指从子宫颈外口直到子宫颈内口的子宫颈黏膜、黏膜下组织发生的急性感染,最常见的病原体为淋球菌和沙眼衣原体,淋球菌感染时常合并沙眼衣原体感染,两者均感染宫颈管柱状上皮,沿黏膜面扩散引起浅感染,导致黏液脓性宫颈黏膜炎。除宫颈管柱状上皮外,淋球菌还常侵袭尿道异型上皮、尿道旁腺及前庭大腺。沙眼衣原体感染只发生在宫颈管柱状上皮,不感染鳞状上皮,故不引起阴道炎,仅形成急性宫颈炎症。一般化脓菌如链球菌、葡萄球菌、肠球菌、大肠埃希菌及念珠菌、滴虫、阿米巴原虫等也可引起急性宫颈炎。

慢性宫颈炎常由于急性宫颈炎未予治疗或治疗不彻底转变而来。由于宫颈黏膜皱襞多,腺体呈葡萄状,病原体侵入腺体深处后极难根除,导致病程反复,迁延不愈。阴道分娩、流产或手术损伤宫颈后继发感染亦可表现为慢性过程。不洁性生活、雌激素水平下降、阴道异物均可引起慢性宫颈炎。其病原体一般为葡萄球菌、链球菌、大肠埃希菌、沙眼衣原体、淋球菌、厌氧菌等。

（三）诊断

1. 急性宫颈炎　出现两个特征性体征之一（显微镜检查子宫颈或阴道分泌物白细胞增多）,可做出急性宫颈炎的初步诊断。宫颈炎诊断后,需进一步做衣原体及淋病奈瑟菌的检测。

（1）两个特征性体征:具备一个或同时具备两个特征性体征。①于子宫颈管或子宫颈管棉拭子标本上,肉眼见到脓性或黏液脓性分泌物;②用棉拭子擦拭子宫颈管时,容易诱发子宫颈管内出血。

（2）白细胞检测:子宫颈管分泌物或阴道分泌物中白细胞增多,后者需排除引起白细胞增多的阴道炎症。①子宫颈管脓性分泌物涂片作革兰氏染色,中性粒细胞 >30/ 高倍视野;②阴道分泌物涂片检查白细胞 >10/ 高倍视野。

（3）病原体检测:2015 年美国 CDC 推荐,如果有新发宫颈炎病史,需评估是否合并盆腔炎,并行沙眼衣原体及淋球菌检测,检测标本可以来源于阴道、宫颈、尿道。宫颈炎患者同样需要评估是否合并阴道炎、滴虫感染,如合并需同时治疗。阴道毛滴虫镜检敏感度低（近 50%）,如患者有滴虫感染的症状但滴虫镜检阴性,需做进一步检测,包括培养、核酸扩增试验、其他 FDA 推荐的诊断方法。无滴虫感染,表明可能为沙眼衣原体及淋球菌宫颈内感染。检测淋病奈瑟菌常用的方法如下。①分泌物涂片革兰氏染色:查找中性粒细胞内有无革兰氏阴性双球菌,由于子宫颈分泌物的敏感性、特异性差,不推荐用于女性淋病的诊断方法;②淋病奈瑟菌培养:为诊断淋病的金标准方法;③核酸检测:包括核酸杂交及核酸扩增,尤其核酸扩增方法诊断淋病奈瑟菌感染的敏感性及特异性高。检测沙眼衣原体常用的方法如下。①衣原体培养:方法复杂,临床少用;②酶联免疫吸附试验检测沙眼衣原体抗原:为临床常用的方法;③核酸检测:包括核酸杂交及核酸扩增,后者为检测衣原体感染敏感、特异的方法。但应做好质量控制,避免污染。

2. 慢性宫颈炎　慢性宫颈炎的诊断要点如下。

（1）白带增多、黏稠或呈脓性,或带血丝。临床分为宫颈糜烂及宫颈息肉,其中以宫颈糜烂最多见。

（2）阴道分泌物明显增多,或黄或红或呈脓性,气味腥臭。

（3）伴性交痛,性交后阴道出血,下腹坠痛。

（4）严重慢性宫颈炎患者有接触性出血,并导致不孕,结合阴道内镜肉眼观察,即可诊断本病。

根据临床表现做出慢性宫颈炎的诊断并不困难,但应注意宫颈糜烂与宫颈上皮内瘤变或早期宫颈癌从外观上难以鉴别,需常规行宫颈刮片,必要时行阴道镜检查及活体组织检查以明确诊断。根据糜烂面大小将宫颈糜烂分为3度。①轻度:指糜烂面积小于整个宫颈面积的1/3;②中度:指糜烂面积占整个宫颈面积的1/3~2/3;③重度:指糜烂面积占整个宫颈面积的2/3以上。根据糜烂的深浅程度可分为单纯型、颗粒型和乳突型3种类型。诊断宫颈糜烂应同时表示糜烂的面积和深浅。

因慢性宫颈炎的症状常为其他妇科病所掩蔽,常和阴道炎、附件炎同时发病,故多在例行妇科检查时发现。此外,要做宫颈涂片或活检,排除恶性病变。

（四）抗感染治疗

1. 治疗原则　治疗原则为早期诊断、早期治疗,及时、足量、规范用药,不同病情采用不同的治疗方案。急性宫颈炎以全身治疗为主,慢性宫颈炎以局部治疗为主,可采用物理治疗、药物治疗及手术治疗,慢性宫颈炎的彻底治疗仍应首选物理治疗。根据《抗菌药物临床应用指导原则》(2015年),宫颈炎的治疗原则有:

(1)宫颈管分泌物做淋病奈瑟菌培养或核酸检测为阳性时,可诊断为淋菌性宫颈炎予以相应的抗菌治疗;如衣原体抗原检测或核酸检测阳性,可诊断为沙眼衣原体感染予以相应治疗。

(2)治疗期间避免性生活,并同时治疗性伴侣。

(3)抗菌药物的剂量和疗程必须足够。

(4)半数淋菌性宫颈炎合并沙眼衣原体感染,应同时针对两种病原体用药。

2. 治疗方法

(1)药物治疗

1)急性宫颈炎治疗以全身治疗为主,需针对病原体使用有效抗菌药物。未获得病原体检测结果可根据经验给药,对于有性传播疾病高危因素的年轻妇女,可给予阿奇霉素1g单次口服或多西环素100mg,每天2次口服,连续7天。已知病原体,应有针对性地使用有效抗菌药物。①急性淋病奈瑟菌性宫颈炎:原则是及时、足量、规范、彻底。常用第三代头孢菌素,头孢曲松,250mg单次肌内注射;或头孢克肟,400mg单次口服;也可选用大观霉素,4g单次肌内注射。因淋病奈瑟菌感染半数合并沙眼衣原体感染,故在治疗同时需联合抗衣原体感染的药物。②沙眼衣原体性宫颈炎:四环素类、红霉素类及喹诺酮类常用药物。多西环素,100mg口服,每天2次,连用7天。阿奇霉素,1g单次口服;红霉素,500mg口服,每天4次,连用7天(红霉素250mg,每天2次,连续14天)。氧氟沙星,300mg口服,每天2次,连用7天;左氧氟沙星500mg口服,每天1次,连用 7 天。③病毒性宫颈炎：重组人 α_2 干扰素栓抑制病毒复制同时可调节机体的免疫，每晚 1 枚，6 天为 1 个疗程，能够促进鳞状上皮化生，从而达到治疗效果。④其他：一般化脓菌感染宫颈炎最好根据药敏试验结果进行抗菌药物的治疗。合并有阴道炎者，如细菌性阴道病者需要同时治疗。疾病反复发作者其性伴侣也需要进行治疗。

2）慢性宫颈炎的药物治疗可以分为全身用药和局部用药。全身药物治疗适用于宫颈黏膜炎，宫颈表面光滑，但是宫颈管有脓性排液，此种炎症类型局部药物治疗效果不好，以全身治疗为好；局部药物治疗适用于糜烂面积小和炎症浸润较浅的病例，也就是说宫颈糜烂面积在轻度至中度糜烂之间，而糜烂深浅程度属于单纯型和颗粒型。慢性宫颈炎中最常见的类型是宫颈糜烂，治疗方法也是以局部治疗为主。局部药物治疗的作用是使病变组织发生蛋白凝固变性、坏死，这些坏死组织脱落后，宫颈组织再生，正常宫颈上皮重新覆盖，达到治疗宫颈糜烂的目的。

慢性宫颈炎治疗常用的药物及使用方法有：

i 全身用药（口服）

a. 如果宫颈有病原学诊断，应该根据病原菌选择敏感的抗菌药物。经验治疗混合型细菌感染引起宫颈炎时，口服青霉素、红霉素、氨基糖苷类药物、克林霉素、硝基咪唑衍生物、头孢菌素类药物。衣原体引起的宫颈炎首选多西环素 100mg p.o. b.i.d. × 7d 或阿奇霉素 1g p.o. 单剂，同时检查并治疗性伴侣，也可选用红霉素 500mg p.o. q.i.d. × 7d 或氧氟沙星 300mg p.o. q12h. × 7d 或左氧氟沙星 500mg × 7d。妊娠期妇女首选阿奇霉素 1g p.o. 单次或阿莫西林 500mg p.o. t.i.d. × 7d，可选红霉素 500mg p.o. q.i.d. × 7d，禁用多西环素和氟喹诺酮类药物。淋球菌引起的宫颈炎（宫颈炎患者中 50% 伴有沙眼衣原体感染）需要治疗两种病原体，除非核酸扩增试验提示只有一种病原体，治疗方案可选用头孢曲松 250mg i.m.1 次联合阿奇霉素 1g p.o.1 次或多西环素 100mg p.o. q.d. × 7d。若青霉素或头孢菌素类药物过敏，可试用阿奇霉素，在了解耐药的前提下，可小心试用氟喹诺酮，同时密切随访。

b. 中药：常用为抗宫炎片，该药作用是清湿热、止带下，对于宫颈糜烂引起的白带增多，尤其是配合其他疗法的综合治疗，有较好的效果。

ii 局部用药

a. 抗菌药物：慢性宫颈炎的病原体主要为葡萄球菌、链球菌、大肠埃希菌及厌氧菌。目前沙眼衣原体及淋病奈瑟菌感染引起的慢性宫颈炎亦日益增多；此外，单纯疱疹病毒也可能与慢性宫颈炎有关。所有的抗菌药物栓剂均有一定的疗效。必须说明的是药物治疗一般仅能达到局部分泌物减少、炎症有所消退等作用，不易彻底治愈。

b. 阴道冲洗:阴道冲洗液多为临床常用的消毒剂,如 1 : 5 000 高锰酸钾溶液,1 : 1 000 苯扎溴铵溶液,2% 醋酸溶液或 0.5%~1% 乳酸溶液。也可用中药洗剂如洁尔阴等。这类药物亦可制成栓剂或片剂,如氯己定栓剂及洁尔阴泡腾阴道片等。

c. 局部腐蚀性药物的应用:铬酸酐、硝酸银等是强氧化剂和腐蚀性收敛剂,极易溶于水,有毒性,有杀菌和消肿作用。因其渗透性不太强,故仅腐蚀糜烂面而深层组织不受累,由于价格便宜,操作容易,效果好,复发率低,适用于基层医院。但应用时需注意避免药液漏到病变区域以外的正常黏膜上,涂完后应用生理盐水棉球轻轻蘸擦。随着药物制剂的多样化,以及宫颈糜烂治疗方法的不断改进和完善,此类药物现已很少应用。

d. 聚甲酚磺酸:它是一种高酸物质,可以使糜烂上皮凝固脱落而排除,同时还可以引起血管收缩而止血,促进创面愈合。对宫颈糜烂同时伴有各类阴道炎的患者可使用聚甲酚磺酸浓缩液涂擦宫颈糜烂面。方法:治疗前先彻底清洁阴道、宫颈和宫颈管黏液,用浸有聚甲酚磺酸浓缩液的棉签插入宫颈管内,转动数次取出,然后再将浸有聚甲酚磺酸浓缩液的纱布块敷贴于糜烂面3~5 分钟,上述过程每周进行 1~2 次。聚甲酚磺酸阴道栓剂:根据病变的严重程度,可以每日或隔日将 1 枚阴道栓剂放入阴道,配合使用聚甲酚磺酸浓缩液期间,可以每 2 日使用 1 枚阴道栓剂放入阴道。使用聚甲酚磺酸治疗慢性宫颈炎是目前常用的药物治疗方法。应用聚甲酚磺酸治疗宫颈糜烂的临床效果,各家报道不同。应用中应注意以下几点:要选择好适应证,因为聚甲酚磺酸浓缩液的治疗深度较浅,所以应该选择糜烂面积为轻、中度糜烂和单纯型及颗粒型糜烂病例,而对重度乳突型糜烂则效果欠佳。正规操作为上药前彻底清洁局部,先用药液处理宫颈管,然后再处理宫颈糜烂面,药物与宫颈糜烂面接触时间充分。可以联合使用聚甲酚磺酸浓缩液和栓剂提高疗效。

e. 重组人干扰素 α2a 栓:是以 α- 干扰素为主要成分的抗病毒新药,干扰素分子具有抗病毒、免疫调节、调节特异性免疫功能、增加吞噬细胞的吞噬作用、提高自然杀伤细胞的杀伤活性、诱导内源性干扰素的产生、抑制其他微生物和抗肿瘤等作用;α- 干扰素可使妇女血清中的雌二醇和黄体酮含量显著降低。重组人干扰素 α2a 栓在应用中有以下优点,患者乐于接受:阴道给药,黏膜吸收,作用直接,疗效显著;明显改善阴道内环境及阴道清洁度;通过调节机体免疫功能来提高机体的抗病力,具有明显的后效作用;促进组织再生修复,加强宫颈糜烂面的愈合;患者可自行放置,方便、安全、毒副反应小。干扰素治疗宫颈糜烂有明显的近期和远期疗效。

f. 雌激素:雌激素的血浆浓度,尤其是局部雌激素水平的相对不足,可能是育龄期妇女易患宫颈糜烂的主要原因。予以雌三醇或含有抗感染药物氯喹那多和雌激素普罗雌烯的复合制剂阴道局部应用,可降低血管脆性,增加血小板的黏着性,缩短出血时间,促进宫颈黏膜血管新生,增强新生组织的血供和营养;降低血管的通透性,改善血液循环,减轻创面水肿、渗出,使阴道排液明显减少,促进子宫颈鳞状上皮增生、糜烂面修复、子宫肌纤维增生,增强宫颈的弹性和柔软性,促进阴道上皮细胞增生和角化,增加黏膜厚度和弹性、阴道上皮内糖原的储存,促进乳酸产生,快速恢复生理微酸性 pH,维持正常的阴道内微生态平衡,提高阴道清洁度等。

g. 中成药:保妇康栓、治糜康栓、消炎丸、冰硼散均为宫颈局部用药的中成药制剂。经近年临床应用,疗效满意。纯中药口服制剂抗宫炎片,具有止血、散瘀、消炎、抑制或杀灭致病菌的作用。金刚藤等在临床应用中,也已取得较满意的疗效。复方莪术油栓的主要成分是益康唑、莪术油、冰片等,它是一种中西结合外用药。益康唑的抗菌谱广,对多种细菌有抑菌和杀灭作用;莪术油是中药,具有行气活血、祛腐生肌等作用,可以修复病变组织,促进创面愈合。因药物的治疗深度有限,所以对糜烂面积较小、炎症深度较浅的病例效果较好。推荐的使用方案:轻度糜烂,每日 1 枚,6 日为 1 个疗程,坚持使用 2 个以上疗程;中度糜烂,每日 1~2 枚,6 日为 1 个疗程,坚持使用 3~4 个疗程以上;重度糜烂,每日 2 枚,6 日为 1 个疗程,坚持使用 5~7 个疗程。

(2)手术治疗:临床上常用手术方法为宫颈锥切术、宫颈息肉切除术、宫颈电热圈环切(LEEP)术治疗等。

1)宫颈锥切术:适用于宫颈肥大、糜烂面较深较广或累及宫颈管者,或严重的慢性宫颈炎经其他方法治疗无效或反复发作者,或细胞学检查可疑癌变者。

2)宫颈息肉切除术:由于息肉的症状与早期宫颈癌很相似,因此应该及早检查、及时治疗。目前宫颈息肉的治疗以手术切除为主。若伴发急性宫颈炎时,应先控制感染。待炎症控制后再行手术切除。

3)LEEP 术治疗:将局部病灶切除,同时使局部凝固,减少出血。

4)宫腔镜行宫颈电切:利用高频电刀切割组织,切除组织可全部送病理检查。

(3)几种特殊性宫颈炎的处理

1)淋菌性宫颈炎:一经诊断应及时而彻底地治疗,对性伴侣亦应做检查并进行治疗。由于青霉素耐药菌株不断上升,目前推荐下列任一种药物治疗:①头孢曲松 250mg,1 次肌内注射;②头孢克肟 400mg,1 次口服;③环丙沙星 500mg,1 次口服;④氧氟沙星 400mg,1 次口服。为防止可能的衣原体感染,可加阿奇霉素 1g 口服。所用替代方案为大观霉素 2g,1 次肌内注射或头孢噻肟 1g,1 次肌内注射。妊娠期妇女可用头孢曲松或头孢噻肟或大观霉素,剂量同上。治疗结束后 1~2 周复查,符合下列标准者为治愈:临床症状消失;分泌物涂片及培养 2 次阴性。

2)宫颈衣原体感染:宫颈衣原体感染只发生在子宫颈柱状上皮,不感染鳞状上皮。衣原体宫颈炎的症状为白带增多,呈黏液脓性,可有不正常出血或无症状。检查时见宫颈充血水肿,糜烂面常较大,有多量黏液脓性分泌物。用棉拭子插入宫颈管后稍加转动,取出后可见拭子呈淡黄色。分泌物涂片作吉姆萨染色镜检,在上皮细胞内找到衣原体包涵体为阳性。棉拭子送衣原体培养阳性可确诊。

3)宫颈尖锐湿疣:生殖器尖锐湿疣是由人乳头瘤病毒(HPV)感染所引起的生殖器肛门部的疣,主要由性接触传染,少数可通过污染的衣服、毛巾等感染。宫颈尖锐湿疣常为生殖器尖锐湿疣的一部分。宫颈局部见单个乳头状疣或融合成菜花状或鸡冠状突起,质柔软,表面可有糜烂渗液,根部有蒂。在阴唇、肛周、阴道等处可见类似病灶。用棉拭子蘸 5% 醋酸液涂于可疑病灶处,3~5 分钟后在 HPV 感染部位可观察到发白的结果(醋酸白试验)。组织病理学检查是确诊的依据。

宫颈尖锐湿疣主要采用局部治疗。①药物治疗:适用于较小病灶。可选择 33%~35% 三氯醋酸液直接涂患处,每周 1 次,1~2 次即可痊愈。② CO_2 激光治疗或电灼治疗。③大病灶可采用手术切除,残余小病灶再用药物或激光治疗。

4)宫颈结核:宫颈结核是由结核分枝杆菌侵入宫颈而引起的慢性炎性疾病,常为女性生殖器结核的一部分,多来自子宫结核的下行感染或经血液或经淋巴传播。患者常有身体其他部位结核史,可有低热、疲劳、盗汗等症状。宫颈局部病灶外观似宫颈癌,可有 4 种表现。①溃疡型:多见溃疡较表浅,不规则,边缘较硬,基底不平,质脆易出血;②乳头型:呈乳头状或结节状增生,质脆易出血;③间质型:宫颈明显增大;④宫颈黏膜型:病变局限宫颈管内膜。宫颈分泌物结核菌培养有助于诊断,病变部位活组织检查即可确诊。其治疗同生殖器结核。目前多主张多种抗结核药物联合应用,且有短疗程取代长疗程的趋势。常用方案如下:①利福平 450~600mg 口服,每日 1 次,用 6 个月;异烟肼 300mg 口服,每日 1 次,用 6 个月;链霉素 0.75g/d,肌内注射;或吡嗪酰胺 0.5g 口服,每日 2 次,用 2 个月。②利福平、异烟肼,服用 6 个月,剂量同前。

5)宫颈阿米巴病:偶见,患者常有阿米巴肠炎史。患者患有宫颈阿米巴病的同时也易患有阴道阿米巴病,局部可见溃疡,边缘如火山口样,表面有脓血样分泌物,治疗按阿米巴病治疗及以阴道、宫颈局部清洁为主。

患有特殊性宫颈炎的患者,宜控制性生活或使用避孕套。

二、案例分析

案　例　一

📝 **基本情况**

【病史摘要】

患者,女性,27 岁,因急性宫颈炎就诊。

患者平素月经规律,14 岁初潮,5d/30d,量中,无痛经。末次月经:10-30。患者 1 个月前因不完全自然流产行 B 超引导下诊刮术,术后给予头孢呋辛、奥硝唑、八珍益母胶囊等抗炎、促宫缩对症治疗,给予米非司酮 25mg × 28 粒 (2 粒 / 次,口服 b.i.d.)。患者 1 周前无明显诱因下出现阴道分泌物增多,呈黏液脓性,外阴瘙痒及灼热感,1 天前阴道分泌物有少许血丝,遂就诊于我院。

既往史、社会史、家族史、过敏史无特殊。

查体:T 37.4℃,P 99 次 /min,R 20 次 /min,BP 120/78mmHg。神清,营养好,查体合作。心肺听诊未及异常,腹软,无压痛及反跳痛,肝脾肋下未及。

妇科检查:外阴已婚式;阴道畅,宫颈红肿、黏膜外翻,宫颈触痛,有接触性出血;宫体前位,正常大小,形态规则,无压痛;双附件:双侧附件区未扪及明显异常。

辅助检查

血常规:WBC $12.8 × 10^9$/L↑,NEUT 80%↑。

感染性指标:CRP 50.3mg/L↑,SAA>200mg/L↑。

尿沉渣:未见明显异常。

肝功能、肾功能、电解质、阴道分泌物、内分泌检查均未见异常。

子宫前位;子宫大小 50mm × 41mm × 37mm;子宫形态规则;子宫回声欠均匀;肌层彩色血流星点状,内膜厚度 5mm;宫颈长度 28mm;附件:左卵巢大小 25mm × 21mm × 15mm;右卵巢大小 24mm × 20mm × 18mm;盆腔积液:无。

宫颈分泌物培养解脲支原体阳性,多西环素敏感。

初步诊断:急性宫颈炎。

【用药记录】

抗感染治疗

入院第一天(Day 1,D1)~D10:盐酸多西环素肠溶胶囊 0.1g,p.o.,b.i.d.。

D1~D7:硝呋太尔片 0.4g,p.o.,t.i.d.。

D1-D8:克林霉素磷酸酯阴道用乳膏 5g,阴道用,q.d.。

D1-D10:红核妇洁洗液 10ml,外用,b.i.d.。

【治疗经过】

患者因阴道分泌物增多伴血丝,呈黏液脓性,外阴瘙痒及灼热感,就诊于我院。血常规:WBC 12.8×10⁹/L↑,NEUT 80%↑,CRP 50.3mg/L↑,SAA>200mg/L↑。因患者之前有不良孕产史及宫腔操作史,其余妇科检查无特殊,考虑"急性宫颈炎",给予抗菌药物经验治疗,另外送检宫颈分泌物、阴道分泌物、血培养,明确病原体。

用药分析

患者入院体温 37.4℃,发热伴有腹痛。急查血常规:WBC 12.8×10⁹/L↑,NEUT 80%↑,CRP 50.3mg/L↑,SAA>200mg/L↑。妇科检查:宫颈红肿、黏膜外翻、宫颈触痛,有接触性出血,符合急性宫颈炎诊断。急性宫颈炎最常见的病原体为淋球菌和沙眼衣原体,淋球菌感染时 45%~60% 常合并沙眼衣原体感染,淋球菌及沙眼衣原体均感染宫颈管柱状上皮,沿黏膜面扩散引起浅感染,引起黏液脓性宫颈黏膜炎。除宫颈管柱状上皮外,淋球菌还常侵袭尿道异型上皮、尿道旁腺及前庭大腺。沙眼衣原体感染只发生在宫颈管柱状上皮,不感染鳞状上皮,故不引起阴道炎,仅形成急性宫颈炎症。结合患者症状、体征和宫颈分泌物培养结果,为支原体宫颈炎,对于支原体宫颈炎,四环素类药物、红霉素类药物及喹诺酮类药物是常用药物。多西环素,100mg,口服,每天 2 次,连用 7 天;阿奇霉素 1g,单次口服;红霉素 500mg,每天 4 次,连用 7 天(或红霉素 250mg,每天 2 次,连续 14 天)。氧氟沙星 300mg,口服,每天 2 次,连用 7 天;左氧氟沙星 500mg,口服,每天 1 次,连用 7 天。急性宫颈炎一经确诊,应及时进行抗感染治疗,给予红核妇洁洗液清洁外阴,盐酸多西环素肠溶胶囊、硝呋太尔片及克林霉素磷酸酯阴道用乳膏抗感染治疗。

临床药师观点

1. 宫颈炎抗感染治疗方案的选择需结合患者疾病严重程度、就诊前的治疗情况、病原体及有无药物禁忌证等。目前沙眼衣原体及淋病奈瑟菌感染引起的宫颈炎日益增多,对于沙眼衣原体与淋病奈瑟菌导致的宫颈炎,应选择针对病原体的药物。衣原体性宫颈炎给予四环素治疗;合并淋球菌感染时,首选青霉素;混合型细菌感染引起宫颈炎时,口服青霉素、红霉素、氨基糖苷类药物、克林霉素、硝基咪唑衍生物、头孢菌素。药物治疗一般仅能达到局部分泌物减少、炎症有所消退等作用,不易彻底治愈,将来有可能复发。

2. 急性宫颈炎很容易转变为慢性宫颈炎而难以治愈。建议患者积极治疗,密切随访。宫颈炎可在多疗程的抗菌治疗后持续存在。大多数宫颈炎持续存在都是由病情复发或沙眼衣原体、淋病奈瑟菌、阴道毛滴虫或其他细菌的再感染造成的。对于这些病例,应评估有无其他病因,如持续存在的异常阴道菌群、化学刺激性物质的阴道冲洗或暴露,抑或异位区域的特发性炎症。对于以适宜方法行初始治疗后仍持续存在的宫颈炎,尚无研究资料可提供循证的疗法。建议再次行诊断性检查并确保:①检测沙眼衣原体和淋病奈瑟菌。②患者的性伴侣已接受适当治疗同时患者未再暴露于潜在病原体。应使用较为敏感的诊断性试验检查是否存在滴虫性阴道炎,且应复查阴道液以判断是否存在细菌性阴道病。应再度评估可能的阴道内刺激剂(润滑剂、杀精剂或阴道冲洗剂)的暴露情况。如有条件,应评估并检查患者的性伴侣有无衣原体和淋球菌,特别是在女性患者接受宫颈炎初始治疗期间未行相应治疗的性伴侣。鉴于阿奇霉素对生殖器支原体的治疗效果可能优于多西环素,故持续性宫颈炎患者若尚未服用过阿奇霉素,均应行阿奇霉素 1g、顿服治疗。目前尚不明确治疗生殖器支原体宫颈炎的最佳用药方案。该微生物可能对大环内酯类药物和四环素类药物都敏感。一些数据表明,大环内酯类药物可能更有效;但随后的研究显示,大环内酯类药物可能快速产生耐药性,对此尚需更多资料验证。一些专家建议纳入针对阴道厌氧菌的治疗(特别是存在细菌性阴道病时),一种方案是甲硝唑 500mg,口服,每日 2 次,连服 7 日。若宫颈炎缓解,则不需进一步治疗。若经上述治疗后宫颈炎仍持续存在,可能需转诊行消融术或切除治疗。一些妇科医师已成功应用电烙术、激光或浅表的宫颈环切术等,减轻了长期抗菌药物治疗无效且病因尚不明确的持续性黏液脓性分泌。这显然是最后措施,而且在进行任何消融治疗之前都必须通过活检排除恶性肿瘤。

📝 药学监护要点

1. 观察患者阴道分泌物性状、外阴瘙痒、灼热感及体温变化情况,监测血常规、C 反应蛋白、降钙素原、实验室细菌培养结果等。

2. 注意监测药物不良反应,常见不良反应包括腹泻、腹痛、恶心、呕吐、皮疹等,如出现上述症状,应及时告知医务人员。

3. **生活管理**　治疗期间避免无保护性性行为;建议对性伴侣进行检查和治疗;日常生活中注意个人卫生,不适随诊。饮食宜清淡,多吃水果、蔬菜及清淡食物并注意休息,保持外阴清洁。保持外阴清洁是非常必要的,而且应定期去医院做检查,做到早发现、早治疗,同时避免不洁性交,注意各关键时期的卫生保健。尤其是经期、妊娠期及产后期,及时有效地采用避孕措施。降低人工流产、引产的发生率,以减少人为的创伤和细菌感染的机会。

案　例　二

基本情况

【病史摘要】

患者,女性,30 岁,因诊断宫颈炎就诊于我院。

患者平素月经规律,15 岁初潮,7d/30~35d,量中,无痛经。末次月经:12-15。患者 1 个月前体检发现宫颈中度糜烂,自诉 1 年前起阴道分泌物增多,呈乳白色黏液状,有时呈淡黄色脓性,1 周前开始小腹不适,白带增多,质清稀,疲乏无力,精神欠佳,遂来我院就诊。

既往史、社会史、家族史、过敏史无特殊。

查体:T 37.2℃,P 99 次 /min,R 20 次 /min,BP 118/77mmHg。神清,营养好,查体合作。心肺听诊未及异常,腹软,无压痛及反跳痛,肝脾肋下未及。

妇科检查:外阴已婚式;阴道畅;宫颈中度糜烂,触之点状出血;宫体前位,正常大小,形态规则,无压痛;双附件:双侧附件区未及肿块。

辅助检查

血常规:WBC 8.1×10^9/L,NEUT 71%。

感染性指标:CRP 20.6mg/L↑,SAA 12.1mg/L↑。

HPV-16(+),TCT 无特殊。

尿沉渣:未见异常。

肝功能、肾功能、电解质、阴道分泌物、内分泌检查均未见异常。

妇科 B 超(本院):子宫前位;子宫大小 56mm×48mm×37mm;子宫形态规则;子宫回声欠均匀;肌层彩色血流星点状,内膜厚度 5mm;宫内节育器:T 形;宫颈长度 30mm;附件:左卵巢大小 26mm×20mm×14mm;右卵巢大小 23mm×21mm×17mm;盆腔积液:无。

初步诊断:宫颈炎。

【用药记录】

第 1 次就诊:抗病毒治疗

D1~D11:重组人干扰素 α2b 凝胶 0.2 支,阴道用,q.n.。

第 2 次就诊

1. 抗病毒治疗

D1~D15:重组人干扰素 α2b 阴道泡腾胶囊 1 粒,阴道用,q.n.。

2. 外用

D1~D15:苯扎氯铵溶液 10ml,外用,q.d.。

D1~D12:聚甲酚磺醛阴道栓 1 粒,阴道用,b.i.d.。

3. 中药

D1~D15：宫炎平片 3 片,p.o.,t.i.d.。

第 3 次就诊

1. 抗感染治疗

D1~D7：硝呋太尔片 0.4g,p.o.,t.i.d.。

2. 抗病毒治疗

D1~D7：重组人干扰素 α2b 阴道泡腾胶囊 1 粒,阴道用,q.n.。

3. 外用

D1~D7：苯扎氯铵溶液 10ml,外用,q.d.。

D1~D12：聚甲酚磺醛阴道栓 1 粒,阴道用,b.i.d.。

4. 中药

D1~D15：宫炎平片 3 片,p.o.,t.i.d.。

第 4 次就诊

1. 抗感染治疗

D1~D7：硝呋太尔片 0.4g,p.o.,t.i.d.。

2. 抗病毒治疗

D1~D4：重组人干扰素 α2b 阴道泡腾胶囊 1 粒,阴道用,q.n.。

3. 外用

D1~D15：苯扎氯铵溶液 10ml,外用,q.d.。

D1~D12：聚甲酚磺醛阴道栓 1 粒,阴道用,b.i.d.。

4. 中药

D1~D15：宫炎平片 3 片,p.o.,t.i.d.。

【治疗经过】

第 1 次就诊:患者因小腹不适,白带增多、质清稀于门诊就诊。体温 37.2℃,血常规:WBC 8.1×10^9/L,NEUT 71%。HPV-16(+)同时妇科检查发现宫颈中度糜烂,故给予重组人干扰素 α2b 凝胶每晚阴道用。

第 2 次就诊:患者前次治疗后,白带稍有好转,小腹不适仍存在,妇科检查宫颈口有脓液附着,中度宫颈糜烂,故给予重组人干扰素 α2b 阴道泡腾胶囊及聚甲酚磺醛阴道栓阴道用,苯扎氯铵溶液阴道冲洗,宫炎平片缓解小腹不适。

第 3 次就诊:患者前次治疗后,小腹不适略有好转,阴道分泌物改善不明显,白带黄红相间性,气味腥臭。妇科检查宫颈口有大量脓液附着,中度宫颈糜烂,继续给予重组人干扰素 α2b 阴道泡腾胶囊及聚甲酚磺醛阴道栓阴道用,苯扎氯铵溶液阴道冲洗,宫炎平片缓解小腹不适,予硝呋太尔片抗感染治疗。

第 4 次就诊:患者前次治疗后,小腹不适略有好转,阴道分泌物改善明显,白带量有所减少,色稍黄。妇科检查宫颈口有少量脓液附着,中度宫颈糜烂,较前有好转,继续给予重组人干扰素 α2b 阴道泡腾胶囊及聚甲酚磺醛阴道栓阴道用,苯扎氯铵溶液阴道冲洗,宫炎平片缓解小腹不适,硝呋太尔片抗感染治疗。并嘱患者定期随访,不适即诊。

📝 **用药分析**

1. **抗感染治疗** 患者就诊时,阴道分泌物黄红相间,气味腥臭,小腹不适,宫颈有脓性分泌物,符合宫颈炎的诊断。宫颈炎的病原体主要为葡萄球菌、链球菌、大肠埃希菌及厌氧菌。所有的抗菌药物栓剂均有一定的疗效。混合型细菌感染引起的宫颈炎时,口服青霉素、红霉素、氨基糖苷类药物、克林霉素、硝基咪唑衍生物、头孢菌素。硝呋太尔是一种具有广谱活性的呋喃类衍生物,通过对呋喃核侧链的改变,使其具有其他呋喃类药物不具有的抗菌特点,对病原虫、细菌、真菌有强烈的杀灭作用。抑菌机制主要是干扰细菌的酶系统,而对乳酸杆菌无抑制作用。其可作用于微生物酶系统,抑制辅酶 A,干扰微生物糖类代谢,从而起抑菌作用。临床主要用于治疗由细菌、滴虫和念珠菌引起的外阴、阴道感染和白带增多及泌尿系统感染等。

2. **抗病毒治疗** 患者就诊时 HPV 检测阳性,需抗病毒治疗。干扰素分子与靶细胞膜上的受体结合,激活细胞内抗病毒蛋白基因,合成抗病毒蛋白,由其发挥抗病毒作用;调节特异性免疫功能,增强吞噬细胞的吞噬作用,提高自然杀伤细胞的杀伤活性,诱导内源性干扰素的产生;抑制其他微生物;抗肿瘤;α- 干扰素可使妇女血清中的雌二醇和黄体酮含量显著降低。重组人干扰素 α2b 在应用中有以下优点,患者乐于接受:①阴道给药,黏膜吸收,作用直接,疗效显著;②明显改善阴道内环境及阴道清洁度;③通过调节机体免疫功能来提高机体的抗病力,具有明显的后效作用;④促进组织再生修复,加强宫颈糜烂面的愈合;⑤患者可自行放置,方便、安全、毒副反应小。干扰素治疗宫颈糜烂有明显的近期和远期疗效。重组人干扰素 α2b 凝胶及重组人干扰素α2b 阴道泡腾胶囊是妇科常用的抗病毒药物。

3. **重建正常宫颈上皮** 患者就诊时,妇科检查发现中度宫颈糜烂,聚甲酚磺醛对宫颈糜烂患者有治疗作用,其通过强酸和蛋白凝固作用杀灭细菌、真菌和滴虫。选择性引起坏死或病变组织及柱状上皮蛋白变性,对坏死或病变组织具有选择性的凝固作用,能够促进组织再生和上皮的重复覆盖。健康的鳞状上皮则不受影响,而柱状上皮的胞质和细胞核却可能在接触此药后发生肿胀,随后几秒钟皱缩。同时聚甲酚磺醛具有广谱抗菌作用,包括常见的革兰氏阳性菌、革兰氏阴性菌、真菌和某些病毒,其中厌氧菌、滴虫和念珠菌对之尤为敏感。

4. 中成药　患者就诊时小腹不适,阴道分泌物较多,宫炎平片具有止血、散瘀、消炎、抑制或杀灭致病菌的作用,可清热利湿、祛瘀止痛、收敛止带。用于湿热瘀阻所致带下病,症见小腹隐痛,经色紫暗、有块,带下色黄质稠。

📝 **临床药师观点**

宫颈炎抗感染治疗方案的选择需结合患者疾病严重程度、就诊前的治疗情况、病原体及有无药物禁忌证等,本例患者为慢性宫颈炎,多次于门诊就诊,初次就诊时检出宫颈 HPV-16 阳性后一直予重组人干扰素 α2b 抗病毒治疗,重组人干扰素 α2b 具有广谱抗病毒、调节免疫功能和抑制细胞增殖作用,其抗病毒作用主要是通过与靶细胞表面干扰素受体相结合,诱导细胞内 2-5A 合成酶、蛋白激酶等抗病毒蛋白,阻止病毒蛋白质的合成、抑制病毒核酸的复制和转录而实现。重组人干扰素 α2b 同时有多重免疫调节作用,可增强巨噬细胞的吞噬作用、增强淋巴细胞对靶细胞的特异性细胞毒性以及增强天然杀伤细胞的功能等,促进机体的免疫监视、免疫防护和免疫自稳功能。患者第 3 次就诊时考虑合并细菌感染,予硝呋太尔片抗感染,同时予聚甲酚磺醛促进组织再生和宫颈上皮的覆盖及宫炎平片止血、散瘀、消炎、抑制或杀灭致病菌。若经上述治疗后宫颈炎仍持续存在,可能需转诊行消融术或切除治疗。一些妇科医师已成功应用电烙术、激光或浅表的宫颈环切术等,减轻了长期抗菌药物治疗无效且病因尚不明确的持续性黏液脓性分泌。这显然是最后措施,而且在进行任何消融治疗之前都必须通过活检排除恶性肿瘤。

📝 **药学监护要点**

1. 观察患者腹部不适情况及阴道分泌物变化情况,监测血常规、C 反应蛋白、降钙素原、阴道 / 宫颈分泌物细菌培养结果等。

2. 注意监测药物不良反应,用药后可能出现轻微下腹坠胀、腰酸、阴道刺痛或灼烧感、一过性低热、白带增多等,一般停药后可自行消失,若出现上述症状难以耐受,应及时告知医务人员。

3. **生活管理**　治疗期间避免无保护性性行为;建议对性伴侣进行检查和治疗;日常生活中注意个人卫生,不适随诊。饮食宜清淡。多吃水果、蔬菜及清淡食物,并注意休息,保持外阴清洁。保持外阴清洁是非常必要的,而且应定期去医院做检查,做到早发现、早治疗,同时避免不洁性交,注意各关键时期的卫生保健,尤其是经期、妊娠期及产后期,及时有效地采用避孕措施。

（刘浩然　汤　静）

第三节　盆腔炎症

一、概述

(一) 临床表现

盆腔炎症(pelvic inflammatory disease,PID)是由女性上生殖道炎症引起的一组疾病,包括子宫内膜炎、输卵管炎、输卵管卵巢脓肿(tubo-ovarian abscess,TOA)和盆腔腹膜炎等。炎症可局限于一个部位,也可同时累及几个部位,以输卵管炎、输卵管卵巢炎最常见。PID 多发生在性活跃期,有月经的妇女,初潮前、无性生活和绝经后妇女很少发生 PID,即使发生也常常是邻近器官炎症的扩散。

PID 可因感染的病原体、炎症轻重及范围大小而有不同的临床表现。轻者无症状或症状轻微。常见症状为下腹痛、发热、异常阴道分泌物或异常阴道出血。腹痛为持续性、活动或性交后加重。若有泌尿系统感染,可有排尿困难、尿频、尿痛等症状。若病情严重,可有寒战、高热、头痛、食欲缺乏等全身症状。若出现腹膜炎或盆腔脓肿,可有恶心、呕吐、腹胀、腹泻、里急后重等消化系统症状。若有输卵管炎的症状及体征并同时有右上腹疼痛者,应怀疑有肝周炎。患者体征差异较大,轻者无明显异常,或妇科检查仅发现宫颈举痛或宫体压痛或附件区压痛。严重病例呈急性病容,体温升高,心率加快,下腹部有压痛、反跳痛及肌紧张,甚至出现腹胀、肠鸣音减弱或消失。盆腔检查:阴道可见脓性臭味分泌物;宫颈举痛,并可见宫颈充血、水肿,或有脓性分泌物;宫体稍大,有压痛,活动受限;子宫两侧压痛明显,若为单纯输卵管炎,可触及增粗的输卵管,压痛明显;若为输卵管积脓或 TOA,可触及肿块且压痛明显,不活动;宫旁结缔组织炎时,可扪及宫旁一侧或两侧片状增厚,或两侧宫骶韧带高度水肿、增粗,压痛明显;若有盆腔脓肿形成且位置较低时,可扪及后穹窿或侧穹窿有肿块且有波动感,经直肠、阴道、腹部联合检查(三合诊)常能协助进一步了解盆腔情况。

(二) 病因

PID 病原体有外源性和内源性两个来源,两种病原体可单独存在,但通常为混合感染,可能是外源性的衣原体或淋病奈瑟菌感染造成输卵管损伤后,容易继发内源性需氧菌及厌氧菌感染。外源性病原体主要为性传播疾病(sexually transmitted disease,STD)病原体,如沙眼衣原体、淋病奈瑟球菌。内源性病原体来自原寄居于阴道内的微生物群,包括需氧菌和厌氧菌,可以仅为需氧菌或仅为厌氧菌,但以两者混合感染多见。病原体引起 PID 主要通过生殖道黏膜上行蔓延、经淋巴系统蔓延、经血液循环传播及直接蔓延4个途径进行感染和扩散,其中沿生殖道黏膜上行蔓延是非妊娠期、非产褥期PID的主要感染途径,经淋巴系统蔓延是产褥感染、流产后感染及放置宫内节育器后感染的主要感染途径,经血液循环传播为结核菌感染的主要途径,直接蔓延主要是腹腔其他脏器感染后直接蔓延到内生殖器,如阑尾炎直接蔓延引起右输卵管炎。

子宫颈管具有屏障功能,能防止正常情况下无菌的上生殖道被阴道动态生态系统中的微生物感染。STD病原体,如淋病奈瑟球菌、沙眼衣原体造成的宫颈感染可破坏此屏障。此屏障的破坏使得阴道内细菌能够侵犯上生殖器官,从而感染子宫内膜,进而感染输卵管内膜、卵巢皮质、盆腔腹膜及这些结构下的基质。感染后部分患者可能无明显临床症状,或出现PID的临床表现。STD病原体及存在于阴道的菌群,如厌氧菌、阴道加德纳菌、流感嗜血杆菌、肠道革兰氏阴性杆菌、无乳链球菌等均参与PID的发生。下生殖道细菌在部分女性中会造成PID而在其他女性中不会,造成该现象的原因尚不明确,但可能与免疫应答的遗传变异、雌激素水平对宫颈黏液黏稠度的影响及细菌载量有关。

（三）诊断

由于急性PID的症状、体征差异较大,所以临床诊断较困难。一些PID症状及体征,如阴道异常出血、性交痛、阴道分泌物增多等较轻或隐匿,及时做出正确诊断较困难,而延迟诊断和治疗(即使轻微的甚至亚临床的PID)又可导致一系列后遗症,如不孕的产生。2015年美国CDC推荐的PID的诊断标准如下:

1. PID诊断的最低标准　宫颈举痛或子宫压痛或附件区压痛。

在性活跃女性及其他存在STD风险者,若出现下腹痛并可排除其他引起下腹痛的原因,妇科检查符合最低诊断标准,即可给予经验性抗生素治疗。

2. PID诊断的附加标准　①口腔温度 $\geq 38.3℃$;②子宫颈异常黏液脓性分泌物或脆性增加;③阴道分泌物湿片出现大量白细胞;④红细胞沉降率升高;⑤血C反应蛋白水平升高;⑥实验室证实的子宫颈淋病奈瑟菌或衣原体阳性。

附加标准可增加诊断的特异度,支持PID的诊断。大多数PID患者有子宫颈脓性分泌物或阴道分泌物镜检可见白细胞增多。如果子宫颈分泌物外观正常,并且阴道分泌物镜检无白细胞,则诊断PID的可能性不大,需要考虑其他可能引起下腹痛的病因。如果有条件,应积极寻找致病微生物,尤其是与STD相关的病原微生物。

3. PID诊断的特异标准　①子宫内膜活检组织学证实子宫内膜炎;②阴

道超声或磁共振检查显示输卵管增粗、输卵管积液,伴或不伴有盆腔积液、输卵管卵巢肿块,腹腔镜检查发现 PID 征象。

特异标准基本可诊断 PID,但由于除超声及磁共振检查外均为有创检查,特异标准仅适用于一些有选择的病例。

在做出 PID 的诊断后,需进一步明确病原体。

(四)抗感染治疗

1. 治疗原则 主要为抗菌药物治疗,必要时手术治疗。抗菌药物治疗可清除病原体,改善症状及体征,减少后遗症。经恰当的抗菌药物积极治疗,绝大多数 PID 能彻底治愈。抗菌药物的治疗原则:经验性、广谱、及时和个体化。初始治疗往往根据病史、临床表现及当地的流行病学推断病原体,给予经验性抗菌药物治疗。由于 PID 的病原体多为淋病奈瑟菌、衣原体及需氧菌、厌氧菌的混合感染,需氧菌和厌氧菌又有革兰氏阴性和革兰氏阳性之分,故抗菌药物的选择应涵盖以上病原体,选择广谱抗生素或联合用药。根据药敏试验选用抗菌药物较合理,但通常需在获得实验室结果后才能给予。在 PID 诊断 48 小时内及时用药将明显降低后遗症的发生。具体选用的方案根据医院的条件、患者的病情及接受程度、药物有效性及性价比等综合考虑,选择个体化治疗方案。

2. 治疗方法

(1)门诊治疗:若患者一般情况好,症状轻,能耐受口服抗菌药物,并有随访条件,可在门诊给予口服或肌内注射抗菌药物治疗。方案如下:

方案 A:头孢曲松钠 250mg,单次肌内注射;或头孢西丁钠 2g,单次肌内注射(也可选用其他第三代头孢类药物,如头孢噻肟、头孢唑肟钠)。为覆盖厌氧菌,加用硝基咪唑类药物甲硝唑 0.4g,每 12 小时 1 次,口服 14 日;为覆盖沙眼衣原体或支原体,可加用多西环素 0.1g,每 12 小时 1 次,口服 10~14 日;或米诺环素 0.1g,每 12 小时 1 次,口服 10~14 日;或阿奇霉素 0.5g,每日 1 次,口服 1~2 日后改为 0.25g,每日 1 次,口服 5~7 日。

方案 B:氧氟沙星 400mg,每日 2 次,口服 14 日;或左氧氟沙星 500mg,每日 1 次,口服 14 日,同时加用甲硝唑 0.4g,每日 2~3 次,口服 14 日。

(2)住院治疗:若患者一般情况差,病情严重,伴有发热、恶心、呕吐;或有盆腔腹膜炎;或 TOA;或门诊治疗无效;或不能耐受口服抗菌药物;或诊断不清,均应住院给予以抗菌药物治疗为主的综合治疗。

1)支持疗法:卧床休息,半卧位有利于脓液积聚于直肠子宫陷凹而使炎症局限。给予高热量、高蛋白、高维生素流食或半流食,补充液体,注意纠正电解质紊乱及酸碱失衡。高热时采用物理降温。尽量避免不必要的妇科检查以免引起炎症扩散,有腹胀应行胃肠减压。

2)抗菌药物治疗:给药途径以静脉滴注起效快,常用配伍方案如下:

方案 A:头霉素或头孢菌素类药物

头孢替坦 2g,每 12 小时 1 次,静脉滴注,或头孢西丁钠 2g,每 6 小时 1 次,静脉滴注;加多西环素 100mg,每 12 小时 1 次,静脉滴注或口服;临床症状、体征改善至少 24~48 小时后改为口服药物治疗,多西环素 100mg,每 12 小时 1 次,口服 14 日;或米诺环素 0.1g,每 12 小时 1 次,口服 14 日;或阿奇霉素 0.25g,每日 1 次,口服 7 日(首次剂量加倍)。对 TOA 者,需加用克林霉素或甲硝唑从而更有效地抗厌氧菌。其他头孢菌素类药物,如头孢噻肟钠、头孢唑肟、头孢曲松钠也可以选择,但这些药物的抗厌氧菌作用稍差,必要时加用抗厌氧菌药物。

方案 B:克林霉素与氨基糖苷类药物联合方案

克林霉素 900mg,每 8 小时 1 次,静脉滴注,或林可霉素 0.9g,每 8 小时 1 次,静脉滴注;加用硫酸庆大霉素,首次负荷剂量为 2mg/kg,每 8 小时 1 次静脉滴注或肌内注射,维持剂量为 1.5mg/kg,每 8 小时 1 次;临床症状、体征改善后继续静脉应用 24~48 小时,改为克林霉素 450mg,每日 4 次,口服 14 日;或多西环素 100mg,每 12 小时 1 次,口服 14 日。

方案 C:青霉素类药物与四环素类药物联合方案

氨苄西林钠 - 舒巴坦钠 3g,每 6 小时 1 次,静脉滴注,或阿莫西林 - 克拉维酸钾 1.2g,每 6~8 小时 1 次,静脉滴注;加用多西环素 0.1g,每 12 小时 1 次,口服 14 日;或米诺环素 0.1g,每 12 小时 1 次,口服 14 日;或阿奇霉素 0.25g,每日 1 次,口服 7 日(首次剂量加倍)。

方案 D:氟喹诺酮类药物与甲硝唑联合方案

氧氟沙星 0.4g,每 12 小时 1 次,静脉滴注,或左氧氟沙星 0.5g,每日 1 次,静脉滴注;加用硝基咪唑类药物甲硝唑 0.5g,每 12 小时 1 次,静脉滴注。

3)手术治疗:主要用于治疗抗菌药物控制不满意的 TOA 或盆腔脓肿。手术指征有:①药物治疗无效,TOA 或盆腔脓肿经药物治疗 48~72 小时,体温持续不降,患者中毒症状加重或包块增大者,应及时手术,以免发生脓肿破裂。②脓肿持续存在,经药物治疗病情有所好转,继续控制炎症数日(2~3 周),包块仍未消失但已局限化,应手术切除,以免日后再次急性发作。③脓肿破裂,突然腹痛加剧、寒战、高热、恶心、呕吐、腹胀,检查腹部拒按或有中毒性休克表现,应怀疑脓肿破裂。若脓肿破裂未及时诊治,死亡率高。故一般怀疑脓肿破裂,需立即在抗菌药物治疗的同时行剖腹探查。

(3)中药治疗:主要为活血化瘀、清热解毒药物,如银翘解毒汤、安宫牛黄丸或紫血丹等。

二、案例分析

案　例　一

📝 基本情况

【病史摘要】

患者,女性,49 岁,因"发现卵巢囊肿 2 个月,反复腹痛伴发热 2 个月"入院。

患者平素月经规律,13 岁初潮,7d/30d,量中,无痛经。末次月经:06-15。患者 2 个月前无明显诱因出现下腹痛伴发热,予当地医院 B 超检出盆腔混合回声包块 121mm×70mm×106mm,当地住院给予头孢西丁(04-24 至 05-01)及硫酸阿米卡星(05-01 至 05-08)抗感染治疗。治疗后患者体温平,腹痛缓解,遂出院。06-03 无明显诱因下出现发热,体温最高至 39℃,06-08 至当地医院住院治疗,予磺苄西林、左氧氟沙星、头孢哌酮 - 舒巴坦钠及替硝唑静脉抗感染治疗后,体温平,于 06-23 出院,出院后头孢地尼分散片口服 7 天。07-02 再次发热,体温最高至 38.8℃,医院就诊。门诊拟"发热待查(双侧输卵管积脓可能)"收治入院。患者精神、饮食、睡眠可,大便正常,小便次数正常,小便量正常,近 2 个月体重减少 5kg。

既往史、社会史、家族史、过敏史无特殊。

查体:T 38.4℃,P 99 次 /min,R 20 次 /min,BP 134/92mmHg。神清,营养好,查体合作。心肺听诊未及异常,腹软,无压痛及反跳痛,肝脾肋下未及。

妇科检查:外阴已婚式;阴道畅;宫颈光滑,举痛(+);宫体前位,正常大小,形态规则,无压痛;双附件:双侧附件区均扪及直径约 4cm 肿块,左附件区压痛明显。

辅助检查

07-04 血常规:WBC 11.1×10^9/L↑,NEUT 71%↑。

07-04 感染性指标:CRP 60.6mg/L↑,SAA>200mg/L↑。

07-04 尿沉渣:隐血(+++),尿路感染?

07-04 肝肾功能、电解质、阴道分泌物、内分泌检查均未见异常。

07-02 妇科 B 超(本院):子宫前位;子宫大小 49mm×55mm×45mm;子宫形态规则;子宫回声欠均匀;肌层彩色血流星点状,内膜厚度 5mm;宫内节育器:T 形;宫颈长度:30mm;前壁肌层低回声直径 9mm;附件:右侧低回声大小50mm×49mm×48mm;左侧低回声大小 67mm×57mm×54mm;盆腔积液:无。影像结论:子宫小肌瘤可能。双侧囊块,卵巢来源可能。

初步诊断:①发热待查;②盆腔包块待查(双侧输卵管卵巢囊肿可能)。

【用药记录】

抗感染治疗

D1~D4：注射用亚胺培南 - 西司他丁钠 2.0g，iv.gtt，q8h.+ 注射用磷霉素钠 4.0g，iv.gtt q8h.。

D3~D6：多西环素 1 粒，p.o. b.i.d.。

【治疗经过】

D1：患者因发热、下腹痛入院。血常规：WBC 11.1×10^9/L↑，NEUT 71%↑，尿沉渣提示尿路感染可能。因患者之前同样症状治疗多次，第 1 次入院使用头孢西丁 + 阿米卡星，第 2 次入院使用磺苄西林、左氧氟沙星、头孢哌酮 - 舒巴坦钠、替硝唑。请临床药师会诊，建议医生使用亚胺培南 - 西司他丁 2.0g iv.gtt q8h. 联合磷霉素 4.0g iv.gtt q8h.，医生采纳建议，并给予吲哚美辛栓半粒纳肛退热。另外送检宫颈分泌物、阴道分泌物、血培养，明确病原体。

D2：患者无不适主诉。体温最高 38.2℃，较入院第 1 天有所下降。宫颈分泌物培养回报衣原体(−)。

D3：患者无不适主诉。体温最高 37.6℃，盆腔平扫 + 增强：两侧附件区囊性灶，炎性病变可能，必要时核磁共振(magnetic resonance imaging，MRI)增强检查。盆腔稍大淋巴结。宫颈分泌物培养回报解脲支原体(+)，多西环素敏感。床位医生询问临床药师，加用多西环素后是否可以停用磷霉素，临床药师回答，多西环素抗菌谱可覆盖支原体，而磷霉素对支原体无作用且与亚胺培南有协同作用，医生表示理解并加用多西环素 1 粒 p.o. b.i.d.。

D4：患者无不适主诉。体温最高 37℃。复查血常规：WBC 9.47×10^9/L↑，NEUT 63%。感染性指标：CRP 53.5mg/L↑，SAA 139.08mg/L↑。尿沉渣：隐血(+)。患者较之前病情明显好转。

D5：患者无不适主诉，体温平，停用亚胺培南 - 西司他丁，继续口服多西环素治疗。考虑患者各项情况恢复好，嘱明日出院。

出院带药：大黄芒硝 21 贴，每日 1 次。2 个月后门诊复查 B 超，不适即诊。

用药分析

1. 患者入院体温 38.6℃，发热伴有腹痛。急查血常规：WBC 11.1×10^9/L↑，NEUT 71%↑。感染性指标：CRP 60.6mg/L↑，SAA>200mg/L↑。妇科检查：宫颈有举痛、左侧附件压痛。符合 PID 诊断标准。盆腔炎可能的病原体有淋病奈瑟菌、沙眼衣原体等。一些需氧菌、厌氧菌、病毒和支原体等也参与 PID 的发生。引起 PID 的致病微生物多由阴道上行而来，多为混合感染。PID 一经确诊，应及时进行经验性抗感染治疗。

2. 患者无相关禁忌证，入院前已使用过头孢西丁、阿米卡星、磺苄西林、左氧氟沙星、头孢哌酮 - 舒巴坦钠、替硝唑、头孢地尼。患者先前每次治疗均有效,但是感染反复发作,使用 β- 内酰胺类药物 /β- 内酰胺酶抑制剂后仍未彻底治愈,考虑多重耐药菌感染可能大,故直接选用亚胺培南 - 西司他丁。患者体重 58kg,剂量 2.0g q8h.。磷霉素为膦酸类药物,为浓度依赖性抗菌药物,抗生素后效应(post antibiotic effect,PAE)较长。与其他抗菌药物之间不存在交叉耐药性,也使其对包括多重耐药(multidrug resistant,MDR)菌在内的许多革兰氏阳性菌和革兰氏阴性菌仍保持明显的抗菌活性,联合亚胺培南对抗多重耐药菌可以取得更好的治疗效果。

临床药师观点

1. PID 抗感染治疗方案的选择需结合患者疾病严重程度、就诊前的治疗情况、药物过敏情况及有无药物禁忌证等。对于无 β- 内酰胺类药物过敏史的轻、中度患者,门诊予第二、三代头孢菌素肌内注射或口服治疗,覆盖厌氧菌予口服硝基咪唑类药物治疗,覆盖非典型病原体如支原体、衣原体加用多西环素共 14 天。患者先前在外院治疗时的疗程不明确,在我院治疗疗程仅 6 天,可能存在疗程不足的问题,将来有可能复发。

2. 患者盆腔感染反复发作,包块持续存在。本次出院时未复查,包块可能仍未消失,将来仍有复发可能,建议手术治疗切除病灶。

药学监护要点

1. 观察患者腹痛及体温变化情况,监测血常规、C 反应蛋白、降钙素原、实验室细菌培养结果等。

2. 注意监测药物不良反应,常见不良反应包括腹泻、腹痛、恶心、呕吐、皮疹等,如出现上述症状,应及时告知医务人员。

3. 生活管理 治疗期间避免无保护性性行为;建议对性伴侣进行检查和治疗;日常生活中注意个人卫生,不适随诊。

案 例 二

基本情况

【病史摘要】

患者,女性,33 岁,因“发热 3 天,腹痛 2 天,发现盆腔包块 1 天”入院。

患者平素月经规律,15 岁初潮,4~5d/25d,量中,轻度痛经。LMP:10-01。患者 3 天前无明显诱因下出现发热,38℃,遂至外院就诊,给予抗炎对症支持治疗 2 天,无明显好转,体温最高至 39.7℃。2 天前出现持续下腹隐痛,腹痛逐渐加重,改变体位时疼痛加重。今晨至外院就诊,CRP 341.63mg/L,WBC 23.71×10⁹/L,NEUT 90.7%,B 超提示盆腔内囊性包块 11cm×8cm,考虑急性盆腔炎,收治入院后给予头孢美唑 2.0g,静脉滴注 1 次后,患者要求转院治疗。遂至我院就诊。门诊拟诊"急性盆腔炎可能"收入院。患者精神欠佳,胃纳差,今起诉有恶心、呕吐 3 次,睡眠一般,今起水样便 4 次,小便次数正常,小便量正常,近期体重无明显变化。

患者既往于 10 年前开腹阑尾切除术史,其余社会史、家族史、过敏史无特殊。

查体:T 38.5℃,P 97 次/min,R 20 次/min,BP 105/64mmHg。神清,营养好,查体合作。心肺听诊未及异常,腹软,右下腹压痛及反跳痛,肝脾肋下未及。

妇科检查:外阴已婚式;阴道畅;宫颈光滑;宫体前位,正常大小,形态规则,无压痛;右附件区压痛,未触及明显包块,左附件区未及异常。其余无异常。

辅助检查

10-01 本院超声:子宫位置,前位;子宫大小,长径 56mm,左右径 57mm,前后径 41mm;子宫形态规则;子宫回声欠均匀;肌层彩色血流星点状,内膜厚 7mm;无宫内节育器。宫颈长度 27mm。子宫后方弱回声 102mm×88mm×62mm,内见分隔。右卵巢:未探及;左卵巢:未探及。盆腔积液:后陷凹 15mm。影像结论:子宫后方囊块,液稠,附件来源可能,输卵管积液?

初步诊断:①发热;②急性盆腔炎;③盆腔肿物,输卵管积脓可能。

【用药记录】

抗感染治疗

D1~D2:头孢呋辛 0.75g iv.gtt q8h.+ 奥硝唑 0.5g iv.gtt b.i.d.。

D2:阿米卡星 0.4g iv.gtt q.d.+ 奥硝唑 0.5g iv.gtt b.i.d.。

D3~D9:哌拉西林-他唑巴坦 4.5g iv.gtt q8h.+ 阿米卡星 0.4g iv.gtt q.d.+ 奥硝唑 0.5g iv.gtt b.i.d.。

D9~D15、D16:亚胺培南-西司他丁 1.0g iv.gtt q8h.。

D17~D20:亚胺培南-西司他丁 2.0g iv.gtt q8h.;氟康唑片 200mg p.o. q.d.(首剂加倍)。

【治疗经过】

D2:患者仍然有腹痛,饮食睡眠可,大小便正常。查体:T 38.1℃,心肺无殊,腹部仍有压痛及反跳痛。血常规:WBC 18.69×10⁹/L↑,NEUT 85%↑;感染性指标:CRP>200mg/L↑,SAA>200mg/L↑。初始应用头孢呋辛+奥硝唑抗感染,送检宫颈分泌物、血培养。

D3:仍然有腹痛,饮食睡眠可,大小便正常。查体:T 38.1℃,心肺听诊未及异常,腹软,压痛及反跳痛较前减轻。血常规:WBC 11.99×10⁹/L↑,NEUT 84%↑。患者一般情况好转,考虑盆腔脓肿可能,继续抗菌药物治疗,观察患者病情变化。

D6：患者腹痛较前明显好转，饮食睡眠佳，小便正常。查体：T 38.2℃，心肺听诊未及异常，腹软，腹部压痛及反跳痛明显好转。血常规：WBC 8.08×10⁹/L↑，NEUT 79%↑；感染性指标：CRP 171.8mg/L，SAA>200mg/L↑。先前送宫颈分泌物培养回报阴性。患者体温仍高，但血白细胞及中性粒细胞计数有下降，给予大黄芒硝敷腹部，继续抗感染治疗，观察体温情况。

D8：患者无明显不适主诉。查体：昨天最高体温 38.8℃，未用退热药物，今晨 37.3℃。血常规：WBC 12.31×10⁹/L↑，NEUT 82%↑；感染性指标：CRP 110.5mg/L↑，SAA>200mg/L↑。请临床药师会诊，停用目前抗感染方案，改用亚胺培南 - 西司他丁 1.0g iv.gtt q8h.，医师采纳建议。

D12：患者无明显不适主诉。查体：昨天最高体温 37.7℃，未用退热药物，今晨 37.3℃。血常规：WBC 12.77×10⁹/L↑，NEUT 82%↑；感染性指标：CRP 85.3mg/L↑，SAA>200mg/L↑。患者感染症状渐渐控制，体温正常 3 天后停亚胺培南 - 西司他丁。

D15：患者一般情况可，自 10-13 开始体温再次升高，昨日最高达 38.3℃，无不适主诉。10-15 复查妇科腔内彩色超声检查描述子宫位置：前位；子宫大小：长径 48mm，左右径 47mm，前后径 34mm；子宫形态：规则；子宫回声：欠均匀；肌层彩色血流星点状，内膜厚度 5mm；宫内节育器：无。宫颈长度：33mm。右卵巢：大小 27mm×25mm×19mm，紧贴其内侧弱回声 98mm×77mm×74mm；左卵巢：大小 32mm×25mm×16mm，其旁弱回声 88mm×59mm×52mm，内见细密光点；盆腔积液：无。诊断结论：双侧囊块，液稠，输卵管来源可能。根据病史，患者因存在盆腔脓肿故体温反复异常，需要手术治疗。

患者今行腹腔镜下复杂肠粘连松解术 + 双侧输卵管切除术 + 盆腔脓肿切除术 + 左侧卵巢囊肿剥除术，术中见脓肿约 10cm×8cm×7cm。

D16：患者术后第 1 天，肛门未排气，自觉乏力，无头晕、头痛，无恶心、呕吐。查体：T 38.1℃，P 86 次/min，口腔见白色斑点，心肺听诊未及异常，腹软，无压痛及反跳痛，腹部切口干洁，无红肿、硬结，无渗血渗液。血常规：WBC 17.47×10⁹/L↑，NEUT 92%↑；感染性指标：CRP 88mg/L↑，SAA>200mg/L↑。患者术后仍然有发热，请临床药师会诊，建议亚胺培南 - 西司他丁改为 2.0g iv.gtt q8h.（输注时间 >60 分钟），并口服氟康唑，首剂加倍，200mg p.o. q.d.，口腔可局部用药。

D17：患者术后第 2 天，肛门已排气，查体：T 36.4℃，口腔黏膜病灶无加重，心肺听诊未及异常，腹软，无压痛及反跳痛。血常规：WBC 9.82×10⁹/L↑，NEUT 81%↑。今日一般情况明显好转，观察体温及自觉症状，注意口腔卫生。

D18：患者术后第 3 天，无不适主诉，口腔病灶明显好转。查体：T 37.4℃，心肺无殊,腹软,无压痛及反跳痛。血常规:WBC 6.49×10^9/L,NEUT 73%,如体温不再升高,明日停用抗菌药物。

D19:患者一般情况好,无不适主诉。生命体征平稳,心肺无殊。腹软,无压痛。现体温正常,伤口愈合好,今日停用抗菌药物,明日出院,嘱门诊随访。

用药分析

1. 第1次请临床药师会诊　患者入院后给予头孢替安+奥硝唑治疗,效果不明显,后升级为哌拉西林-他唑巴坦+阿米卡星+奥硝唑,感染依然未能有效控制,患者依然有发热、腹痛现象,故抗菌药物升级为亚胺培南-西司他丁 1.0g iv.gtt q8h.。

2. 第2次请临床药师会诊　患者盆腔脓肿切除术后发热,口腔见白点,真菌感染不能除外,考虑二重感染。因体温控制不佳,增加亚胺培南-西司他丁剂量为 2.0g q8h.,并加用氟康唑抗真菌治疗。

临床药师观点

抗菌药物控制症状不满意的盆腔脓肿可经手术治疗。指征有:脓肿经药物治疗无效、脓肿持续存在、脓肿破裂。本例患者使用抗菌药物逾1周,使用的抗菌药物逐步升级,但感染控制依然不甚理想,有手术指征。对于这类患者,及时进行手术干预的治疗效果优于长期使用抗菌药物。

药学监护要点

1. 观察患者腹痛及体温变化情况,监测血常规、实验室细菌培养结果等。

2. 注意监测药物不良反应,常见不良反应包括腹泻、腹痛、恶心、呕吐、皮疹等,如出现上述症状,应及时告知医务人员。

3. 生活管理　治疗期间避免无保护性性行为;建议对性伴侣进行检查和治疗;日常生活中注意个人卫生,不适随诊。

(刘姝灵　王先利　汤 静)

第四节　妇科术后感染

一、概述

(一) 临床表现

妇科手术往往需要在膀胱、直肠、输尿管和盆腔大血管附件进行精细分离,术后感染是常见的并发症,主要包括尿路感染(urinary tract infection,UTI)、手术部位感染(surgical site infection,SSI)或盆腔蜂窝织炎及脓肿等,感染的风险和严重程度取决于手术范围、手术方式和患者特点。2018 年美国妇产科医师学会颁布了指南《妇科手术感染预防》,其中提到经腹全子宫切除或次全子宫切除术后切口感染的发生率为 2.3%~2.6%,不同类型腹腔镜子宫切除术后切口感染的发生率为 0.6%~0.8%,不同路径子宫切除术后深部切口感染的发生率为 0.5%~1.2%。SSI 主要包括以下几种类型:切口表面蜂窝织炎、切口深部脓肿、盆腔或阴道残端感染等。妇科手术不同部位的感染临床表现有所差异,以下列举几种常见的感染:①子宫切除术后脓肿通常发生于阴道断端,但也可能形成于附件中,典型的临床表现是发热、心动过速、呼吸过速和下腹痛,发生在子宫全切术后数日至数周;盆腔有广泛压痛,盆腔或阴道顶端可能触及有波动感的包块,实验室检查发现白细胞增多伴核左移、红细胞沉降率升高和 C 反应蛋白升高。②腹部手术切口部位的感染临床表现通常在手术后几日出现,但也可延迟出现,血液或血清在切口中积聚可能无症状,也可能表现为肿胀、疼痛和 / 或外渗,如果积液受到感染,也可能出现发热、发红、切口硬结和白细胞增多等。③盆腔操作后局部可能形成血肿、组织水肿和感染,从而进一步影响到术后膀胱和尿道功能的恢复,膀胱和尿道的症状在术后即可出现,如排尿困难、尿急或尿频等。

(二)病因

20 世纪 80 年代初,预防性抗菌药物的应用使许多术后感染得以避免,同时也因药物的滥用导致了许多耐药菌的产生。近年来,随着医疗技术的发展及临床实践不断总结,抗菌药物的使用逐渐规范,但随着手术量的增加,妇科术后感染的发生率有逐渐上升趋势,SSI 仍是妇产科最常见的院内感染之一。妇科 SSI 的病原体主要来源于皮肤或阴道内的内源性菌群,这些微生物通常为需氧的革兰氏阳性球菌(如葡萄球菌),当切口邻近会阴或腹股沟时,也可为粪便菌群(如厌氧菌和革兰氏阴性需氧菌),这些病原微生物在手术时向切口扩散导致切口感染。子宫切除术等妇科手术引起的阴道残端、盆腔蜂窝织炎和盆腔脓肿等盆腔感染,其病原菌主要为 GBS、大肠埃希菌、克雷伯菌属、肠杆菌科、变形杆菌属等肠杆菌科细菌,肠球菌属,以及脆弱拟杆菌属、双路普雷沃菌等厌氧菌。以下 3 种因素已被证实可增加切口部位感染的风险:①手术部位固有污染菌的数目上升。②手术类型复杂和手术持续时间延长。③患者自身因素(如糖尿病、吸烟史、肥胖、营养状况),术前应详细评估患者是否合并感染的高危因素,提早干预,防患于未然。

(三)诊断

在妇科手术后的几日常见高于 38℃的发热,部分早期妇科术后发热反应是手术所致炎症性刺激、内源性肠道菌群的细菌内毒素进入循环或其他病因所致,通常会自发消退,但也有可能是严重并发症的表现。发热是各种刺激引起细胞因子释放的一种表现,多种组织和细胞都可产生和发热有关的细胞因子,包括 IL-1、IL-6、TNF-α 和 IFN-γ。一些证据表明,IL-6 是与术后发热关系最密切的细胞因子,因此,发热并不一定意味着感染。术后发热的全面鉴别诊断包括在手术后感染性和非感染性疾病。发热原因可能为 SSI 或其他医院相关疾病,包括医院获得性肺炎(hospital acquired pneumonia,HAP)、UTI、药物热和深静脉血栓形成(deep vein thrombosis,DVT)。评估术后发热时必须全面考虑鉴别诊断,而不能直接假定发热是由感染引起。广泛的实验室检查并无益处,应基于针对症状和体征的反复评估来个体化评估发热。

妇科术后感染常见的临床表现包括发热合并心跳增快和呼吸急促,以及下腹部疼痛或触痛。阴道残端蜂窝织炎可能会有比正常阴道术后更难以忍受的疼痛或不适。同时发热的时间有助于明确不同部位的感染,如 SSI 倾向于在术后 4~7 天出现发热症状,而 UTI 更常见于术后前 2 周。

子宫切除术后盆腔脓肿的诊断主要根据临床怀疑、触诊到波动性包块,以及影像学检查显像。在子宫切除术后出现疼痛、发热和白细胞增多的患者中,即使没有这些确切表现,也应怀疑有盆腔脓肿。

SSI 是一种临床诊断,其症状包括切口部位局部发红、硬结、发热和疼痛。可能发生脓性切口渗出和切口裂开,一些患者会出现感染的全身性证据,如发热和白细胞增多。

(四)抗感染治疗

1. 治疗原则　术后发热患者应停止所有不必要的治疗,包括药物和导管。部分患者可服用对乙酰氨基酚 1~2 天抑制发热,以便尽量减轻患者不适,并尽量减少发热和寒战带来的生理学应激和代谢需求,但有时感染未明确,这种方法可能会掩盖重大疾病,其他治疗取决于发热的原因。

术后发热患者是否需要抗菌药物取决于仔细的临床评估,包括对患者稳定性的评估。需注意,术后发热的原因并不仅仅都是感染,通常应在采集培养样本后使用广谱抗菌药物经验治疗。例如,对于疑似腹腔内感染或盆腔感染的患者,应采用对需氧革兰氏阴性肠杆菌和厌氧菌有效的方案。除非患者的真菌感染风险很高,否则不应经验性抗真菌治疗。院内病原体常对许多抗菌药物耐药;医院抗菌谱可有助于选择适合的广谱抗菌药物方案。如果发热源不明且血培养未在 48 小时后发现病原体,则应认真考虑停用抗菌药物。如果感染部位明确和/或培养阳性,那么广谱抗菌药物方案应重点覆盖可能的或已知的致病微生物。只有已发现感染的患者才需要在经验性治疗 48 小时之后继续使用抗菌药物。革兰氏染色结果和医院抗菌谱可在经验性治疗中指导抗菌药物的选择,但确定性治疗应根据微生物培养中的药敏试验结果而定。仔细选择抗菌药物有助于避免药物不良反应,也有助于尽量降低医院内耐药微生物的出现率。对于更严重的感染(通过感染扩散至邻近组织或出现全身性征象证实),应使用广谱抗菌药物开始经验性治疗,所选择的抗菌药物应针对来源于皮肤的革兰氏阳性球菌及手术部位的预期菌群。根据患者的临床反应及可获得的革兰氏染色、切口培养和药敏试验结果,指导确定性抗菌药物治疗。然而,切口拭子培养经常发现多种微生物生长,导致难以区分细菌定植与真正的感染。

2. 治疗方法　妇科术后感染种类繁多,不同感染的病原学差别较大,所建议的抗菌药物方案是根据抗菌谱,而不是根据随机研究。初始抗菌药物治疗方案可能需要根据后续培养和药敏试验结果(如果有的话)进行调整。如果治疗 48~72 小时患者无缓解,可能需要与感染病专家进行会诊。

(1)子宫切除术后盆腔感染:对抗菌药物方案采用具有抗需氧菌和抗厌氧菌双重活性的广谱抗菌药物静脉给药方案进行经验性治疗,多种抗菌药物联合用药可覆盖多种微生物所致的脓肿。可考虑配伍方案如下(表 2-2):

表 2-2　术后盆腔感染经验性治疗抗感染方案

排序	配伍方案
方案 A	克林霉素 0.9g q8h. 静脉给药,联合头孢曲松 2g q24h. 静脉给药
方案 B	克林霉素 0.9g q8h. 静脉给药,联合庆大霉素 5mg/kg q24h. 静脉给药
方案 C	甲硝唑 0.5g q12h. 静脉给药,联合庆大霉素 5mg/kg q24h. 静脉给药
方案 D	甲硝唑 0.5g q12h. 静脉给药,联合头孢曲松 2g q24h. 静脉给药
方案 E	氨苄西林 2g q6h. 静脉给药,联合庆大霉素 5mg/kg q24h. 静脉给药或联合克林霉素 0.9g q8h. 静脉给药
方案 F	哌拉西林 - 他唑巴坦 3.375g q6h. 或 4.5g q8h. 静脉给药
方案 G	替卡西林 - 克拉维酸 3.1g q6h. 静脉给药
方案 H	厄他培南 1g q24h. 静脉给药
方案 I	美罗培南 1g q8h. 静脉给药
方案 J	对于青霉素或头孢菌素严重过敏者:克林霉素 0.9g q8h. 静脉给药联合氨曲南 1g q8h. 静脉给药
方案 K	头孢曲松 2g q24h. 静脉给药联合多西环素 0.5g q12h. 口服,酌情考虑加用甲硝唑 0.5g q12h. 静脉给药

上述抗菌药物一般需使用至患者持续 48 小时无发热、脓肿缩小或白细胞

计数有下降趋势等其他临床症状有好转,方可考虑改为口服治疗。

(2) SSI:抗菌药物治疗方案,仅存在蜂窝织炎的切口感染时可采用一个疗程的抗菌药物治疗,无须进行开放性引流。

方案 A:对于切口表面蜂窝织炎,可口服覆盖葡萄球菌属(通常会考虑 MRSA)和链球菌属的抗菌药物,如复方新诺明(甲氧苄啶 - 磺胺甲噁唑,co-SMZ)和喹诺酮类药物(如莫西沙星)治疗。

方案 B:对于切口脓肿,可选用万古霉素、头孢唑林、co-SMZ 或喹诺酮类药物(如莫西沙星)治疗,若经验性治疗推荐静脉给药万古霉素(基于体重和肌酐清除率调整给药剂量),在给药前应送切口部位的病原学培养,并及时根据病原学结果调整给药,感染控制后 24~48 小时后可改为口服抗菌药物,一般需要 7~10 天的抗菌药物治疗,但对于严重感染可能需要更长的疗程。

方案 C:对于已打开的浅表性切口感染,通常可不使用抗菌药物进行处理。局部用药物(如聚维酮碘、次氯酸钠、过氧化氢)的作用并不优于引流和清创,由于其对成纤维细胞具有毒性,妨碍切口愈合,应避免使用。

(3) UTI:抗菌药物经验性治疗可选用喹诺酮类药物或 co-SMZ 治疗,对于肠球菌相关 UTI,推荐使用氨苄西林。

二、案例分析

案　例　一

◢ 基本情况

【病史摘要】

患者女性,27 岁,01-19 因"无诱因出现下腹胀伴发热"入院。

患者平素月经规律,已婚,G1P0,14 岁初潮,6d/30d,量中,轻度痛经。末次月经:01-07,01-01 无诱因出现下腹胀,自行口服健胃消食片及通便药(具体不详),效果不佳。01-14 因腹胀加剧,急诊入外院治疗,01-06 晚出现发热,最高体温 38.9℃左右,持续 1 小时后自行消退,因腹胀明显,于 01-15 行腹腔镜穿刺引流术,放 1 000ml 淡黄色腹水,01-17 放腹水 800ml,腹水生化结果示:总蛋白 41.9g/L,葡萄糖 5.49mmol/L,氯 102mmol/L,腹水找癌细胞结果未出。给予白蛋白、呋塞米及补钾等对症治疗,盆腔 CT 增强:盆腔多发囊实性占位,首先考虑附件来源恶性肿瘤病变可能,患者及家属要求出院。01-19 转我院进一步治疗。门诊拟"盆腔包块性质待查,腹水,发热待查"收入院治疗。患者自发病以来,精神欠佳,食欲尚可,无恶心、呕吐,睡眠可,二便基本正常,体重无明显改变。

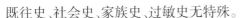

既往史、社会史、家族史、过敏史无特殊。

查体：T 38.9℃，P 100 次 /min，R 20 次 /min，BP 115/79mmHg。神清，营养好，查体合作。心肺听诊未及异常，腹软，无压痛及反跳痛，肝脾肋下未及。

妇科检查：外阴已婚式；阴道畅；宫颈光滑，举痛（+）；宫体前位，正常大小，形态规则，无压痛；双附件区无明显压痛。

辅助检查

01-19 血常规：WBC $5.53 \times 10^9/L$，NEUT 72%↑，Hb 105g/L↓，血小板（platelet，PLT）$436 \times 10^9/L$↑。

01-19 AFP：1.22ng/ml。

01-19 肿瘤相关指标：CA125 抗原 1 577U/ml↑，CA199 抗原 24.06U/ml。

01-19 肝、肾功能：总蛋白 59g/L↓，前白蛋白 76mg/L↓。

01-19 凝血血栓检测：D- 二聚体 4.61mg/L↑，纤维蛋白原 6.2g/L↑。

01-20 尿常规：白细胞 2~4/HP，白细胞酯酶（+），尿蛋白质（+），尿酮体（+）。

初步诊断：①盆腔包块待查，左卵巢肿瘤可能；②腹水；③发热待查；④低蛋白血症。

【用药记录】

抗感染治疗

D1~D3：甲硝唑片 0.2g t.i.d. p.o.+ 硫酸庆大霉素注射液 8 万 U p.o. b.i.d.。

D4~D8：注射用盐酸头孢替安 1.0g+NS 100ml iv.gtt b.i.d.。

D4~D18：奥硝唑氯化钠注射液 0.5g+NS 100ml iv.gtt b.i.d.。

D8~D15：硫酸阿米卡星氯化钠注射液 0.4g iv.gtt q.d.+注射用哌拉西林钠-他唑巴坦钠 4.5g+NS 250ml iv.gtt q12h.。

D15~D18：注射用哌拉西林钠 - 他唑巴坦钠 4.5g+NS 250ml iv.gtt q8h.+注射用磷霉素钠 4.0g+NS 250ml iv.gtt q12h.。

【治疗经过】

D1：患者无诱因出现下腹胀伴发热，一般情况可，无不适主诉，体温 36.8℃，心率 92 次 /min。查体：神志清楚、呼吸平稳，心肺听诊无明显异常，腹软，全腹无压痛及反跳痛。入院后拟行"剖腹探查术（备肿瘤细胞减灭术）"，术前按既往临床经验口服甲硝唑、庆大霉素行进行肠道准备。

D4：患者体温 37.0℃；心率 92 次 /min，今日行肿瘤细胞减灭术（全子宫切除术 + 双侧附件切除术 + 大网膜切除术 + 阑尾切除术 + 盆腔淋巴结清扫术 + 腹主动脉旁淋巴结清扫术 + 腹壁肿块切除术），术中抽取腹水 2 000ml，肝、脾、胃表面未见明显粟粒状结节，横膈表面见散在小粟粒状结节，大网膜表面见粟粒状结节，最大直径 3cm，腹膜表面见小粟粒状结节，术中出血 500ml，术后残余瘤最大直径 0.5cm。术中冷冻切片送检结果：(右侧卵巢)腺癌。术后诊断：

双侧卵巢腺癌Ⅲc期。患者所行手术为清洁-污染手术(Ⅱ级),围手术期使用头孢替安联合奥硝唑抗菌药物预防感染。

D5:患者体温37.4℃;心率120次/min,术后第1天,一般情况可,未排气、排便,尿管及腹腔引流通畅,尿色清亮,引流120ml淡红色液体。患者今日自诉胸闷,心率为120次/min,较昨日升高明显,心内科会诊专家建议暂缓使用抗心律失常药物治疗,继续心电监护。检查结果回报血常规:WBC 11.56×10^9/L↑,NEUT 93%↑,Hb 85g/L↓,血细胞比容26.8%↓,PLT 406×10^9/L↑;降钙素原:0.28ng/ml↑;肝、肾功能:总蛋白39g/L↓,白蛋白24g/L↓,乳酸脱氢酶262U/L↓;尿常规:白细胞2~5/HP,红细胞满视野,白细胞酯酶(+),尿蛋白质(+),尿酮体(+),尿隐血(+++),透明度微浑。

D7:患者术后第3天,体温38.9℃,心率120次/min,偶有胸闷,已排气,尿管及腹腔引流通畅,昨日尿量1 300ml,引流40ml淡红色液体。昨日送血培养,继续观察病情变化。昨日查血常规提示WBC 10.53×10^9/L↑,NEUT 84%↑,已给予头孢替安联合奥硝唑治疗,故给予复方氨林巴比妥注射液物理降温治疗。患者今日下午体温异常升高,最高达38.9℃,血象仍偏高。

D8:患者术后第4天,体温38.3℃,心率124次/min,偶有胸闷,昨日尿量2 700ml,腹腔引流液通畅,引流45ml淡血色液体。已给予头孢替安+奥硝唑抗感染治疗4天,体温控制不佳,血象偏高,提示感染可能,临床医师根据临床用药经验及患者病情予以更换治疗方案:保留奥硝唑,改头孢替安为哌拉西林钠-他唑巴坦钠+阿米卡星。血常规:WBC 9.3×10^9/L↑,NEUT 85%↑,Hb 71g/L↓,RBC 2.51×10^{12}/L↓,血细胞比容21.7%↓,PLT 310×10^9/L↑;总蛋白43g/L↓,白蛋白25g/L↓。

D11:患者术后第7天,体温38.4℃,心率104次/min,胸闷明显好转,二便正常。继续给予白蛋白纠正低蛋白血症,昨日血常规:WBC 7.53×10^9/L,NEUT 78%↑,Hb 72g/L↓,RBC 2.61×10^{12}/L↓,血细胞比容22.7%↓,PLT 393×10^9/L↑;总蛋白54g/L↓,白蛋白32g/L↓。

D15:患者术后第11天,体温38.3℃,心率100次/min,近几日一直有低热,请临床药师会诊,指导抗菌药物应用。血常规:WBC 5.27×10^9/L,NEUT 78%↑,Hb 68g/L↓,RBC 2.49×10^{12}/L↓,血细胞比容21.8%↓,PLT 406×10^9/L↑;D-二聚体:9.89mg/L↑;总蛋白53g/L↓,白蛋白31g/L↓,肌酐34μmol/L↓,尿素1.3mmol/L↓。患者系卵巢癌肿瘤细胞减灭术后11天,术后一直发热,先后给予头孢替安(1.0g iv.gtt b.id.)+奥硝唑(0.5g iv.gtt b.id.)治疗3天,哌拉西林钠-他唑巴坦钠(4.5g iv.gtt q12h.)+阿米卡星(0.4g iv.gtt q.d.)+奥硝唑(0.5g iv.gtt b.id.)三联治疗8天,体温下降不理想,调整哌拉西林钠-他唑巴坦钠(4.5g iv.gtt q8h.),考虑患者肌酐清除率高,停用阿米卡星,加用磷霉素。

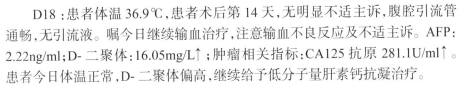

D18：患者体温 36.9℃，患者术后第 14 天，无明显不适主诉，腹腔引流管通畅，无引流液。嘱今日继续输血治疗，注意输血不良反应及不适主诉。AFP：2.22ng/ml；D- 二聚体：16.05mg/L↑；肿瘤相关指标：CA125 抗原 281.1U/ml↑。患者今日体温正常，D- 二聚体偏高，继续给予低分子量肝素钙抗凝治疗。

D19：患者体温 36.8℃，患者术后第 15 天，一般情况可，无不适主诉，导尿管通畅，尿量可，腹腔引流管引流 0ml。

D21：患者体温 37.0℃；患者今日化疗结束，一般情况可，无恶心、呕吐等不适。生命体征平稳，今日予拔除腹腔引流管，予明日出院。

用药分析

1. 患者因"盆腔包块待查、腹水、发热待查"入院，后体温平稳，行肿瘤细胞减灭术，为清洁 - 污染手术（Ⅱ级），围手术期使用头孢替安联合奥硝唑抗菌药物预防感染。头孢替安作为杀菌剂，对革兰氏阴性菌和阳性菌都有广泛的抗菌作用，尤其对大肠埃希菌、克雷伯菌属、奇异变形杆菌、流感嗜血杆菌等显示了更强的抗菌活性。本品对革兰氏阴性菌有较强活性是因为它对细菌细胞外膜有良好的通透性和对 β- 内酰胺酶比较稳定，以及对青霉素结合蛋白 1B（PBP-1B）和 3（PBP-3）亲和性高，从而增强了对细胞壁黏肽交叉联结的抑制作用。奥硝唑为第三代硝基咪唑类衍生物，用于治疗由脆弱拟杆菌、狄氏拟杆菌、卵圆拟杆菌、多形拟杆菌、普通拟杆菌、梭状芽孢杆菌、真杆菌、消化球菌和消化链球菌、幽门螺杆菌、黑色素拟杆菌、梭杆菌、二氧化碳噬纤维菌、牙龈拟杆菌等敏感厌氧菌所引起的多种感染性疾病。两者联合用药可较全面地覆盖厌氧菌及需氧菌抗菌谱。根据《抗菌药物临床应用指导原则》（2015 年）关于外科预防用抗菌药物给药方法的规定，"手术时间超过 3 小时或失血量大于 1 500ml，术中可给予第二剂"。该手术时长接近 4 小时，故除术前 1 小时给予第一剂外，在术中 3 小时左右追加第二剂较合理。患者术后体温稍有上升，且血象较昨日升高明显，故术后继续给予头孢替安联合奥硝唑抗感染治疗。

2. 患者已给予头孢替安联合奥硝唑抗感染治疗 4 天，体温控制不佳，血象偏高，提示感染可能，根据临床用药经验及患者病情予以更换治疗方案：保留奥硝唑，改头孢替安为哌拉西林钠 - 他唑巴坦钠 + 阿米卡星。哌拉西林钠 - 他唑巴坦钠为哌拉西林钠和 β- 内酰胺酶抑制剂他唑巴坦钠组成的复方广谱抗菌药物。哌拉西林是一种广谱半合成青霉素，主要通过与细菌青霉素结合蛋白（PBP）结合，干扰细菌细胞壁的合成而起抗菌作用。他唑巴坦具有强效广谱抑菌作用，可保护酶的作用底物 β- 内酰胺类药物不被酶水解失活。两药制成复方制剂后，既扩大了抗菌谱，又增强了抗菌活性。因此，哌拉西林钠 - 他唑巴坦钠对哌拉西林敏感的微生物及对哌拉西林耐药的产 β- 内酰胺酶的微生物均有高度抗菌活性。患者年龄 27 岁，体重 50kg，肌酐 35μmol/L，计算肌酐清除率为 168.5ml/min，无须调整用药剂量。阿米卡星为半合成的氨基糖苷类药物，本品对多数肠杆菌科细菌具较好抗菌作用。革兰氏阳性球菌中本品除对葡萄球菌属中甲氧西林敏感株有良好抗菌作用外，肺炎链球菌、各组链球菌及肠球菌属对之大多耐药，本品对厌氧菌无效。阿米卡星最佳杀菌活性取决于较高的初始浓度，且具有明显的剂量（浓度）依赖性，且对多数细菌的抗生素后效应（PAE）较长，在每日总剂量不变的情况下，每日 1 次给药法使药物的体内外杀菌活性及疗效均优于多次给药，且毒性反应较小，故目前推荐每日 1 次给药方案。哌拉西林钠 - 他唑巴坦钠与阿米卡星等氨基糖苷类药物联用，对假单胞菌属、沙雷菌属、克雷伯菌属、吲哚试验阳性变形杆菌等其他肠杆菌属和葡萄球菌的敏感菌株有协同杀菌作用，考虑哌拉西林钠 - 他唑巴坦钠与阿米卡星的主要排泄途径，需加强对该患者肾功能的监测。

3. 患者系卵巢癌肿瘤细胞减灭术后 11 天，术后一直发热，术后先后给予头孢替安（1.0g iv.gtt b.i.d.）+ 奥硝唑（0.5g iv.gtt b.i.d.）治疗 3 天，哌拉西林钠 - 他唑巴坦钠（4.5g iv.gtt q12h.）+ 阿米卡星（0.4g iv.gtt q.d.）+ 奥硝唑（0.5g iv.gtt b.i.d.）三联治疗 8 天，体温下降不理想。

✍ 临床药师观点

1. 术前口服甲硝唑和庆大霉素进行术前肠道准备有待商榷。甲硝唑对厌氧微生物有杀灭作用，它在人体中还原时生成的代谢物也具有抗厌氧菌作用，庆大霉素可作用于各种革兰氏阴性菌及革兰氏阳性菌，且对各种肠杆菌科细菌及铜绿假单胞菌等有良好抗菌作用，庆大霉素注射液口服后肠道吸收少，全身不良反应相对较少。而肠道中以大肠埃希菌为主，但厌氧菌也占有一定比例，因此一般采用甲硝唑联合庆大霉素进行肠道生化准备。美国妇产科医师学会（American College of Obstetricians and Gynecologists，ACOG）指南《妇科手术预防性抗生素的应用》中指出：存在手术史或炎症反应而致盆腔粘连的患者，如盆腔炎或子宫内膜异位症，术中可能引起大肠或小肠的损伤，对于这类患者行涉及肠道的手术时使用肠道外的抗菌药物治疗与预防感染是有效的。没有证据显示机械的肠道准备可进一步降低感染风险，而加用口服抗菌药物会增加恶心、呕吐及腹部疼痛不适，并证明在预防术后感染并发症方面无优势，故不推荐采用甲硝唑联合庆大霉素进行术前肠道准备。

2. **临床药师会诊建议**　①哌拉西林钠 - 他唑巴坦钠具有强效广谱抑菌作用，依据我院 2018 年度下半年细菌耐药性监测报告：本品对革兰氏阴性菌和革兰氏阳性菌的耐药率均小于 30%，故予保留。患者年龄 27 岁，体重 50kg，肌酐 34μmol/L,计算肌酐清除率为 173.1ml/min,无须调整用药剂量,推荐使用常用剂量为 4.5g q8h。②阿米卡星同为广谱抗菌药物,患者已连续使用 8 天,但对肾功能损害较大,建议停用阿米卡星。③加用注射用磷霉素,本品用于敏感菌所致的呼吸道感染、皮肤软组织感染、肠道感染、泌尿系统感染、败血症、子宫内感染、盆腔炎等,可与其他抗菌药物联合应用于治疗由敏感菌所致重症感染。本品与 β- 内酰胺类药物合用,对金黄色葡萄球菌(包括甲氧西林耐药的金黄色葡萄球菌)、铜绿假单胞菌具有协同作用,且本品对革兰氏阳性球菌有明显的 PAE,常规用法用量为 4.0g q12h。④奥硝唑适用于治疗厌氧菌引起的各种感染,继续保留。

药学监护要点

1. 观察患者体温变化情况,监测血常规、C 反应蛋白、降钙素原、实验室细菌培养结果等。

2. 注意监测药物不良反应,常见不良反应包括腹泻、腹痛、恶心、呕吐、皮疹等,如出现上述症状,应及时告知医务人员。

3. 硫酸阿米卡星氯化钠注射液可导致听觉、前庭和肾毒性及神经肌肉阻滞,引起耳鸣、听觉丧失、平衡丧失、呼吸暂停、肌酐升高、蛋白尿、皮疹及恶心、呕吐等,用药过程中需监护患者有无上述不适主诉及异常实验室检查结果。嘱患者用药期间注意多饮水,注意有无听力改变,如出现不适不能耐受时需及时告知医护人员。

4. 生活管理　出院后注意休息,禁性生活、盆浴 3 个月,2 周后拔除导尿管,3 周后行化疗,每 3 天随访血常规至化疗后 2 周,如白细胞计数 <2.0 × 10⁹/L 或血小板 <30 × 10⁹/L 及时就诊;如出现呕吐、腹痛、腹泻、发热(口腔测量 >37.5℃)、咳嗽、易出血、心悸,随时到医院就诊。在家静养,保持通风、避免感冒,尽量不去人多的公共场所,不适随诊。

案　例　二

基本情况

【病史摘要】

患者,女性,36 岁,12-14 因"左下腹痛 6 天,加重 1 天"入院。

患者平素月经规律,已婚,G1P0,15 岁初潮,3~5d/25~27d,中量,轻度痛经,末次月经:11-22。自 12-03 开始出现少量阴道流血,色暗红,每日更换卫生巾 2 片,患者 12-05 就诊于外院,检查 B 超未见明显异常,6 天前锻炼后出现左下腹疼痛,休息后无缓解,并有阴道流血量增多,未伴恶心、呕吐、发热,4 天前开始出现发热,最高 38.5℃,12-10 外院 CT 提示宫腔内见高密度影,盆腔双侧见低密度影,建议增强,12-11 于外院抗感染治疗 3 天(具体不详),昨日夜间无明显诱因突发腹痛加重,腹胀明显,无恶心、呕吐,今日来我院就诊,检查 B 超示:宫腔管内混合占位,左侧混合块,附件来源可能,内膜欠均。门诊拟"卵巢囊肿感染? 扭转?"急收入院。患者自发现疾病以来,精神饮食可,睡眠可,二便基本正常,体重无明显改变。

既往史、社会史、家族史、过敏史无特殊,9 年前行剖宫产术,平时采用避孕套进行避孕。

查体:T 38.5℃,P 124 次 /min,R 22 次 /min,BP 109/65mmHg。神清,营养好,查体合作。心肺听诊未及异常,腹软,无压痛及反跳痛,肝脾肋下未及。

妇科检查:外阴已婚式,阴道畅,见中量暗红色血迹,质稠;宫颈轻糜,举痛阳性;宫体前位,正常大小,形态规则,无压痛;双附件:左附件可及 5cm 大小包块,活动可,无压痛;右侧附件未及异常。

辅助检查:B 超(12-14)显示子宫前位,大小 62mm×60mm×54mm,子宫形态不规则,子宫回声不均匀;肌层彩色血流星点状,内膜厚度 16cm;内膜回声欠均,宫内节育器(IUD):无。宫颈长度:57mm;颈管内回声紊乱区:54mm×44mm×34mm,内部彩色血流不明显。右卵巢大小:38mm×20mm×18mm;左侧回声紊乱区:大小 64mm×54mm×52mm,内见彩色血流信号;盆腔积液:无。提示:宫颈管内混合占位,左侧混合性块,附件来源可能,内膜欠均。

12-14 血常规:WBC 11.82×10⁹/L↑,NEUT 86%↑,Hb 92g/L↓。

12-14 尿沉渣检查:尿酮体(+),尿隐血(++++),余无异常。

12-14 肿瘤相关指标:CA125 抗原 185.1U/ml↑,余无异常。

12-14 肝、肾功能,电解质检查:K⁺ 4.4mmol/L↓,Na⁺ 133mmol/L↓,Cl⁻ 95mmol/L↓,肌酐 51μmol/L↓。

初步诊断:①腹痛待查,左卵巢囊肿感染? 蒂扭转? ②盆腔包块,卵巢肿瘤? 脓肿?

【用药记录】

抗感染治疗

D1~D2:注射用盐酸头孢替安 2.0g+NS 100ml iv.gtt b.i.d.+ 奥硝唑氯化钠注射液 100ml iv.gtt b.i.d.。

D3~D4:注射用哌拉西林钠 - 他唑巴坦钠 4.5g+NS 250ml iv.gtt q8h.+ 注射用磷霉素钠 8.0g+5% GS 250ml iv.gtt q12h.。

D4~D9:注射用亚胺培南 - 西司他丁钠 0.5g(1 支)+NS 100ml iv.gtt q8h.。

D4~D8:注射用盐酸万古霉素 1.0g+NS 250ml iv.gtt q12h.。

D9：氟康唑胶囊 0.2g p.o. 即刻用。

【治疗经过】

D1：患者已完善入院后相关检查，因入院时体温 38.5℃，WBC 11.82×10⁹/L↑，NEUT 86%↑，伴有下腹阵发隐痛不适，盆腔包块考虑炎症性包块可能性大，故考虑为盆腔炎引起的发热，给予头孢替安联合奥硝唑经验性抗感染治疗，待炎症控制后择期手术。

D2：患者应用头孢替安联合奥硝唑抗感染治疗接近 2 天，体温控制不佳。今日 14：00 查体温高达 39.6℃，昨日血象偏高，今日未复查，CRP 90.43mg/L，PCT 0.08ng/ml。炎症指标结果提示初始治疗方案疗效不佳，给予升级抗菌药物及降体温治疗，更改抗菌药物为哌拉西林钠 - 他唑巴坦钠联合磷霉素，同时给予吲哚美辛纳肛退热，后体温降至 37.9℃。患者用药过程中无明显药物不良反应。患者入院时查血常规提示血红蛋白偏低，积极给予抗贫血对症治疗。

D3：患者一般情况可，有轻微咳嗽，偶有左下腹痛不适。查体：T 38.6℃，P 88 次/min，R 20 次/min。WBC 9.49×10⁹/L↑，NEUT 83%↑，CRP 94mg/L↑，SAA>200mg/L↑，PCT 0.14ng/ml；B 超：子宫前壁剖宫产切口处及颈管内混合结构，双侧混合块，附件来源可能。今日为哌拉西林钠 - 他唑巴坦钠联合磷霉素抗感染治疗第 2 天，查体温最高达 38.7℃，患者体温持续不降，血常规、CRP 均有不同程度升高，考虑盆腔持续感染灶可能，予急诊行腹腔镜检查 + 部分左侧输卵管卵巢切除术 + 腹腔粘连分解 + 宫腔镜检查 + 诊刮术，术中探查包块来源。术中分离过程见肿物内部脓液、暗红色液体、巧克力状液体流出，肿物部分深入盆底及致密粘连于盆腔左侧壁，考虑化脓性炎症状态。临床考虑患者感染情况较为严重，升级抗菌药物为亚胺培南 - 西司他丁钠联合万古霉素继续抗感染治疗，送脓液病原学检查。患者术前查血红蛋白 78g/L，术中出血较多，予输注红细胞悬液 2U、冷冻血浆 200ml、去白红细胞悬液 2U，输血结束后面色较前红润，继续纠正贫血治疗。

D4：术后第 1 天，患者一般情况可。查体：T 37.2℃，P 74 次/min，R 18 次/min。昨日引流量 60ml，色淡红，昨日尿量 3 200ml。WBC 18.66×10⁹/L↑，NEUT 89%↑，Hb 92g/L↓；尿常规：葡萄糖(++)，尿酮体(++++)；电解质：Ca²⁺ 1.78mmol/L↓，CRP 65mg/L↑，SAA>200mg/L↑；宫颈分泌物培养提示大肠埃希菌(ESBLs-)，敏感抗菌药物：哌拉西林钠 - 他唑巴坦钠、头孢替坦、头孢他啶、头孢曲松、头孢吡肟、氨曲南、亚胺培南、阿米卡星、庆大霉素。今日为患者亚胺培南 - 西司他丁钠联合万古霉素抗感染治疗第 2 天，患者体温下降至 37.2℃，CRP 较前亦有所下降，提示抗感染有效。但目前患者血象仍高，宫颈分泌物培养提示大肠埃希菌(ESBLs-)，鉴于目前给药方案可覆盖病原菌，故继续维持，待好转后考虑降阶梯治疗。继续观察患者体温及感染指标变化。

D6：术后第 3 天，患者一般情况好，无不适主诉。查体：T 36.8℃，P 78 次 /min，R 20 次 /min。昨日引流量 30ml，色淡红，昨日尿量 5 400ml，尿色清。12-18 血常规提示 WBC 9.3×10⁹/L↑，NEUT 82%↑，Hb 106g/L↓，CRP 34mg/L↑，SAA>135.72mg/L↑；12-19 血常规提示 WBC 6.21×10⁹/L，NEUT 76%↑，Hb 99g/L↓，CRP 20mg/L↑，SAA>94mg/L↑，PCT 0.07ng/ml。目前患者体温已明显下降(36.8℃)，宫颈分泌物培养提示大肠埃希菌(ESBLs-)，连续 2 天复查 CRP、SAA 较前亦明显下降，血象今日也已基本恢复正常，结合目前患者一般情况好，建议可考虑停用万古霉素；若继续予万古霉素治疗，建议 12-20 早上给药前 30 分钟抽血进行万古霉素血药浓度监测。

D7：术后第 4 天，患者一般情况好，无不适主诉。查体：T 37.0℃，P 80 次 /min，R 20 次 /min，BP 102/65mmHg。腹部伤口干燥，引流管在位。血常规：WBC 5.03×10⁹/L，NEUT 75%↑，Hb 101g/L↓，CRP<10mg/L，SAA 53mg/L↑；脓液培养：大肠埃希菌(ESBLs-)，敏感抗菌药物：氨苄西林 - 舒巴坦、哌拉西林 - 他唑巴坦、头孢替坦、头孢他啶、头孢曲松、头孢吡肟、氨曲南、亚胺培南、阿米卡星、庆大霉素、左氧氟沙星。因临床考虑患者目前仍然存在风险，今日继续应用万古霉素，给药前已抽血进行万古霉素血药浓度监测。而根据临床药师回报万古霉素谷浓度 7.04mg/L，尚未达稳态浓度。鉴于目前宫颈分泌物培养及术中脓液培养均提示大肠埃希菌(ESBLs-)，而万古霉素只对革兰氏阳性菌有活性，对革兰氏阴性菌无效，且万古霉素具有一定耳、肾毒性，与亚胺培南 - 西司他丁钠长期联合应用易致耐药菌产生，并可引起二重感染发生。目前药敏试验显示对亚胺培南敏感，患者体温及感染相关指标也已基本恢复正常。因此，从药物安全性和疗效方面考虑，最终考虑万古霉素可停用。

D8：术后第 5 天，患者一般情况可，无不适主诉。查体：T 37.5℃，P 80 次 /min，R 20 次 /min。肝、肾功能：白蛋白 31g/L↓，尿素氮 1.7mmol/L↓，余无异常。今日患者一般情况可，已停万古霉素，给予亚胺培南 - 西司他丁钠单药维持抗感染治疗。今日查患者白蛋白稍偏低，但未达干预程度，建议患者恢复正常饮食后在膳食方面注意提高蛋白质的摄入。临床考虑长期采取广谱抗菌药物治疗后可能使其体内出现微生物平衡紊乱而导致菌群失调，诱发真菌感染，故给予氟康唑胶囊进行预防。

D10：术后第 7 天，患者一般情况好，无不适主诉。查体：T 37.0℃，P 80 次 /min，R 20 次 /min，BP 100/65mmHg，今拔出引流管。病理报告回示：①(部分左侧附件)见输卵管扩张，伴慢性炎及浆膜炎。见卵巢组织伴慢性炎。②(宫腔刮出物)子宫内膜呈增生性改变。患者今日一般情况好，连续 3 天查体温正常并维持平稳，血常规及 CRP 已基本降至正常范围，昨日已停用抗菌药物，继续观察情况。

D11：术后第 8 天，患者一般情况可，无不适主诉。查体：T 37.2℃，P 90 次 /min，R 22 次 /min。脐孔伤口愈合好，余伤口愈合好。患者目前感染已控制，术后恢复情况可，切口愈合好，医生准予明日出院。

用药分析

抗感染治疗：患者入院时考虑盆腔炎可能，给予头孢替安联合奥硝唑经验性初始抗感染治疗。应用 24 小时后，监测患者体温升至 39.6℃，考虑初始治疗方案疗效不佳，因血培养结果未出，给予经验性升级抗菌药物，考虑哌拉西林钠 - 他唑巴坦钠具有广谱抗菌活性，可覆盖大多数阳性菌、阴性菌和部分厌氧菌，包括大肠埃希菌、铜绿假单胞菌等，且酶抑制剂对 ESBLs 有效，故予以替换；而磷霉素可抑制细菌细胞壁的合成，对特定阳性菌和阴性菌抗菌活性强，与 β- 内酰胺类药物合用具有协同抗菌作用，故给予磷霉素联合哌拉西林钠 - 他唑巴坦钠抗感染治疗。鉴于该患者感染较严重，抗菌药物给药剂量与给药频次可。后因患者体温升至 39.6℃，而吲哚美辛作为环氧化酶抑制剂可作为高热的对症解热，可迅速大幅度短暂退热，故给予吲哚美辛栓作退热处理。因昨日患者查电解质各指标偏低，给予乳酸林格注射液 500ml 对症补液治疗。哌拉西林钠 - 他唑巴坦钠联合磷霉素抗感染治疗第 2 天，而患者体温持续不降，体温最高达 38.7℃。临床认为患者持续发热，血常规、CRP 均升高，感染较严重，目前治疗方案效果欠佳。且术中发现有炎性脓液流出，为Ⅲ类切口，应加强术后抗感染治疗。因目前细菌培养及药敏试验结果未出，只能经验性升级抗菌药物。考虑碳青霉烯类药物对多重耐药的需氧革兰氏阴性杆菌敏感，以及对厌氧菌与需氧菌混合感染的重症患者有效，而糖肽类药物对耐药革兰氏阳性菌所致的严重感染有效，包括 MRSA 或 MRCNS、氨苄西林耐药肠球菌属及青霉素耐药菌。结合患者目前情况，认为更换亚胺培南 - 西司他丁钠联合万古霉素经验性抗感染治疗可。建议待患者感染症状好转，根据病原菌及药敏试验结果指导后续治疗方案的调整。

临床药师观点

1. 本例患者初始抗感染方案选择头孢替安 2g iv.gtt b.i.d.+ 奥硝唑 100ml iv.gtt b.i.d.，符合 ACOG《妇科手术预防性抗生素的应用》指南推荐意见，给药剂量与给药频次均可。临床药师建议及时送宫颈分泌物培养，根据病原菌培养结果及临床疗效调整适宜的抗感染治疗方案。

2. 患者出现高热时予以更换抗菌药物给药方案，同时加用吲哚美辛物理降温，吲哚美辛可以降低患者体温，但也存在掩盖患者病情的问题，使用需谨慎，在使用期间需结合体温和炎症指标评估患者病情变化。

73

📝 药学监护要点

1. 疗效监护　密切关注患者感染指标及体温变化情况。

2. 不良反应监护　询问患者在输注抗菌药物期间注意观察有无皮疹、荨麻疹、瘙痒、发热等过敏性反应发生。

3. 配制头孢替安时,不可用注射用水稀释,因不能成等渗溶液;该药品溶解后的药液应迅速使用,若必须贮存亦应在 8 小时内用完;用药期间最好定期做肝、肾功能和血象检查;提醒患者用药期间注意观察有无皮疹、瘙痒等过敏反应,并注意体温是否下降,若有异常及时报告医生。

4. 监测万古霉素血药浓度,注意询问患者有无听力改变,必要时监测听力。提醒患者应用万古霉素期间适当增加饮水量,保持小便量,如有皮肤发红、发痒等不适情况及时告知医生。使用抗菌药物期间提醒患者注意有无腹泻、听力改变等情况发生,并及时告知医生。

（金　经　汤　静）

第五节　妇科肿瘤患者化疗后感染

一、概述

(一) 临床表现

妇科肿瘤患者化疗后发生的感染根据病灶部位不同,会有不同的临床表现(表 2-3)。

表 2-3　妇科肿瘤患者化疗后感染可能出现的临床表现

感染部位	症状
血液	发热、寒战、心动过速、呼吸急促、血压降低
皮肤软组织	局部红肿或炎症、伤口感染、紫癜
口咽部	咽喉肿痛、口腔溃疡、鹅口疮、牙龈炎
消化系统	恶心、呕吐、胃部灼烧感、腹痛、腹泻、黄疸、肛周疼痛
呼吸系统	咳嗽、咳痰、呼吸困难、气急、胸痛、咯血
泌尿系统	尿急、尿频、尿痛、血尿、腰痛
盆腹腔	下腹痛、腹部压痛和 / 或反跳痛、阴道分泌物异常、阴道出血

感染部位	症状
中枢神经系统	剧烈头痛、烦躁、嗜睡、抽搐、喷射性呕吐、意识障碍
其他	关节肿痛、淋巴结肿大

很多情况下感染后的症状和体征并没有特异性,比如发热、乏力、头痛、头晕、食欲减退等,且因为化疗所致中性粒细胞减少而使机体缺乏炎症反应,所以发热有可能是唯一征象。流行病学研究显示,10%~50% 的实体肿瘤患者在 ≥ 1 个疗程化疗后会发生与中性粒细胞缺乏有关的发热。但对于全身状况不佳的患者(特别是老年人),发生严重感染时也可无明显发热甚至会表现出体温偏低。

(二)病因

妇科肿瘤患者化疗后易发感染的相关因素包括化疗所致中性粒细胞减少、化疗药物对黏膜屏障的直接破坏和恶性肿瘤相关免疫缺陷。

中性粒细胞减少是骨髓抑制性化疗药物最常见的血液学毒性,其减少程度和持续时间与患者感染风险甚至死亡风险密切相关。不同指南对中性粒细胞减少的定义各不相同,通常定义为中性粒细胞绝对计数(absolute neutrophil count,ANC)低于 0.5×10^9/L 或预计 48 小时后 ANC 低于 0.5×10^9/L。大多数标准剂量的化疗方案可导致中性粒细胞减少 6~8 天,当持续时间 >21 天时,患者感染发生率将明显增高。研究表明,中性粒细胞减少的发生风险与化疗方案显著相关,包括化疗药物的选择、联合或是序贯、剂量强度与剂量密度等。

发热性中性粒细胞减少症(febrile neutropenia,FN)患者的"发热"定义为:单次测定口腔温度高于 38.3℃(腋温高于 38℃)或温度高于 38℃(腋温高于 37.7℃)并持续超过 1 小时。流行病学调查显示:①中心静脉置管(central venous catheter,CVC)、消化道黏膜炎、既往 90 天内暴露于广谱抗菌药物和中性粒细胞缺乏 >7 天是 FN 的危险因素。②在我国 FN 患者中,能够明确感染部位者占 54.7%,最常见的感染部位是肺,其后依次为上呼吸道、肛周、血流感染等。③能够明确感染微生物的比例为 13.0%,致病菌以革兰氏阴性菌为主,占全部细菌总数的 54.0%。④目前我国 FN 患者感染的常见革兰氏阴性菌包括大肠埃希菌、肺炎克雷伯菌、铜绿假单胞菌、嗜麦芽窄食单胞菌、鲍曼不动杆菌,常见革兰氏阳性菌包括表皮葡萄球菌、肠球菌、链球菌属、金黄色葡萄球菌、凝固酶阴性葡萄球菌。⑤不同感染部位的致病菌谱有明显差异,例如,血流感染以大肠埃希菌、肺炎克雷伯菌、表皮葡萄球菌、铜绿假单胞菌和白念珠菌为主,肺感染则以铜绿假单胞菌、嗜麦芽窄食单胞菌、黄曲霉毒素和鲍曼不动杆菌为主。随着中心静脉置管的广泛应用和主要对革兰氏阴性菌有活性的经验性及预防性抗菌药物的使用，革兰氏阳性菌检出率逐渐增高，其中表皮葡萄球菌是最常见的革兰氏阳性病原体，但其毒力比其他细菌性病原体小；金黄色葡萄球菌（特别是耐甲氧西林菌株）、部分甲型溶血性链球菌和肠球菌（特别是耐万古霉素菌株）则可引起严重感染。另外，虽然消化道中存在大量厌氧菌，但在 FN 患者中厌氧菌并非常见致病菌。考虑厌氧菌可有助于坏死性黏膜炎、鼻窦炎、牙周蜂窝织炎、直肠周围蜂窝织炎、腹内或骨盆感染、中性粒细胞减少性小肠结肠炎和厌氧菌菌血症发病，因此仍需予以警惕。

真菌病原体在 FN 高危患者中很常见，但在低危患者中并不常见。侵袭性真菌感染的风险随着中性粒细胞减少的持续时间和严重程度增加、抗菌药物使用时间延长及化疗周期数增加而升高。真菌极少为 FN 患者首次发热的原因，而随后发生的侵袭性真菌感染引发持续性或复发性 FN 更为常见。大多数侵袭性真菌感染都是由念珠菌属和曲霉菌属引起的：前者通过胃肠道定植及移位穿过受损的肠道上皮表面感染；后者通过空气中的孢子（分生孢子）被吸入、进入上下呼吸道随后萌芽并发生侵袭性菌丝生长感染。念珠菌属为中心静脉导管相关感染的常见真菌病因，可引起播散性念珠菌病。大多数念珠菌菌血症是由白念珠菌引起的，发热通常为其唯一表现，某些患者还会出现红斑状大结节样皮肤结节，而接受化疗后发生播散性念珠菌病的患者中常见肝脾受累，且在中性粒细胞减少恢复后才会出现症状和体征。曲霉菌属是免疫功能受损宿主的常见真菌病原体，临床主要表现为呼吸道受累，但也可能累及中枢神经系统、骨骼和皮肤。

成人中的大多数单纯疱疹病毒（herpes simplex virus，HSV）1 型和 2 型感染是由血清阳性患者中的潜伏感染再激活引起的，而化疗会影响再激活的可能性。HSV 最常见的临床表现包括口腔或食管黏膜溃疡，以及生殖器、皮肤或肛周溃疡或水疱，还可引起多种综合征，如脑膜炎、脊髓炎、食管炎、肺炎、肝炎、多形红斑和眼部疾病等。在免疫功能受损宿主中，由水痘 - 带状疱疹病毒（varicella-zoster virus，VZV）引起的带状疱疹通常表现为涉及多个皮区的非典型播散或广泛性皮肤播散。存在播散性 VZV 感染的免疫功能受损宿主可能出现肺部受累，应采取呼吸系统预防措施以防止经飞沫传播至易感个体。现已证实，呼吸道病毒所致感染的发生率正不断升高，这些病毒包括流感病毒、呼吸道合胞病毒、副流感病毒、腺病毒和偏肺病毒等。对于化疗后的妇科肿瘤患者，感染这些病原体的风险通常与一般人群呼吸道病毒暴发风险相一致，而感染严重程度特别是从上呼吸道疾病到下呼吸道疾病的进展速率取决于免疫抑制的程度、持续时间和类型。常见妇科肿瘤化疗方案导致 FN 的风险分级见表 2-4。

表 2-4 常见妇科肿瘤化疗方案导致 FN 的风险分级

肿瘤种类	风险等级	方案
卵巢癌	高(20%)	①托泊替康;②紫杉醇;③多西他赛
	中(10%~20%)	卡铂和多西他赛
宫颈癌	中(10%~20%)	①顺铂和托泊替康;②紫杉醇和顺铂;③托泊替康;④伊立替康
子宫肉瘤	中(10%~20%)	多西他赛

（三）诊断

诊断性评估应包括有针对性的病史询问和体格检查,以发现感染高危部位和隐匿部位。

病史采集应包含以下关键信息:①询问具体症状,明确是否已应用抗菌药物及具体药物用法用量;②寻找既往感染或定植(尤其是抗菌药物耐药微生物引起的)病史;③明确是否可能存在发热的非感染性病因,如输血和未控制的肿瘤;④明确可能存在的共存问题,如卧床、营养不良、异物置入、糖尿病、慢性呼吸系统疾病、风湿性疾病等。体格检查应重点关注最可能被感染的部位,包括插管部位、穿刺部位、口咽及牙龈表面、肺、生殖器及肛周区域等。

每天监测患者体温,但不推荐中性粒细胞减少或血小板减少患者采用直肠测温法,因为该方法可能增加发生局部黏膜损伤诱导性菌血症及出血的风险。至少每 3 天复查一次全血细胞计数,肝、肾功能和电解质,必要时还应检测尿常规、大便常规、C 反应蛋白、降钙素原及疑似感染部位标本病原学培养(表 2-5)、真菌血清学检查等。如出现呼吸道症状的患者,应进行胸部 X 线检查或无增强的中 / 高分辨率胸部 CT,腹部疼痛患者应进行超声检查等,根据患者病情还可选择 MRI 或 CT。持续性或复发性发热应全面寻找隐匿性感染的来源。根据症状和体征重复进行病原学培养或诊断性试验,重复影像学评估和 / 或扩大评估的范围。

表 2-5 患者症状体征及相应病原学培养推荐

症状体征	病原学培养
外周静脉 + 中心静脉置管;2 处外周静脉(无中心静脉置管者)	2 套血培养(每套 2 瓶)
有尿路感染症状或体征;留置导尿管;尿液分析结果异常	中段尿培养

续表

症状体征	病原学培养
留置引流管	引流液培养
咳痰或呼吸道症状	痰培养,支气管肺泡灌洗液培养
腹泻	粪便培养,艰难梭菌培养,肠道菌群筛查
导管经皮入口部位炎症	常规、真菌和分枝杆菌培养
头痛等中枢神经系统症状	脑脊液培养

需要特别注意的是,缺乏中性粒细胞减少患者中常见的感染典型症状、体征和实验室检查指标异常,并不能用于排除中性粒细胞减少患者发生感染的可能性。临床医生经验性判断在决定是否需要给患者使用抗菌药物治疗时起着关键性作用。

对于疑似发生感染的妇科肿瘤患者,开始治疗前的诊断过程还应包括对其危险度分层。风险评级通常参照美国感染病学会(Infectious Diseases Society of America,IDSA)《发热和中性粒细胞缺乏患者治疗指南》和《中国中性粒细胞缺乏伴发热患者抗菌药物临床应用指南(2016 年版)》,具体如表 2-6 所示。亦可根据癌症支持疗法多国学会(Multinational Association of Supportive Care in Cancer,MASCC)风险评估系统(表 2-7)进行计分,MASCC 评分 ≥ 21 分的患者为低风险,否则被认为合并感染风险较高。

表 2-6　中性粒细胞缺乏伴发热患者风险评估

风险等级	定义 / 标准
高危	符合以下任何一项者 • 严重中性粒细胞缺乏(<0.1 × 10^9/L)或预计中性粒细胞缺乏持续 >7 天 • 有以下任何一种临床合并症(包括但不限于):①血流动力学不稳定;②口腔或胃肠道黏膜炎(吞咽困难);③胃肠道症状(腹痛、恶心、呕吐、腹泻);④新发的神经系统病变或精神症状;⑤血管内导管感染(尤其是导管腔道感染);⑥新发的肺部浸润或低氧血症或有潜在的慢性肺部疾病 • 肝功能不全(转氨酶水平 >5 倍正常上限值)或肾功能不全(肌酐清除率 <30ml/min)
低危	预计中性粒细胞缺乏在 7 天内消失,无活动性合并症,同时肝、肾功能正常或损害较轻且稳定

表 2-7 癌症支持疗法多国学会（MASCC）癌症危险指数评分

特征	权重 / 分
无或轻微症状的发热性中性粒细胞减少负担	5
无低血压（收缩压 >90mmHg）	5
无慢性阻塞性肺疾病	4
既往无真菌感染的实体瘤或造血系统恶性肿瘤	4
无需要胃肠外补液的脱水	3
中等症状的发热性中性粒细胞减少负担	3
门诊状态	3
年龄 <60 岁	2

除了感染危险度评估以外，随着抗菌药物耐药问题日趋严重，建议 FN 患者还应参考 ECIL-4 经验治疗指南进行耐药评估。该指南中指出 FN 患者感染耐药细菌的危险因素包括：

（1）患者先前有耐药病原体定植或感染，尤其是：①产超广谱 β- 内酰胺酶（ESBL）或产碳青霉烯酶的肠杆菌；②耐药非发酵菌，如铜绿假单胞菌、鲍曼不动杆菌、嗜麦芽窄食单胞菌；③耐甲氧西林金黄色葡萄球菌（MRSA），尤其是万古霉素最低抑菌浓度（MIC）≥ 2mg/L；④耐万古霉素肠球菌。

（2）先前接触过广谱抗菌药物（尤其是第三代头孢菌素类药物、喹诺酮类药物）。

（3）重症疾病（晚期肿瘤、脓毒血症、肺炎）。

（4）院内感染。

（5）长期和 / 或反复住院。

（6）使用导尿管。

（7）老年患者。

（8）留置重症监护病房。

（四）抗感染治疗

1. 治疗原则　中性粒细胞减少患者的发热应视为一种医疗急症。目前尚不明确 FN 患者首次应用抗菌药物的最佳时机，但普遍认为应在评估后尽快、足剂量（根据肾和 / 或肝功能调整）给予广谱抗菌药物经验性治疗。根据患者的病史、过敏史、症状体征、近期抗菌药物使用情况及相关实验室检查结果等，结合本院细菌耐药情况决定初始方案。药物选择旨在覆盖最有可能且毒力最强的病原体,以防此类病原体可能迅速导致中性粒细胞减少患者出现严重的或危及生命的感染。

2. 治疗方法

(1)抗感染治疗:根据风险评估结果,低危患者如果满足以下条件,可予口服给药并门诊随访。①病情变化时可在 1 小时内到达医疗机构;② 24 小时有人照顾;③无恶心、呕吐,可以耐受口服给药;④没有使用氟喹诺酮作为预防性用药。若患者不能耐受口服抗菌药物治疗或不能保证在病情变化时及时到达医院,应住院治疗。反复发热或出现新的感染征象而必须再次入院的患者,按静脉广谱抗菌药物经验性用药常规进行治疗。

高危患者必须立即住院治疗并进行个体化评估。对病情较轻的患者采取升阶梯策略,通过经验性使用头孢菌素类药物等广谱抗菌药物来降低因抗菌药物过度使用造成的细菌耐药率增高;对病情较为危重的患者采取降阶梯策略,以改善预后。

高危患者静脉应用的抗菌药物必须是能覆盖铜绿假单胞菌和其他严重革兰氏阴性菌的广谱抗菌药物。鉴于耐药菌比例日益增加,在初始选择药物时还应基于体外药敏试验、已知特定病原体的最敏感药物、药动学 / 药效学资料。在权衡风险获益后,也可以经验性选择替加环素、磷霉素等。在既往发生过耐药菌定植或感染的患者中,选择初始经验性用药应慎重,建议参考 ECIL-4 指南。既往有产 ESBL 菌定植或感染史者,可选择碳青霉烯类药物;既往有产碳青霉烯酶菌或耐药非发酵菌定植或感染史者,建议选择 β- 内酰胺酶抑制剂复合制剂联合磷霉素、替加环素等。

在以下特定情形,初始经验性用药应选择联合用药方案,即覆盖铜绿假单胞菌和其他严重革兰氏阴性菌的广谱抗菌药物,同时联合抗革兰氏阳性菌药物:①血流动力学不稳定或有其他严重血流感染证据;② X 线影像学确诊的肺炎;③在最终鉴定结果及药敏试验结果报告前,血培养为革兰氏阳性菌;④临床疑有导管相关严重感染(如经导管输液时出现寒战及导管穿刺部位蜂窝织炎、导管血培养阳性结果出现时间早于同时外周血标本);⑤任何部位的皮肤或软组织感染;⑥耐甲氧西林金黄色葡萄球菌、耐万古霉素肠球菌或耐青霉素肺炎链球菌定植;⑦预防性应用氟喹诺酮类药物或经验性应用头孢他啶时出现严重黏膜炎。使用万古霉素或其他抗革兰氏阳性菌治疗 3 天后进行评估,如果不能确定有耐药革兰氏阳性菌感染,应停药。

目前尚没有一项经验性初始治疗方案明显优于其他,推荐参考方案如下:

1)门诊治疗

方案 A:头孢克洛 0.25g p.o. t.i.d. ± 环丙沙星 500~750mg p.o. q.d./q12h.。

方案 B:左氧氟沙星 500~750mg p.o. q.d./q12h.。

方案 C:阿莫西林 0.25g p.o. t.i.d.。

2)住院治疗

细菌感染

方案 A:β- 内酰胺类 /β- 内酰胺酶抑制剂,如哌拉西林钠 - 他唑巴坦钠 4.5g iv.gtt q8h.。

方案 B:第三、四代头孢菌素,如头孢吡肟 1~2g iv.gtt q12h.。

方案 C:碳青霉烯类药物,如亚胺培南 - 西司他丁 0.5g iv.gtt q6h./q8h.。

方案 D:可疑耐甲氧西林金黄色葡萄球菌感染,万古霉素 15mg/kg iv.gtt q12h.。

真菌感染

白念珠菌:氟康唑 200mg iv.gtt q.d.,首剂加倍,连续 7 天,然后在转阴后口服氟康唑 100mg q.d.,持续 2 周。

侵袭性曲霉菌:伏立康唑首日 6mg/kg iv.gtt q12h.,之后 4mg/kg iv.gtt q12h.。或两性霉素 B 0.1mg/kg iv.gtt q.d.,每日增加 5mg,直到 0.65mg/kg,总量 2~3g。

病毒感染

方案 A:阿昔洛韦 5~10mg/kg iv.gtt q8h.。

方案 B:更昔洛韦 5mg/kg iv.gtt q12h./q.d.。

在接受经验性抗菌药物治疗后,应根据危险度分层、病原菌和患者对初始治疗的反应等综合判断,调整后续抗感染治疗方案。用药 2~4 天评估疗效,包括体温变化、症状体征、实验室检查、药物不良反应等。正在接受经验性口服或静脉治疗的低危患者,如果其临床症状在 48 小时内无好转,应住院重新评估并开始静脉给予广谱抗菌药物治疗。与免疫功能正常的宿主不同,建议对于化疗后发生感染的妇科肿瘤患者,即使在病原体已知的情况下,治疗方案也应包括覆盖可能存在的其他病原体的广谱经验性药物。对于来源不明的感染,如果临床情况稳定或好转,则继续原静脉用药,或改为口服抗菌药物维持到中性粒细胞计数恢复正常;如临床情况不稳定,则可能需扩大抗菌谱覆盖,包括厌氧菌、耐药菌,并请感染科会诊协助治疗。如果经验性抗感染治疗 ≥ 4 天患者仍有发热等明显症状,要考虑抗真菌治疗,使用对曲霉菌有活性的药物。

抗菌药物治疗应持续整个中性粒细胞减少期,直至 ANC ≥ 0.5×10^9/L,不同感染部位疗程及停药标准见表 2-8。疗程结束后若感染所有症状体征消失但仍然存在中性粒细胞减少的患者,可以采用预防性用药方案直至血细胞恢复。

表 2-8　不同感染部位或病原菌治疗疗程

感染部位或病原菌	抗感染治疗疗程
皮肤 / 软组织感染	7~14 天
血流感染	革兰氏阴性菌 10~14 天,革兰氏阳性菌 7~14 天,金黄色葡萄球菌感染则在首次血培养阴性后仍至少持续 2 周
深部组织感染、心内膜炎、化脓性血栓性静脉炎,或者接受适当抗菌药物拔出导管后仍有持续性血流感染	>28 天或用至病灶愈合、症状消失
细菌性腹膜炎	10~21 天
真菌感染	至少 2 周
疱疹病毒感染	7~19 天
流感病毒感染	对于免疫功能正常的患者疗程为 5 天,而对于免疫抑制的患者可适当延长(至少 10 天)直至症状好转

（2）防治中性粒细胞减少：对于接受高 FN 风险化疗方案的患者,无论治疗目的是治愈、延长生存时间或是改善疾病相关症状,均建议预防性使用粒细胞集落刺激因子（G-CSF）。而低 FN 风险患者无须常规预防用药。如果既往化疗周期中患者发生过 FN 或剂量限制性中性粒细胞减少事件,应预防性使用重组人粒细胞集落刺激因子（rhG-CSF）或聚乙二醇化重组人粒细胞集落刺激因子（PEG-rhG-CSF）。

1）rhG-CSF：5μg/kg（根据机构规定的体重限制,取整至最接近药瓶规格）,皮下或静脉注射,1 次 /d,化疗后次日或最长至化疗后 3~4 天内开始使用,持续用药至 ANC 从最低点恢复至正常或接近正常水平（2.0×10^9/L 以上）。

2）PEG-rhG-CSF：6mg,或按患者体重（100μg/kg）进行个体化治疗,皮下注射。每周期化疗后次日使用,且不建议在使用细胞毒性化疗药物前 14 天到化疗后 24 小时内给予。尚无足够数据支持周化疗方案后使用 PEG-rhG-CSF。由于长效 rhG-CSF 每化疗周期仅需使用 1 次,因此可提高患者依从性,有效保障患者安全及化疗方案足剂量足疗程实施。

患者在预防性应用 rhG-CSF 后如出现 FN,应继续使用 rhG-CSF 治疗。对于未接受过预防用药的患者,需进行治疗性使用 rhG-CSF 风险评估,如果存在感染相关并发症风险,需考虑使用 rhG-CSF。由于 PEG-rhG-CSF 作用时间较长,通常接受预防性 PEG-rhG-CSF 用药的患者不建议额外给予 rhG-CSF

治疗,但如果 ANC<0.5×10⁹/L 持续时间 ≥ 3 天,考虑使用 rhG-CSF 进行补救治疗。

治疗性使用 rhG-CSF 的用法用量与预防用药相同。

(3)非药物治疗

1)保护性隔离:对于严重中性粒细胞缺乏患者,一旦出现发热,应立即予以保护性隔离,每日对房间进行空气消毒。避免人流密集区域及不洁环境。避免接触植物、宠物。

2)物理降温:对于高热患者可进行暂时性物理降温,首选温水浸浴或擦浴,或者冷敷、乙醇擦浴。注意出现寒战、四肢冰凉、刚用过退热药物的患者不可冷敷或擦浴。

3)保持清洁:注意口腔卫生,使用软毛牙刷或棉签。如发生口腔黏膜炎,用灭菌用水、生理盐水或碳酸氢钠溶液漱口,每日 4~6 次。为减少机械性创伤和口腔黏膜感染的风险,在中性粒细胞减少期间不要佩戴固定矫正器或间隙保持器。

保持大便通畅,清洁肛门、外阴部,保持皮肤清洁。

长期血管入路处、导尿管或引流管应每日检查,防止污染。

二、案例分析

案　例　一

📝 基本情况

【病史摘要】

患者,女性,49 岁,因“下腹胀痛 3⁺ 个月”入院。

患者 10 年前顺产后月经欠规律,3d/40~50d,末次月经:08-01。08-14 因“腹痛”至当地医院就诊,血人绒膜促性腺激素(human chorionic gonadotropin,HCG)结果不详,考虑“葡萄胎”。08-14、08-17 分别行二次刮宫术,术后未定期随访。11-23 因“下腹胀痛”至当地医院查血 HCG>500 000mU/ml,考虑“侵袭性葡萄胎”,建议转诊上级医院治疗。11-24 因“葡萄胎清宫术后 3 个月,发现血 HCG 增高 1 天”再次行刮宫术,术后 HCG>225 000mU/ml,超声(11-27)提示:子宫体前壁多房性囊性占位。胸部 CT 提示:双肺多发结节灶,考虑转移性病变。颅脑 CT 未见明显异常。甲状腺功能:TT₃ 2.9nmol/l,TT₄ 292.63nmol/L,考虑滋养细胞肿瘤Ⅲ期、甲亢。现为求进一步诊治来我院,病理会诊提示:(宫腔)水泡状胎块,滋养细胞轻中度增生。患者自发病以来,精神食欲可,大小便正常,体重无显著改变。

既往史、社会史、家族史、过敏史无特殊。

查体：T 37.4℃，P 86 次 /min，R 20 次 /min，BP 126/82mmHg。神清，营养良好。对答切题，查体合作。皮肤黏膜无黄染，无瘀点、瘀斑。浅表淋巴结未扪及肿大。角膜透明，睑结膜无水肿，口腔黏膜无溃疡，气管居中，甲状腺随吞咽活动，未扪及肿块。双肺呼吸音清晰，未闻及干湿啰音。心律齐，听诊未闻及异常心音。腹软，无压痛、跳痛，肝肾区无叩痛，移动性浊音阴性。

妇科检查：外阴已婚式；阴道畅；宫颈轻度糜烂；宫体前位，如孕 3$^+$ 个月大小，形态规则，轻压痛；双侧附件未扪及肿块。盆腔其他检查无异常。

辅助检查

12-03 血 HCG（倍稀）：218 371.00mU/ml↑。

12-03 血常规：WBC 5.86×10^9/L，NEUT 70%，Hb 90g/L。

12-03 阴道分泌物常规检查：滴虫阴性；PC（++）；孢子阴性；假菌丝阴性。备注：可见线索细胞。

12-03 妇科常规彩色超声（经阴道）：子宫位置前位；子宫大小长径 89mm，左右径 86mm，前后径 81mm；子宫形态饱满；子宫回声不均匀；内膜单层 4mm，回声欠均，局部宫腔分离 4mm；宫内无 IUD。宫颈长度：34mm，子宫前壁肌层局部呈蜂窝状，范围约 46mm×45mm×40mm，内见多个密集小无回声区；后壁宫底部肌层不规则无回声区 21mm×20mm×19mm，边界欠清，内见分隔，肌层内见丰富网状彩色血流。右卵巢：大小 24mm×20mm×19mm；左卵巢：大小 28mm×26mm×20mm；内无回声区 14mm×14mm×13mm，另一弱回声区直径 9mm。诊断结论：子宫增大不均，肌层呈蜂窝状改变，血供丰富，请结合病史。内膜欠均，宫腔少量积液。左卵巢内囊性结构。

初步诊断：①妊娠滋养细胞病：清宫术后；②甲状旁腺功能亢进症。

【用药记录】

1. 化疗

D3：甲氨蝶呤注射液 150mg i.v. s.t.。

D3：甲氨蝶呤注射液 300mg iv.gtt s.t.。

D3~D4：依托泊苷注射液 0.15g iv.gtt s.t.。

D3~D4：注射用放线菌素 D 0.5mg iv.gtt s.t.。

D4~D5：注射用亚叶酸钙 15mg i.m. q12h.。

2. 抗感染治疗

D5~D6：注射用哌拉西林钠 - 他唑巴坦钠 4.5g iv.gtt q8h.。

D6~D11：注射用亚胺培南 - 西司他丁钠 0.5g iv.gtt q6h.。

D5~D11：注射用磷霉素钠 8.0g iv.gtt q12h.。

D11：氟康唑片 150mg p.o. s.t.。

3. 升白

D7：rhG-CSF 注射液 75μg i.h. s.t.。

【治疗经过】

D1：患者因下腹胀痛 3⁺ 个月入院，医嘱完善相关检查。考虑妊娠滋养细胞疾病可能，向患者及家属充分交代病情。

D3：患者一般情况好，饮食及睡眠可，各项生命体征平稳，腹软，无压痛及反跳痛，无阴道流血。复查 HCG-β（倍稀）：221 158.00mU/ml ↑，肺部 CT 放射科会诊：两肺多发结节（>10 个，结节最大者直径约 1.0cm），考虑转移；两下肺少许炎症可能。国际妇产科联盟（International Federation of Gynecology and Obstetrics，FIGO）预后评分 11 分。今日起给予 EMA-CO 方案化疗：甲氨蝶呤 450mg+ 依托泊苷 150mg+ 放线菌素 D 0.5mg，注意监测患者生命体征及药物相关不良反应。

D4：患者化疗第 2 天，一般情况好，无不适主诉。医嘱继续给予 EMA-CO 方案化疗：依托泊苷 150mg+ 放线菌素 D 0.5mg，并予亚叶酸钙 15mg q12h. 肌内注射解毒。

D5：患者诉今日有寒战，否认咳嗽、咳痰、头痛、头晕，否认其余不适。体温最高达 39.8℃，查体：心脏听诊未及异常心音，双肺听诊未及干湿啰音，腹软，全腹无压痛、反跳痛，双肾叩击痛（–）。妇科检查见少量淡咖啡色阴道分泌物，子宫无压痛，宫颈无举痛，左附件轻度压痛，右附件未及异常。追问病史诉昨日午间即感寒战，未予重视。查房嘱急查血常规、CRP、PCT，以及宫颈分泌物、咽拭子、尿液和粪便培养，予物理降温。考虑感染可能，给予哌拉西林钠 - 他唑巴坦钠 4.5g q8h.+ 磷霉素 8.0g q12h. 静脉滴注，密切关注体温变化和不适主诉。

D6：患者复测体温最高至 39.4℃，无明显不适。WBC 2.60 × 10⁹/L↓，NEUT 1.33 × 10⁹/L↓；感染相关指标：PCT 0.15ng/ml，CRP 59.1mg/L↑，SAA 149.03mg/L↑；血液培养提示革兰氏阴性杆菌。医嘱告病重，予床旁隔离，调整抗感染方案为亚胺培南 - 西司他丁 0.5g q6h.+ 磷霉素 8.0g q12h.，继续观察病情变化。

D7：患者一般情况可，无明显不适主诉。体温最高至 37.9℃，神清，心肺无殊；腹软，无压痛及反跳痛，无阴道流血。复查血常规：WBC 2.12 × 10⁹/L↓，NEUT 1.12 × 10⁹/L↓；感染相关指标：PCT 0.11ng/ml，CRP 70.6mg/L↑，SAA 178.40mg/L↑。血培养报告检出大肠埃希菌，亚胺培南敏感。胸片：两肺纹理增多，未见明显活动性病变。继续当前抗感染方案，并给予 rhG-CSF 注射液 75μg 皮下注射。

D8：患者一般情况可，无不适主诉。生命体征平稳，体温 36.7℃。神清，心肺无殊；腹软，无压痛及反跳痛。复查：WBC 10.89 × 10⁹/L↑，NEUT 9.76 × 10⁹/L，PCT 0.15ng/ml，CRP 55.9mg/L↑，SAA 43.89mg/L。医嘱停病重，维持抗感染治

疗,注意患者体温变化及不适主诉,继续观察。

D9：患者生命体征平稳,二便正常,饮食及睡眠可,未诉其余不适。WBC 5.53×10⁹/L,NEUT 4.12×10⁹/L；PCT 0.09ng/ml,CRP 40.1mg/L↑,SAA 3.17mg/L。医嘱继续给予亚胺培南-西司他丁+磷霉素,加强营养。

D11：患者一般情况可,无不适主诉,查体无殊。复查：HCG-β(倍稀) 103 742.00mU/ml↑,HCG-β>1 349.00mU/ml↑。PCT 0.06ng/ml,CRP 18.3mg/L↑,SAA<3.00mg/L。医嘱停用抗菌药物,给予氟康唑预防真菌感染,下午出院,门诊随访。

出院带药：芪胶升白胶囊 4 盒 sig：2.0g p.o. t.i.d.。化疗结束后每 3 天复查血常规至化疗后 2 周,若白细胞低于 2.0×10⁹/L 或血小板低于 30×10⁹/L,需门诊予升白细胞治疗。若有呕吐、腹痛、腹泻、发热、心悸等随时到医院就诊。

用药分析

1. 患者行 EMA-CO 方案化疗后次日出现寒战,体温最高达 39.8℃,妇科检查见少量淡咖啡色阴道分泌物,左附件轻度压痛,考虑可能存在血液感染或盆腹腔感染。哌拉西林钠-他唑巴坦钠为哌拉西林钠和他唑巴坦钠组成的复方制剂。哌拉西林是一种广谱半合成青霉素,对于许多革兰氏阳性和革兰氏阴性的需氧菌及厌氧菌具有抗菌活性,它通过抑制细菌的隔膜和细胞壁的合成发挥杀菌作用；他唑巴坦又名三氮甲基青霉烷砜,它是多种 β-内酰胺酶的强效抑制剂,可增强并扩展哌拉西林抗菌谱,使之对许多原先对哌拉西林及其他 β-内酰胺抗菌药物耐药的产 β-内酰胺酶细菌有效。磷霉素可抑制细菌细胞壁的早期合成,对金黄色葡萄球菌、表皮葡萄球菌等革兰氏阳性球菌及大肠埃希菌、志贺菌属、铜绿假单胞菌、肺炎克雷伯菌等革兰氏阴性菌均具有较强抗菌活性,与 β-内酰胺类或氨基糖苷类药物合用具协同作用。

2. 患者使用哌拉西林钠-他唑巴坦钠+磷霉素抗感染治疗 1 天后出现中性粒细胞缺乏伴发热,血液培养提示革兰氏阴性杆菌。综合患者情况,调整方案为亚胺培南-西司他丁+磷霉素。亚胺培南-西司他丁含亚胺培南和西司他丁钠两种等量成分。亚胺培南通过抑制细菌细胞壁的合成,导致细胞溶解和死亡,从而起到抗菌作用,但单独应用时可受肾肽酶影响而分解,使得药效降低；西司他丁是肾脏脱氢肽酶Ⅰ抑制剂,可阻碍亚胺培南水解,减少其排泄并减轻药物肾毒性。亚胺培南-西司他丁作为广谱抗菌药物,对革兰氏阳性和革兰氏阴性的需氧菌和厌氧菌均有抗菌活性,适用于治疗敏感菌所致的严重感染及多细菌混合感染。

3. 患者持续使用广谱抗菌药物抗感染治疗 6 天,可能激发真菌性腹泻,因此给予氟康唑口服预防。氟康唑属吡咯类抗真菌药物,通过高度选择性干扰真菌细胞色素 P450 活性,从而抑制真菌细胞膜上麦角固醇的生物合成。对念珠菌、新型隐球菌、糠秕马拉色菌、小孢子菌属、毛癣菌属、表皮癣菌属、皮炎芽生菌、粗球孢子菌及荚膜组织胞浆菌、斐氏着色菌、卡氏枝孢霉等有效。

4. 患者在化疗后出现Ⅱ度粒细胞缺乏,由于其同时伴有发热、菌血症,因此给予 rhG-CSF 治疗。本品为利用基因重组技术生产的 rhG-CSF,是调节骨髓中粒系造血的主要细胞因子之一,选择性作用于粒系造血祖细胞,促进其增殖、分化,并可增加粒系终末分化细胞的功能。

临床药师观点

1. 血流感染中革兰氏阴性菌占重要地位,包括大肠埃希菌、铜绿假单胞菌、肺炎克雷伯菌等。在高度怀疑菌血症时,应在第一时间给予经验性抗感染药物。目前认为对于严重全身性感染、免疫功能低下、中性粒细胞缺乏的患者,应经验性覆盖多重耐药的革兰氏阴性杆菌。酶抑制剂复合剂、碳青霉烯类药物是较好的选择,进一步结合病原学培养结果调整用药。该患者所接受的治疗方案合理,但总用药时间不足,建议出院前复查血培养,并转为口服抗菌药物巩固疗效。

2. 真菌性腹泻主要由白念珠菌引起。白念珠菌是肠道正常菌群之一,长期使用广谱抗菌药物或肾上腺皮质激素可导致其大量繁殖引起肠炎。该患者使用联合方案强效广谱抗菌药物时间较长,为预防发生真菌性腹泻而予口服氟康唑合理。

3. 该患者未预防性使用 rhG-CSF,化疗后出现Ⅱ度粒细胞缺乏伴发热,且血培养检出大肠埃希菌,应考虑使用 rhG-CSF。随后中性粒细胞水平恢复正常即停药,但下次化疗时应预防性使用 rhG-CSF 或 PEG-rhG-CSF。

药学监护要点

1. 关注患者症状体征,监测血常规、C 反应蛋白、降钙素原及病原学培养结果等。

2. 注意监测患者肝、肾功能,以及是否有胃肠道不适、红斑、局部疼痛等症状。磷霉素静脉滴注速度宜缓慢,每次静脉滴注时间应在 1~2 小时以上。亚胺培南 - 西司他丁与含乳酸钠的药液或其他碱性药液有配伍禁忌,且溶液配制后不宜久置;该药静脉滴注时间不应少于 40~60 分钟,如患者在滴注过程中出现恶心症状,可减慢滴速。

3. **生活管理** 注意个人卫生和环境通风,避免二重感染,防治口腔溃疡;多饮水,食用高蛋白、高纤维素食物,避免饮酒或酒精性饮料。

案 例 二

基本情况

【病史摘要】

患者,女性,49 岁,158cm,58kg,因"宫颈浸润性腺鳞癌Ⅰb1 期术后,1 次化疗后放疗后,3 次化疗后 6 天,发热 1 天"入院。

患者平素月经规律,12 岁初潮,5d/28d,量中,无痛经。患者 2 年前开始偶有同房后出血症状,量少,色鲜红,未予重视。01-24 因"阴道流血淋漓不尽"就诊于当地医院,行阴道镜活检示:(宫颈活检)鳞形细胞癌。02-08 于我院行腹腔镜下广泛全子宫 + 双附件切除 + 盆腔淋巴结清扫术 + 膀胱镜检查 + 双侧输尿管支架置入术,术后病理:宫颈浸润性腺鳞癌,以浸润性腺癌为主,癌灶大小 4cm×2.5cm,浸润宫颈深纤维肌层达 1.7cm,距宫颈后表面 0.1cm,脉管内见癌栓;病灶上缘未达宫颈内口,下缘未达阴道穹窿;左侧宫旁组织脉管内见癌栓,淋巴结 1 枚未见癌转移;右侧宫旁组织及阴道壁切缘均未见癌累及。免疫组化:P16(+),P53(散在 +),P63(局灶 +),Ki-67(80%+)。免疫双标记:AE1/AE3/CD31(脉管内见癌栓),AE1/AE3/D240(-)。02-23 开始予以 TP 方案(D1:紫杉醇脂质体 210mg;D2:卡铂 550mg)静脉治疗。03-25 至 05-07 在外院放疗,后分别于 05-23、06-14、07-06 行紫杉醇 + 卡铂方案化疗 3 个疗程,并在每次化疗后给予聚乙二醇化重组人粒细胞集落刺激因子(PEG-rhG-CSF)注射液 6mg 预防中性粒细胞减少。昨日(07-12)体温波动于 38.0~38.5℃,今日急诊入院后测得 WBC $1.6×10^9$/L,NEUT $0.8×10^9$/L,复测体温 38.1℃,遂收住入院。患者自发病起主诉咽痛,偶有咳嗽,无咳痰,无腹痛、腹泻等不适。

既往史:既往体健,无传染病病史。当年 2 月行腹腔镜下广泛全子宫 + 双附件切除 + 盆腔淋巴结清扫术 + 膀胱镜检查 + 双侧输尿管支架置入术,当年 3 月行膀胱镜检查 + 双侧输尿管支架取出术。

过敏史:自诉青霉素过敏。

社会史、家族史无特殊。

查体:T 36.5℃,P 70 次/min,R 20 次/min,BP 108/65mmHg,KPS 90 分,PS 1 分。神志清,心肺无殊。

妇科检查:阴道畅,宫颈、宫体缺如,盆腔无异常。

辅助检查

07-13 血常规:Hb 112g/L↓,WBC $1.6×10^9$/L↓,中性粒细胞计数 $0.8×10^9$/L↓,PLT $138×10^9$/L。

07-13 肝功能:谷丙转氨酶 29U/L,谷草转氨酶 26U/L,碱性磷酸酶 105U/L,

谷氨酰转氨酶 21U/L，肌酐 63μmol/L，尿酸 336μmol/L。

07-13 凝血血栓检测：D- 二聚体 0.47mg/L，纤维蛋白降解产物 2.3mg/L。

心电图：正常。

初步诊断：①放化疗后骨髓抑制Ⅲ度伴发热；②宫颈浸润性腺鳞癌Ⅰb1 期（T1b1N0M0）术后，1 次化疗后放疗后，3 次化疗后。

【用药记录】

1. 抗感染治疗

D1~D3：注射用头孢曲松钠 2.0g iv.gtt q.d.。

D4~D9：注射用美罗培南 0.5g iv.gtt q8h.。

2. 止咳

D4~D9：盐酸氨溴索注射液 30mg iv.gtt q12h.。

3. 升白

D1~D4：rhG-CSF 注射液 75μg i.h. q.d.。

【治疗经过】

D1：患者因"放化疗后骨髓抑制Ⅲ度伴发热"入院，血常规示 WBC 1.6×10⁹/L↓，中性粒细胞计数 0.8×10⁹/L↓，体温最高至 38.5℃。医嘱完善相关检查，考虑患者为免疫低下状况伴感染可能，且青霉素过敏，静脉滴注头孢替安 1.0g b.i.d.+ 奥硝唑 0.5g q12h. 抗感染，并给予 rhG-CSF 纠正中性粒细胞减少，注意监测患者症状体征及感染相关指标。

D2：患者最高体温至 38.4℃，诉偶有咳痰和胸闷，无气喘，余无不适。复查 WBC 2.0×10⁹/L↓，中性粒细胞计数 1.5×10⁹/L↓，PCT 0.1ng/ml，CRP 75mg/L↑。医嘱维持当前治疗方案，继续观察。

D4：患者体温仍波动于 38.0~38.5℃，自诉有痰但难以咳出、胸闷、夜间盗汗，有尿频但无尿痛、腹痛、腹泻等不适。复查 WBC 6.4×10⁹/L，中性粒细胞计数 3.1×10⁹/L，CRP 58mg/L↑，痰培养、血培养均未检出病原菌。临床药师会诊后认为不能排除肺部感染可能，结合患者自身情况，建议换用美罗培南 0.5g q8h. 静脉滴注，给予氨溴索止咳对症治疗；随访血常规、CRP 等感染相关指标，必要时行胸部 CT 平扫，并注意有无药物相关不良反应发生。临床采纳药师意见，予调整抗感染治疗方案。

D5：患者一般情况可，体温最高 37.6℃，偶有咳嗽及少量白痰，余无不适，查体无殊。复测 WBC 8.46×10⁹/L，中性粒细胞计数 4.6×10⁹/L，CRP 55mg/L↑。医嘱维持用药，继续观察。

D7：患者一般情况良好，生命体征平稳，自觉咳嗽较前减轻，无胸闷、气喘，无腹痛、腹胀。胸部 CT 平扫提示：右肺上中下叶、左肺上叶多发炎性病变，抗感染治疗后随访复查；右肺下叶脊柱旁小结节阴影，密切随访。考虑患者肺炎可能,目前控制良好,继续原方案治疗。

D9:患者一般情况良好,体温平稳,偶有咳嗽,无痰、无胸闷及气促。医嘱予停药出院,建议呼吸科继续就诊。

用药分析

1. 患者因放化疗后骨髓抑制Ⅲ度伴发热入院,主诉咽痛,偶有咳嗽,考虑可能存在呼吸道感染。头孢曲松为长效、广谱第三代注射用头孢菌素,通过抑制细胞壁的合成而对革兰氏阳性菌和革兰氏阴性菌产生较强的杀菌作用。对 β-内酰胺酶(包括青霉素酶和头孢菌素酶)有高度稳定性。体外和临床试验显示头孢曲松钠对部分革兰氏阴性杆菌具有高度抗菌活性,明显超过第一、二代头孢菌素,如大肠埃希菌、克雷伯菌、奇异变形杆菌、吲哚试验阳性变形杆菌、沙门菌、志贺菌等肠杆菌科细菌以及流感嗜血杆菌。另外,其对脑膜炎球菌、淋球菌等革兰氏阴性球菌也具有良好的抗菌作用。

2. 患者应用头孢曲松抗感染治疗 3 天,体温仍波动于 38.0~38.5℃,自诉有痰但难以咳出,胸闷、夜间盗汗。虽然病原学培养未检出致病菌,但结合其症状体征及免疫低下状态,临床医师建议升级治疗方案为美罗培南加强疗效。美罗培南为杀菌剂,对革兰氏阳性菌、革兰氏阴性菌及厌氧菌都很敏感,尤其对包括铜绿假单胞菌在内的葡萄糖非发酵革兰氏阴性菌有极强的抗菌活性,并对各种革兰氏阳性菌和革兰氏阴性菌产生的 β-内酰胺酶均稳定。

3. 患者出现Ⅲ度骨髓抑制,给予短效 rhG-CSF 对症治疗。本品为利用基因重组技术生产的 rhG-CSF,是调节骨髓中粒系造血的主要细胞因子之一,选择性作用于粒系造血祖细胞,促进其增殖、分化,并可增加粒系终末分化细胞的功能。

临床药师观点

1. 患者怀疑为社区获得性肺炎(community-acquired pneumonia,CAP),又处于放化疗后Ⅲ度骨髓抑制状态,根据相关指南推荐需考虑覆盖肺炎链球菌、流感嗜血杆菌、肺炎克雷伯菌等肠杆菌及厌氧菌、军团菌等,可选青霉素类药物/酶抑制剂复合物、第三代头孢菌素或其酶抑制剂复合物、头霉素类药物等。由于该患者对青霉素过敏,因此最后选择头孢曲松经验性治疗合理。

2. 指南建议由于 PEG-rhG-CSF 作用时间较长,通常接受预防性 PEG-rhG-CSF 用药的患者不建议额外给予 rhG-CSF 治疗,但如果 ANC<0.5 × 10^9/L 持续时间 ≥ 3 天,考虑使用 rhG-CSF 进行补救治疗。该患者已接受 PEG-rhG-CSF 预防中性粒细胞缺乏,但仍出现Ⅲ度骨髓抑制,考虑其同时存在肺部感染可能并伴高热,因此给予短效 rhG-CSF 治疗合理。

药学监护要点

1. 关注患者症状体征,监测感染相关实验室检查指标及影像学结果等。

2. 注意监测患者肝、肾功能,以及是否有胃肠道不适、红斑、局部疼痛等症状。

3. **生活管理** 注意个人卫生和环境通风,尽量不去人多的公共场合,避免二重感染。加强营养,食用高热量、高蛋白、高维生素且清淡易消化食物,避免生、冷、辛辣、油炸等刺激性食物。

（王萌萌 林诗舟 汤 静）

参考文献

［1］谢幸,孔北华,段涛.妇产科学.9版.北京:人民卫生出版社,2018: 251-260.

［2］赵霞,张伶俐.临床药物治疗学——妇产科疾病.北京:人民卫生出版社,2016: 149-159.

［3］廖秦平.妇产科感染病学进展.北京:北京大学医学出版社,2009: 9-16.

［4］程蔚蔚,黄勇.妇科炎症.北京:中国医药科技出版社,2013: 109-111.

［5］严滨,吕恽怡.妇产科学高级医师进阶.北京:中国协和医科大学出版社,2016: 250-252.

［6］杨冬梓.疑难妇产科学.北京:科学技术文献出版社,2006: 336-342.

［7］颜青,夏培元,杨帆,等.临床药物治疗学——感染性疾病.北京:人民卫生出版社,2017: 91-92.

［8］汪复,张婴元.实用抗感染治疗学.2版.北京:人民卫生出版社,2011: 766.

［9］中华医学会血液学分会,中国医师协会血液科医师分会.中国中性粒细胞缺乏伴发热患者抗菌药物临床应用指南(2016年版).中华血液学杂志,2016, 37 (5): 353.

［10］中国临床肿瘤学会指南工作委员会.肿瘤放化疗相关中性粒细胞减少症规范化管理指南.中华肿瘤杂志,2017, 39 (11): 868-878.

［11］陈强,林小燕,施纯玫.肿瘤内科医嘱速查手册.2版.北京:化学工业出版社,2016: 108-118.

［12］李国辉,杨珺.肿瘤专科药师临床工作手册.北京:人民卫生出版社,2018: 219-247.

［13］田泉,薛艳,李娜,等.4 019例妇科门诊不同症状患者阴道微生态状况分析.中国微生态学杂志,2013, 25 (12): 1432-1435.

［14］WORKOWSKI K A, BOLAN G A, Centers for Disease Control and Prevention. Sexually transmitted diseases treatment guidelines, 2015. MMWR Recomm Rep, 2015, 64 (3): 1.

［15］GILLET E, MEYS J F, VERSTRAELEN H, et al. Association between bacterial vaginosis and cervical intraepithelial neoplasia: systematic review and meta-analysis. PLoS One, 2012, 7 (10): e45201.

［16］BRADSHAW C S, VODSTRCIL L A, HOCKING J S, et al. Recurrence of bacterial vaginosis is significantly associated with posttreatment sexual activities and hormonal contraceptive use. Clin Infect Dis, 2013, 56 (6): 777-786.

［17］BROOKS J P, EDWARDS D J, BLITHE D L, et al. Effects of combined oral contraceptives, depot medroxyprogesterone acetate and the levonorgestrel-releasing intrauterine system on the vaginal microbiome. Contraception, 2017, 95 (4): 405-413.

［18］AMAYA G J, VIVEROS-CARREÑO D A, SIERRA-BARRIOS E M, et al. Antibiotic treatment for the sexual partners of women with bacterial vaginosis. Cochrane Database of Systematic Reviews 2016, Issue 10. Art. No.: CD011701, 1-63.[2020-02-18]. DOI: 10. 1002/14651858. CD011701. pub2.

［19］HUPPERT J S, MORTENSEN J E, REED J L, et al. Mycoplasma genitalium detected by transcription-mediated amplification is associated with Chlamydia trachomatis in adolescent women. Sex Transm Dis, 2008, 35 (3): 250-254.

［20］SHORT V L, TOTTEN P A, NESS R B, et al. Clinical presentation of Mycoplasma genitalium Infection versus Neisseria gonorrhoeae infection among women with pelvic inflammatory disease. Clin Infect Dis, 2009, 48 (1): 41-47.

［21］MARRAZZO J M, MARTIN D H. Management of women with cervicitis. Clin Infect Dis, 2007, 44 (Suppl 3): S102-S110.

［22］MENA L A, MROCZKOWSKI T F, NSUAMI M, et al. A randomized comparison of azithromycin and doxycycline for the treatment of mycoplasma genitalium-positive urethritis in men. Clin Infect Dis, 2009, 48 (12): 1649-1654.

［23］SCHWEBKE J R, ROMPALO A, TAYLOR S, et al. Re-evaluating the treatment of nongonococcal urethritis: emphasizing emerging pathogens-a randomized clinical trial. Clin Infect Dis, 2011, 52 (2): 163-170.

［24］JENSEN J S, BRADSHAW C S, TABRIZI S N, et al. Azithromycin treatment failure in Mycoplasma genitalium-positive patients with nongonococcal urethritis is associated with induced macrolide resistance. Clin Infect Dis, 2008, 47 (12): 1546-1553.

［25］BRADSHAW C S, CHEN M Y, FAIRLEY C K. Persistence of mycoplasma genitalium following azithromycin therapy. PLoS One, 2008, 3 (11): e3618.

［26］STEINER H L, STRAND E A. Surgical-site infection in gynecologic surgery: pathophysiology and prevention. Am J Obstet Gynecol, 2017, 217 (2): 121-128.

［27］ACOG Committee on Practice Bulletins-Gynecology. ACOG practice bulletin No. 195: prevention of infection after gynecologic procedure. Obstet Gynecol, 2018, 131 (6): e172-e189.

［28］LAKE A G, MCPENCOW A M, DICK-BIASCOECHEA M A, et al. Surgical site infection after hysterectomy. Am J Obstet Gynecol, 2013, 209 (5): 490, e1-e9.

［29］ACOG Committee on Practice Bulletins-Gynecology. ACOG practice bulletin No. 104: antibiotic prophylaxis for gynecologic procedures. Obstet Gynecol, 2009, 113 (5): 1180.

［30］ESPIN-BASANY E, SANCHEZ-GARCIA J L, LOPEZ-CANO M, et al. Prospective, randomised study on antibiotic prophylaxis in colorectal surgery. Is it really necessary to use oral antibiotics？ Int J Colorectal Dis, 2005, 20 (6): 542-546.

［31］JAIYEOBA O. Postoperative infections in obstetrics and gynecology. Clinical Obstetrics and Gynecology, 2012, 55 (4): 904-913.

［32］National Comprehensive Cancer Network (NCCN). NCCN Clinical practice guidelines in oncology.(2018-10-25)[2020-09-10]. https://www. nccn. org/professionals/physician_gls/ pdf/infections. pdf.

［33］KLASTERSKY J, NAUROIS J D, ROLSTON K, et al. Management of febrile neutropaenia: ESMO Clinical Practice Guidelines. Annals of Oncology, 2016, 27 (suppl 5): v111-v118.

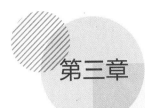

第三章

产科常见感染性疾病
及其药学会诊要点

第一节　妊娠合并呼吸系统感染疾病

一、概述

(一) 临床表现

呼吸系统感染是最常见的感染性疾病之一,分为上呼吸道感染和下呼吸道感染。上呼吸道感染是由各种病毒和细菌引起的,主要侵犯鼻、咽或喉部的急性炎症的总称。下呼吸道感染则主要包括气管炎、支气管炎和肺炎。妊娠期妇女可同时合并呼吸系统感染,除了肺炎外其他呼吸系统感染通常预后较好,对妊娠期妇女及胎儿的影响小,本节我们主要讨论的是妊娠合并肺炎的情况。

肺炎按发病场所分,可分为社区获得性肺炎(CAP)和医院获得性肺炎(HAP)/呼吸机相关性肺炎(ventilator-associated pneumonia,VAP)。HAP 的早期定义为任何发生在医院内的、由医院环境中存在的病原菌引起的肺实质感染。《中国成人医院获得性肺炎与呼吸机相关性肺炎诊断和治疗指南(2018 年版)》参考国外的共识和指南,将原有的广义 HAP 区分为狭义的 HAP 与 VAP 两大类型。HAP 是指患者住院期间没有接受有创机械通气、未处于病原感染的潜伏期,而于入院 48 小时后新发生的肺炎。VAP 是指气管插管或气管切开患者,接受机械通气 48 小时后发生的肺炎,机械通气撤机、拔管后 48 小时内出现的肺炎也属于 VAP 范畴。而 CAP 是指在医院外罹患的感染性肺实质(含肺泡壁,即广义上的肺间质)炎症,包括具有明确潜伏期的病原体感染而在入院后潜伏期内发病的肺炎。妊娠期妇女可发生CAP,也可发生HAP/VAP,但以妊娠合并CAP为主。

妊娠合并肺炎罕见,发生率为0.078%~0.27%。妊娠合并肺炎是北美非产科原因孕产妇死亡的第3大死亡原因。妊娠合并重症肺炎的预后与轻症肺炎有明显的差异。我国汤雯婷等报道妊娠合并重症肺炎的发病率为1/1 030次分娩,占所有入住ICU危重孕产妇的5.67%,是非产科原因入住ICU的第2位原因。妊娠期发生重症肺炎,更易于引起呼吸衰竭和肺炎合并症,它的诊断目前还没有普遍认同的标准。

肺炎对妊娠的影响包括两方面,一是对妊娠期妇女的影响,二是对胎儿的影响。

妊娠合并CAP患者的临床特点主要表现为咽痛、发热、咳嗽,流感样症状不典型;胸痛发生率低,与国内报道青年CAP的特点相符。但是妊娠合并CAP患者常常合并胸腔积液,这是不同于青年CAP的特点。该疾病血象轻度升高,炎症指标如CRP明显升高,但PCT多在正常范围。妊娠合并CAP的病原学特点以肺炎链球菌为最常见,也可以出现革兰氏阴性菌及非典型病原体感染。Huang等的研究显示,妊娠合并重症肺炎的患者90%会发生心肌损伤,83%发生肝功能不全,87%发生水电解质紊乱、33%发生肾功能不全;其中30%的患者使用了无创机械辅助通气,16%的患者需使用有创机械辅助通气;13%的患者因严重的低氧血症、酸中毒及呼吸衰竭,最终死亡。

妊娠合并肺炎对胎儿有很大的影响,妊娠不足34周早产率高达43%,肺炎母亲分娩的新生儿较正常对照组轻150g,且低体重儿(<2 500g)较对照组高(16% vs 8%)。另外,病原体种类不同和感染的妊娠时期不同,对胎儿影响也不同。细菌、真菌、支原体和衣原体感染对胎儿影响不大。妊娠早期病毒感染可致胎儿畸形,妊娠晚期感染可引起宫内垂直感染。我国台湾省的一项研究,通过对1 462例在妊娠期因肺炎而住院就医的妇女结局进行调查,运用Logistic回归分析发现妊娠合并肺炎的妇女出现早产、先兆子痫、低体重儿、低Apgar评分儿的风险比正常妊娠期妇女高。

（二）病因

由于妊娠期妇女各系统都会发生一系列生理性变化,呼吸系统随着妊娠进展,解剖和功能上也会发生变化,包括通气量增加、残气量减少、肺泡换气量增加、耗氧量增加、过度通气等。而子宫增大、膈肌抬高、胸廓横径扩大、呼吸道黏膜水肿、充血等,均使得妊娠期妇女呼吸道局部的防御能力降低和易感性增加,清除呼吸道分泌物的能力下降,肺炎发生风险增加。另外,妊娠期妇女免疫功能也会发生一系列变化,妊娠中晚期淋巴细胞增生性反应功能下降、自

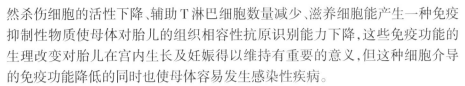

然杀伤细胞的活性下降、辅助 T 淋巴细胞数量减少、滋养细胞能产生一种免疫抑制性物质使母体对胎儿的组织相容性抗原识别能力下降,这些免疫功能的生理改变对胎儿在宫内生长及妊娠得以维持有重要的意义,但这种细胞介导的免疫功能降低的同时也使母体容易发生感染性疾病。

致病的主要病原菌为肺炎链球菌、流感嗜血杆菌、金黄色葡萄球菌、甲型溶血性链球菌、肺炎克雷伯菌、支原体、衣原体、军团菌和革兰氏阴性杆菌等。对于免疫缺陷患者及有特殊流行病学史、旅行史的患者需注意病毒、真菌及特殊致病菌感染。入住重症监护病房的妊娠合并重症 CAP 患者中,肺炎链球菌仍是最常见的病原体。病毒性肺炎中,病原体主要为流感病毒、水痘及带状疱疹病毒。

（三）诊断

妊娠合并肺炎按发病场所分为妊娠合并 CAP 和妊娠合并 HAP/VAP,依据严重程度分为妊娠合并轻症肺炎和妊娠合并重症肺炎。

CAP 是指在医院外罹患的感染性肺实质炎症,包括具有明确潜伏期的病原体感染而在入院后平均潜伏期内发病的肺炎,占妊娠期妇女肺炎的40%~61%。其临床诊断依据是:①新近出现咳嗽、咳痰（59.3%）或原有呼吸道疾病症状,如气促加重（32.2%）并出现脓性痰;伴或不伴胸痛（27.1%）;②发热、寒战;③肺实变体征和 / 或湿性啰音（47%~69% 阳性）;④ WBC>10×10^9/L,伴或不伴核左移;⑤胸部 X 线检查显示片状、斑片状浸润阴影或间质性改变,伴或不伴胸腔积液（98% 阳性）。① ~ ④项中任意一项加第⑤项,并除外肺结核、肺部肿瘤、非感染性肺间质疾病、肺水肿、肺不张、肺栓塞、肺嗜酸性粒细胞浸润症、肺血管炎等,可确立临床诊断。所有拟诊者均应行胸部 X 线检查。

HAP/VAP 的临床诊断依据与 CAP 相同,但其临床表现、实验室和影像学所见对 HAP/VAP 的诊断特异性甚低,主要按肺炎的获得环境进行判断。

2016 年更新的《中国成人社区获得性肺炎诊断和治疗指南》中规定的重症 CAP 的诊断标准为:符合下列 1 项主要标准或 ≥ 3 项次要标准者可诊断为重症肺炎,需密切观察,积极救治,有条件时收住 ICU 治疗。主要标准:①需要气管插管行机械通气治疗;②脓毒症休克经积极液体复苏后仍需要血管活性药物治疗。次要标准:①呼吸频率 ≥ 30 次 /min;②氧合指数 ≤ 250mmHg（1mmHg=0.133kPa）;③多肺叶浸润;④意识障碍和 / 或定向障碍;⑤血尿素氮 ≥ 7.14mmol/L;⑥收缩压 <90mmHg,需要积极的液体复苏。诊断方法主要包括血常规检查、血生化检查、血气分析、病原学的检查以及影像学检查。

HAP/VAP 病情严重程度的评估对于经验性选择抗菌药物和判断预后有重要意义,但目前尚无统一的标准。常用的病情严重程度评分系统有序贯器官衰竭评分（sequential organ failure assessment, SOFA）及急性生理与慢性健康

Ⅱ评分（acute physiology and chronic health Ⅱ evaluation，APACHE-Ⅱ)等。

（四）抗感染治疗

1. 治疗原则　指导妊娠期患者用药的原则为"有明确的用药指征、根据 FDA 分级选择用药、根据用药时的胎龄选择用药、要注意妊娠期母体变化对药物药动学的影响"。妊娠合并肺炎的抗菌药物治疗，需遵循早期、联合、降阶梯的原则，可分为经验性治疗和针对性治疗两个阶段。在明确病原体之前，需根据当地的细菌流行病学特点与耐药性，结合患者自身情况选择能够全面覆盖病原菌的药物。给予抗菌药物治疗前留取病原学检测标本，待获得可靠的病原学检测结果后，可选择窄谱、敏感、不良反应少的药物。

抗菌药物的使用还要参考药物本身的药动学 / 药效学特点，对于时间依赖性的抗菌药物（如青霉素类药物、头孢菌素类药物、碳青霉烯类药物），血清药物浓度 >MIC 的时间是决定疗效的重要因素。而浓度依赖性的抗菌药物（如氨基糖苷类药物、喹诺酮类药物）的杀菌效果随药物浓度升高而增加，药物峰浓度越高效果越好。因此通常每日一次给药，可增加药物抗菌作用并减少不良反应。

2. 治疗方法

（1）门诊治疗：对于门诊轻症 CAP 患者，尽量使用生物利用度好的抗菌药物治疗，建议口服阿莫西林或阿莫西林 - 克拉维酸钾治疗。考虑非典型病原体的可使用大环内酯类药物，如阿奇霉素。喹诺酮类药物（妊娠等级 C）由于其潜在的胎儿关节毒性，四环素类药物（妊娠等级 D）由于其对胎儿牙齿和骨性畸形的影响，在妊娠期均不推荐使用。针对流感病毒的治疗，奥司他韦的使用目前尚缺乏证据。未对妊娠期妇女使用奥司他韦进行对照试验，来自上市后和回顾性观察监测报告的数据有限，这些数据结合动物研究结果不能证实本品对妊娠、胚 / 胎或产后发育有直接或间接的不良反应。应对现有安全性信息、流行病毒株的致病性和妊娠期妇女的基本条件进行评估，以确定妊娠期妇女可以服用本品。

（2）住院治疗：建议使用 CURB-65 评分作为判断 CAP 患者是否需要住院治疗的标准，评分 0~1 分：原则上门诊治疗即可；2 分：建议住院或在严格随访下的院外治疗；3~5 分：应住院治疗。任何评分系统都应结合患者年龄、基础疾病、社会经济状况、胃肠功能及治疗依从性等综合判断。对于需要住院的 CAP 患者，推荐单用 β- 内酰胺类药物或联合大环内酯类药物；对于需要入住 ICU 的无基础疾病的患者，推荐青霉素类药物 / 酶抑制剂复合物、第三代头孢菌素、碳青霉烯类药物联合大环内酯类药物。

除了针对病原体的抗感染治疗外，在中至重度患者中，补液、保持水电解质平衡、营养支持以及物理治疗等辅助治疗对妊娠合并肺炎的患者也是必要的。合并低血压的患者早期液体复苏是降低病死率的重要措施。低氧血症患者的氧疗和辅助通气也是改善患者预后的重要治疗手段,此外,雾化、体液引流、胸部物理治疗等也被用于肺炎的治疗。重症肺炎的辅助药物还包括糖皮质激素、静脉注射用丙种球蛋白、他汀类药物,但是目前为止无确切证据证明其有效性。

二、案例分析

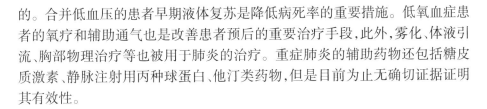

案　例　一

基本情况

【病史摘要】

患者,女性,33 岁,因"停经 6 个月,咳嗽咳痰半个月,发热 4 天"入院。

患者平素月经规律,周期 30 天,经期 5 天,经量中,色红,无痛经。末次月经具体不详,经量及性状同前。停经 1 个月余自测尿 HCG 阳性,外院 B 超提示宫内早孕。孕早期无恶心、呕吐等早孕反应。停经后未建立围产期保健卡,未定期产检,未做 NT 检查及唐氏筛查,未做葡萄糖耐量试验。停经 3 个月余自觉胎动,持续至今无异常。停经以来无头痛、头晕,无视物模糊,无皮肤瘙痒,无双下肢水肿,无腹痛及阴道流血、流液,半个月前无明显诱因下开始出现咳嗽,有痰,当时无发热,无胸闷、胸痛等不适,4 天前出现发热,体温最高 39.5℃,无胸闷、胸痛,无头晕、头痛等不适,未重视及就诊,今仍有发热,觉气促,遂来我院就诊,测体温 39℃,听胎心 190 次 /min,门诊拟"孕 6 个月,发热待查"收入院。

停经以来,患者精神尚可,胃纳尚可,睡眠尚可,大小便正常,体重增加 5kg。

既往史:患者过去体质良好。按国家规定接种疫苗;有青霉素过敏史,症状具体不详;11 年前行子宫下段剖宫产术。无高血压史、糖尿病史、心脏病史、肾病史;无肺结核史、病毒性肝炎史、其他传染病史;无外伤史;无输血史;无中毒史;无长期用药史;有可能成瘾药物(住院期间承认存在经呼吸道使用毒品)。

婚育史:患者适龄结婚,10 年前已离婚,目前和男友同居,未避孕。

生育史:1-0-1-1,育有 1 子,儿子体健。

月经史:初潮年龄 13 岁,月经周期 30 天,经期 5 天,具体日期不详。月经及白带正常。

家族史:家族中无类似患者。父母亲体健,独生子女,直系亲属无类似疾病项。患者否认二系三代有遗传病史。患者否认有遗传倾向的疾病。

查体:T 39.4℃,P 146 次 /min,R 46 次 /min,BP 98/45mmHg,SpO$_2$ 81%,神

清,精神一般,嘴唇及手指指尖发绀,肺部听诊啰音,心脏听诊未及明显病理性杂音,腹隆如 6 个月,未及宫缩,胎心 190 次 /min。

初步诊断:①妊娠相关情况(孕 3 产 1 孕 6 个月);②发热待查;③呼吸衰竭。

【用药记录】

1. 抗感染治疗

D1~D9:美罗培南 1 000mg iv.gtt q8h.+ 阿奇霉素 500mg iv.gtt q.d.+ 帕拉米韦 300mg iv.gtt q.d.。

D1~D12:利奈唑胺 600mg iv.gtt q12h.。

D3~D9:氟康唑 400mg iv.gtt q.d.。

D9~D16:氨曲南 2 000mg iv.gtt q8h.。

D25:替加环素 50mg iv.gtt q12h.+ 卡泊芬净 50mg iv.gtt q.d.。

2. 其他主要药物治疗

减轻炎症渗出

D1~D5:甲泼尼龙 40mg iv.gtt q12h.。

D6~D16:甲泼尼龙 40mg iv.gtt q.d.。

D17~D25:甲泼尼龙 20mg iv.gtt q.d.。

营养支持

D1~D9:肠内营养混悬液 -SP 500ml 鼻饲 q.d.。

D9~D14:肠内营养混悬液 -SP 500ml 鼻饲 b.i.d.。

D15~D25:肠内营养混悬液 -SP 500ml 鼻饲 t.i.d.。

护胃

D1~D25:泮托拉唑 40mg iv.gtt q.d.。

化痰

D1~D25:氨溴索 30mg iv.gtt q8h.。

减轻胆汁淤积

D1~D14:熊去氧胆酸 500mg 鼻饲 q8h.+ 腺苷蛋氨酸 1 000mg iv.gtt q.d.。

调节肠道菌群

D15~D22:复方嗜乳酸杆菌片 1 000mg 鼻饲 t.i.d.。

【治疗经过】

D1:患者因"孕 6 个月,发热待查,呼吸衰竭"收住重症监护室。T 39.4℃,P 144 次 /min,R 46 次 /min,BP 87/56mmHg,氧袋吸氧条件下 SpO_2 94%,神清,精神一般,嘴唇及手指指尖发绀,肺部听诊啰音,心脏听诊未及明显病理性杂音,腹隆如 6 个月,未及宫缩,胎心 190 次 /min。予床边心脏超声,心电图,急诊行血气分析,血常规,凝血功能、常规四项,血型等检查。血液酸碱度 pH 7.43,二氧化碳分压 PCO_2 27.0mmHg ↓,氧分压 PO_2 46.0mmHg ↓,碳酸氢根浓度

17.9mmol/L↓、实际碱剩余 –5.1mmol/L↓、乳酸 3.1mmol/L↑。予气管插管、开通深静脉。考虑患者重症 CAP，给予美罗培南 1 000mg q8h.、阿奇霉素 500mg q.d.、利奈唑胺 600mg q12h. 和帕拉米韦 300mg q.d. 广覆盖。

D2：患者病毒筛查回报甲型流感病毒阳性，暂予床边飞沫隔离，同时与医务科、感染科等相关科室沟通，患者病情危重，甲型流感进展迅速，目前呼吸机支持压力高、吸入氧浓度高，氧合状态差，随时有死亡风险，转入感染科负压病房治疗。

D3：患者药物镇静状态，气管插管，呼吸机机械通气中，90% 氧浓度吸氧下 SpO$_2$ 95% 左右，心电监护未见心律失常，血压未使用升压药维持在 90~100/50~60mmHg。痰培养回报大量金黄色葡萄球菌，青霉素耐药，苯唑西林、万古霉素、利奈唑胺均敏感。知悉患者有吸毒史后，加用氟康唑抗真菌治疗。

D4~D7：患者吸氧浓度逐渐降低，呼吸机机械通气，吸氧浓度 55% 的情况维持 SpO$_2$ 95%。未用冰毯期间可见体温升高至 38℃。肾小球滤过率 126.87ml/min。CRP 28.26mg/L↑。查痰真菌培养及鉴定：培养未检到真菌。

D8：呼吸机氧浓度下调至 50%~55% 无法耐受，SpO$_2$ 90%。仍需 60% 氧浓度，维持 SpO$_2$ 在 95% 左右，CRP、PCT 有反跳升高趋势。

D9：今日患者流感病毒筛查转阴，患者 CRP、PCT 有反跳升高趋势，注意合并细菌感染，停用氟康唑、帕拉米韦、美罗培南改氨曲南 2g q8h. 抗感染治疗，继续其他对症支持治疗，维持生命体征稳定，密切监测病情变化。

D10：患者丙泊酚 + 吗啡药物镇静状态，机械通气。床边摄片：两肺感染，对照老片大致相仿。患者近 3 天未解大便，予灌肠，同时加用番泻叶。

D11：患者昨夜间烦躁，改 100% 氧浓度吸氧，SpO$_2$ 仅能维持 85% 左右。多学科讨论，建议体外膜肺氧合（extracorporeal membrane oxygenation，ECMO）支持，必要时终止妊娠。患者于晚上 ECMO 置管成功。

D12：在 ECMO 维持下，子宫下端剖宫取胎术。取出一死婴，术后转入外科重症监护病房（surgical intensive care unit，SICU）。

D13：患者剖宫产术后第 1 天，持续 ECMO 呼吸支持治疗中，参数为转速 3 400r/min，血流量 5.2L/min，氧流量 7.5L/min，氧浓度 90%，SpO$_2$ 在 92%~98% 波动，循环不稳定，小剂量去甲肾上腺素升压，目前给予患者咪达唑仑针、芬太尼针、维库溴铵以镇痛镇静及维持肌松状态，镇静程度评分（richmond agitation-sedation scale，RASS）–4 ~ –5 分，重症监护室疼痛观察工具法（critical care pain observation tool，CPOT）评分 0 分，谵妄评分阴性，APACHE-Ⅱ 评分 16 分，营养筛查阳性，目前肠内营养支持。

D14：患者氧合功能仍差，但和昨日比较氧浓度略有下降，血红蛋白和昨日比较下降 1g/L 左右，考虑盆腔渗血可能性大，但患者目前抗凝状态，需警惕持续活动性出血可能,今日再监测血红蛋白变化,必要时输注红细胞、血浆,注意监测全血激活凝血时间(activate blood clottingtime,ACT),维持 ACT 在 160~180 秒;患者肺部渗出重,氧合功能差,在保证基本灌注情况下严格控制入量,胶体为主,辅助利尿药利尿保证液体负平衡,继续深度镇痛镇静,肌松充分降低氧耗,防止呼吸对抗、气压伤的发生,继续抗感染,制酸,化痰,营养支持,ECMO 呼吸支持,呼吸机保护性肺通气策略,小潮气量,限制平台压 30cm H_2O,监测凝血功能和感染指标,保证基本灌注,加强气道保护防止误吸,继续留置导尿管,动脉导管,气管插管,ECMO 置管。

D15~D16:患者炎症指标有反跳,氨曲南改回美罗培南。

D17~D24:患者仍有渗血的情况存在,红细胞计数下降,予输注红细胞,PT 时间延长,予输注冷冻血浆改善凝血功能,同时监测 ACT。心脏超声提示急性心功能不全,给予多巴酚丁胺、左西孟旦等治疗。患者出现呼吸急促,肌肉震颤,血压进行性下降,伴有酸中毒,考虑出血和感染可能性较大,行血培养,复查血常规及 B 超,更换深静脉,深度镇静和肌松。并给予扩容处理,密切观察呼吸、循环状态变化。患者乳汁分泌,给予溴隐亭 2.5mg b.i.d 鼻饲。

D25:患者今日凌晨 3 点左右出现心率增快伴血压下降,P 138 次/min,BP 93/54mmHg 左右,呼吸频率增至 44 次/min,SpO_2 98% 左右,3:50 左右患者出现肌肉震颤。经补液等对症处理后,目前循环情况较前好转。红细胞计数 1.88×10^{12}/L↓,B 超提示:脾周及肝周液性暗区,考虑患者目前存在腹腔内活动性出血。患者体温升高,有寒战表现,导管相关性血流感染不能除外,已更换深静脉导管。抗感染方案调整为美罗培南 1 000mg q8h.+ 替加环素 50mg q12h. 抗感染,患者病程长,长期使用广谱抗菌药物、激素,目前有真菌感染高危因素,且合并感染性休克,加用卡泊芬净 50mg q.d. 覆盖念珠菌。

自动出院:患者 ECMO 支持,循环不稳,腹腔、气道活动性出血,导管相关性感染不能除外。与家属沟通病情后,自动出院。

用药分析

1. 患者因"孕 6 个月,发热待查,呼吸衰竭"收住重症监护室。患者有咳嗽,肺部听诊有啰音,考虑为肺部感染。由于患者妊娠状态,未行肺部 CT 检查,给予患者广覆盖的抗感染治疗,初始使用美罗培南、阿奇霉素、利奈唑胺、帕拉米韦。《中国成人社区获得性肺炎诊断和治疗指南(2016 年版)》中指出,对于需要入住重症监护室的患者,肺炎链球菌为常见,其他要考虑的病原体包括金黄色葡萄球菌、军团菌、流感病毒等。2017 年我国 MRSA 平均检出率分别为 35.3%,超过 20%,需经验性覆盖 MRSA。所以该患者选择碳青霉烯类药物 + 大环内酯类药物 + 抗 MRSA 药物 + 神经氨酸酶抑制剂进行广覆盖。

2. 肺部真菌感染在深部真菌感染中占首位。随着广谱抗菌药物的大量使用、糖皮质激素及免疫抑制剂的应用、器官移植开展、吸毒等,近 5 年以来发病率有明显上升趋势,已成为日益受到重视的感染性疾病。患者住院期间经询问,有吸毒史。吸毒会造成患者免疫力的下降,是肺部真菌感染的高危因素之一。在知晓当天,给患者增加了抗真菌感染药物氟康唑。

3. 重症肺炎患者实施抗感染治疗的同时,主张予以辅助用药,以此来帮助患者减轻肺部损伤,避免多器官造成严重的损害。临床治疗重症肺炎,应用抗菌药物杀死病原菌之后,因其释放出来的内毒素,是患者发生全身性炎症反应的主要根源。除此之外,患者机体肺部组织的免疫损害,对肺泡氧合有着极大的影响,进而导致患者发生严重的低氧血症。通过甲泼尼龙联合抗菌药物治疗,对细胞吞噬功能进行抑制,使炎症介质释放减轻,对补体介导的炎症反应进行阻止,使机体炎症程度得到降低,避免患者机体遭受毒素的刺激、损伤,使其毒血症状得到有效缓解。糖皮质激素的停药需要逐渐减量。所以该患者从 40mg q12h. 到 40mg q.d. 到 20mg q.d.,直至患者自动出院。

4. 患者入院第 1 天肝功能检查,总胆汁酸 37μmol/L↑,谷丙转氨酶 394U/L↑,谷草转氨酶 804U/L↑,直接胆红素 11μmol/L,间接胆红素 4μmol/L,考虑患者为妊娠期肝内胆汁淤积症(intrahepatic cholestasis of pregnancy,ICP)。ICP 是一种重要的妊娠期并发症,主要导致围产儿死亡率增加。血清胆汁酸水平改变是 ICP 最主要的实验室证据,其次是肝酶和胆红素,还需排除病毒性肝炎及肝脏结构性的改变。熊去氧胆酸推荐作为 ICP 治疗的一线药物。2015 年我国指南推荐,对于重度、进展性、难治性 ICP 患者可考虑熊去氧胆酸和腺苷蛋氨酸联合治疗。该患者即采用这种药物治疗方案,之后各项指标有明显的好转。

临床药师观点

1. 妊娠期的抗感染治疗,除了遵循一般抗感染的原则外,还必须关注抗感染药物的妊娠等级,目前我国尚没有妊娠期肺炎等的治疗指南。通常妊娠期抗感染治疗首选为 β- 内酰胺类药物,该患者既往有青霉素过敏史,但具体过敏症状不详。美罗培南妊娠等级 B 级,碳青霉烯类药物的侧链结构和其他β- 内酰胺类药物有较大差异,而侧链结构是过敏与否的决定性因素,故两者之间交叉过敏罕见。无充分循证医学证据支持皮试预测作用,给药前不常规进行皮试,所以该患者可以使用碳青霉烯类药物,用药期间密切观察,患者未出现过敏的症状。患者肌酐清除率正常,未见急性肾功能的损害,美罗培南使用1 000mg q8h. 合理。但碳青霉烯类药物无法覆盖非典型病原体,如支原体、衣原体、军团菌。加用阿奇霉素覆盖非典型病原体。阿奇霉素同样妊娠等级为B 级,依据说明书,阿奇霉素对于重症肺炎可连续使用 7~10 天。

2. 患者入院第 2 天即回报甲型流感病毒阳性,考虑患者气管插管,无法口服,选择静脉给药帕拉米韦进行抗病毒治疗。帕拉米韦是继扎那米韦和奥司他韦后一种新型的抗流感病毒药物,属神经氨酸酶抑制剂,现有临床试验证明对甲型和乙型流感有效。帕拉米韦说明书提示对于重症患者,可加倍使用,选用 600mg q.d. 的给药方式。该患者选用 300mg q.d. 的给药剂量。临床药师认为,对于该患者的情况,可选择大剂量进行给药。但患者在第 9 天,流感病毒转阴,证实患者在 300mg q.d. 的给药剂量下也是有效的。

3. 患者入院第 3 天痰培养回报大量金黄色葡萄球菌,青霉素耐药,苯唑西林、万古霉素、利奈唑胺均敏感。初始治疗时已选择利奈唑胺进行对 MRSA 的覆盖,证明初始的抗菌药物广覆盖是非常正确的。通常对于 MRSA 的肺部感染,我们的选择不多,有万古霉素、替考拉宁、利奈唑胺 3 种,达托霉素由于其会在肺部被代谢酶代谢而没有肺部感染的适应证。糖肽类药物与噁唑烷酮类药物在治疗肺部感染时疗效没有明显的差异,初始选择主要依据患者特定的生化指标,若肾功能不全,通常不选择糖肽类药物;若血小板计数低,则不选择噁唑烷酮类药物。

4. 患者感染指标好转后,选择降阶梯治疗,美罗培南降级为氨曲南,选择氨曲南主要考虑患者既往的青霉素过敏史。临床通常将青霉素过敏反应分为速发型过敏反应和迟发型过敏反应,速发型过敏反应通常发生于 1 小时内。但该患者青霉素过敏具体症状不清楚,无法判断其属于哪一型。氨曲南属于单环 β- 内酰胺类药物,其与其他 β- 内酰胺类药物的交叉过敏并不常见,所以很多指南推荐 β- 内酰胺类药物过敏的患者可选择氨曲南进行治疗。但依据我院的药物过敏试验规定,对于青霉素过敏的患者,仍可选择头孢菌素进行治疗,但在治疗前需选择拟用药物进行皮试,而非青霉素皮试液。该患者若选择头孢菌素类药物进行治疗,也是合理的。

药学监护要点

1. 利奈唑胺是常用的治疗 MRSA 感染的药物,其常见不良反应包括血小板减少、贫血,严重的不良反应有乳酸性酸中毒。说明书提示肝、肾功能不全的患者无须进行药物剂量的调整。有研究发现,利奈唑胺的个体浓度差异与不良反应有着密切联系。我院常规开展利奈唑胺血药浓度的测定。经测定,该患者的利奈唑胺血药浓度为 2.4mg/L,在我院规定 2~6.5mg/L 为推荐治疗范围。且用药期间未发现血小板减少、贫血、乳酸性酸中毒等不良反应。

2. 为覆盖患者可能的真菌感染,初始选择氟康唑进行治疗。氟康唑属于三唑类抗真菌药物,主要以活性成分原型的形式经尿液排泄,肾功能不全患者需调整剂量,该患者无须调整。氟康唑的主要不良反应除了消化道症状外,主要是肝毒性。该患者本身入院第一天即查出有胆汁淤积症,肝酶增高,在使用氟康唑时未见谷丙转氨酶、谷草转氨酶再度升高,经熊去氧胆酸、腺苷蛋氨酸治疗后,有下降的趋势。氟康唑是 CYP3A4 的抑制剂,临床上需注意其他药物与该药物的相互作用。该患者未使用通过该酶代谢的药物。氟康唑通过抑制整流钾通道电流而引起 Q-T 间期延长,而据报道大环内酯类药物也有类似的作用,所以在合用氟康唑与阿奇霉素期间应严密监测患者的心电图。该患者入住重症监护室,24 小时进行心电监护,治疗期间未发生该类不良反应。

3. 患者既往有青霉素过敏史,在治疗过程中使用美罗培南及氨曲南。虽然这两种药物在青霉素过敏的情况下仍可,但仍需密切关注其是否还会引起过敏反应。药物的过敏反应按照发生机制可分为:① I 型过敏反应,由 IgE 介导的速发型过敏反应,主要引起过敏性休克、荨麻疹、喉头水肿和支气管哮喘等;② II 型过敏反应,细胞毒作用,主要引起溶血性贫血、粒细胞缺乏、血小板减少等;③ III 型过敏反应,抗体复合物反应,主要导致血清病、药物热;④ IV 型过敏反应,迟发或细胞介导的过敏反应,主要引起接触性皮炎、大疱表皮剥脱松解症和间质性肾炎等。经过严密观察,患者在使用美罗培南及氨曲南期间均未发生以上的过敏反应。

案 例 二

基本情况

【病史摘要】

患者,女性,53 岁,因"孕 27 周,发热伴咳嗽 7 天,胸闷气促 2 天"入院。

患者平素月经规则,周期 25 天,经期 2~3 天,经量中,色红,无痛经。于国外行胚胎移植术(第三代试管婴儿、性别选择)。停经 1^+ 个月外院尿 HCG 阳性,停经 12 周外院 B 超示"宫内早孕,顶臀径 4.6cm"。停经以来无明显恶心、呕吐等早孕反应。停经 12^{+1} 周建围产期保健卡,无创 DNA、OGTT 正常,定期产检,血压、胎位、胎心均正常。停经 4 个月余自觉胎动,持续至今无异常。停经以来无发热头痛,无胸闷气急,无视物模糊,无皮肤瘙痒,无双下肢水肿,无阴道流血、流液等。现孕 27 周,7 天前无明显诱因出现咳嗽伴发热,体温最高可达 39.3℃,遂就诊于当地医院,给予布洛芬、阿奇霉素抗感染治疗 3 天,未见明显好转,后改用头孢菌素治疗 3 天,仍未见明显好转。2 天前出现胸闷、气急,遂就诊于当地第一医院,行肺 CT 提示两肺炎症,给予美罗培南 1g iv.gtt q8h.、奥司他韦 75mg p.o. b.i.d. 及对症治疗未见明显好转,现为求进一步诊治就诊于我院。现无腹痛、腹胀,无阴道流血、流液,无畏寒、发热等不适。

急诊拟"孕 5 产 3 孕 27 周头位待产、肺炎、试管婴儿、呼吸衰竭"收入院。

停经以来,患者精神差,胃纳差,睡眠欠佳,大小便正常,体重增加 10kg。

患者既往史、个人史、家族史、月经史无殊。

婚育史:21 岁结婚,后离异,52 岁再婚,非近亲结婚,配偶身体健康,生育史:3-0-1-3。

查体:T 36.6℃,P 88 次/min,R 38 次/min,BP 99/67mmHg,双肺可闻及湿啰音。髂前上棘间径 24cm,髂嵴间径 26cm,骶耻外径 19cm,坐骨结节间径 9cm。宫底高 25cm,腹围 110cm,先露头,未衔接,胎数:1,胎位 ROA,胎心 150 次/min,胎儿重量估计 1 000g,宫缩:无,阴道检查:未查。我院查血气分析 + 全血乳酸测定:全血乳酸 1.1mmol/L,血液酸碱度 pH 7.42,二氧化碳分压 PCO_2 33.0mmHg↓,氧分压 PO_2 94.0mmHg,碳酸氢根浓度 20.7mmol/L↓,实际碱剩余 –2.6mmol/L↓,氧合血红蛋白 96%,血红蛋白总量 128g/L,还原血红蛋白百分比 2.6%。血常规(急诊):WBC 5.9×10^9/L,NEUT 84.4%↑,Hb 113g/L,血细胞比容 34.1%,PLT 192×10^9/L。

初步诊断:①妊娠相关情况(孕 5 产 3 孕 27 周头位待产);②肺炎;③试管婴儿妊娠状态;④呼吸衰竭。

【用药记录】

1. 抗感染治疗

D1~D5:美罗培南 1 000mg iv.gtt q8h.。

D1~D2:奥司他韦 75mg 鼻饲 b.i.d.。

D1~D3:阿奇霉素 500mg iv.gtt q.d.。

D5~D25:哌拉西林 - 他唑巴坦 4.5g iv.gtt q8h.。

D13~D20:利奈唑胺 600mg iv.gtt q12h.。

D18~D22:万古霉素 250mg 鼻饲 q6h.。

2. 其他治疗

减轻炎症渗出

D1~D6:甲泼尼龙 40mg iv.gtt q12h.。

D6~D9:甲泼尼龙 40mg iv.gtt q.d.。

D9~D12:甲泼尼龙 20mg iv.gtt q.d.。

肠内营养

D3~D6:肠内营养混悬液 -SP 500ml 鼻饲 b.i.d.。

D6~D19:肠内营养混悬液 -SP 500ml 鼻饲 t.i.d.。

护胃

D1~D22:艾司奥美拉唑 40mg iv.gtt q.d.。

促胃动力

D3~D16:多潘立酮 1 片鼻饲 t.i.d.。

通便

D3~D16：乳果糖 15ml 鼻饲 b.i.d.。

深静脉血栓

D3~D11：那屈肝素钙 4 100U i.h. q12h.。

D12~D16：那屈肝素钙 4 100U i.h. q12h.。

D17~D40：那屈肝素钙 4 100U i.h. q12h.。

【治疗经过】

D1：患者诉胸闷气急，无发热寒战，无腹痛腹胀，无阴道流血流液等不适。查体：神清，精神软，文丘里面罩吸氧 50% 下 SpO₂ 维持在 95% 左右，呼吸 25~30 次/min，听诊双肺可及少量湿性啰音，四肢不肿。肺 CT（当地）提示两肺广泛渗出病变，病毒性肺炎不能排除。患者晚间文丘里面罩吸氧 50% 下 SpO_2 88%，改氧袋吸氧，SpO_2 在 90% 左右，后紧急气管插管转入 ICU 治疗。美罗培南 1 000mg q8h.，甲泼尼龙 40mg q12h.。

D2：患者气管插管接呼吸机辅助呼吸，SpO_2 为 92% 左右，持续咪达唑仑、吗啡镇静镇痛，RASS-4~-5 分，持续冰毯降温。查体：T 38.2℃，P 115 次/min，R 20 次/min，BP 100/62mmHg（去甲肾上腺素 4mg 化入 50ml 溶媒，走速 8ml/h），双侧瞳孔 2.5mm，光反射灵敏，皮肤巩膜无黄染，浅表淋巴结未及明显肿大，双肺听诊呼吸音粗，可闻及明显干湿啰音。心率偏快，律齐，未及明显杂音，腹隆如孕月大小，胎心 170 次/min，双下肢不肿。流感病毒筛查阴性，痰涂片可见少量白细胞，以中性粒细胞为主，未见细菌及真菌。肌酐 40μmol/L。胎心音快，考虑与患者发热相关，给予对乙酰氨基酚 5ml 鼻饲。

D3：患者查呼吸道合胞病毒 RNA 测定阴性，肺炎支原体 DNA 测定阴性，肺炎衣原体 DNA 测定阴性。痰涂片未发现细菌，结核感染 T 细胞实验（T-SPOT）阴性。PCT 0.25ng/ml↓，CRP 114.57mg/L↑。患者肠内营养混悬液（SP）500ml b.i.d.，胃排空差，加用多潘立酮 1 片鼻饲 q8h. 促进胃肠动力，使用乳果糖 15ml 鼻饲 q8h. 通便，乙酰半胱氨酸化痰。双下肢肌间静脉血栓形成，那屈肝素钙皮下注射 q12h.。

D4：患者今日行多学科团队（multi-disciplinary team，MDT）会诊，监护室、麻醉科、产科、呼吸内科、血管外科参加。综合意见，患者妊娠合并重症肺炎（病毒性首先考虑）、孕 5 产 3 孕 27⁺⁴ 周头位待产、呼吸衰竭（Ⅰ型）、试管婴儿妊娠状态、深静脉血栓，目前患者呼吸机支持状态，胎儿情况尚可，因患者病情危重、胎儿仅仅 27⁺⁴ 周，若行剖宫取胎术则极低体重儿生存率低、远期并发症多，且加重母亲病情，建议继续期待治疗，加强胎儿监护，胎死宫内风险告知患者家属，继续那屈肝素钙抗凝治疗，必要时行剖宫产术。

D5：患者今日体温下降，炎症指标下降，CRP 24mg/L↑，没有细菌感染的证据,美罗培南降级为哌拉西林 - 他唑巴坦 4.5g q8h.。

D6~D9:患者期间继续呼吸机辅助通气,但支持力度逐渐下降。逐渐停用去甲肾上腺素,甲泼尼龙从 40mg q12h. 到 40mg q.d.,再到 20mg q.d.。仍有发热,体温在 38℃左右。中药辅助通便。

D10:患者夜间发热 39℃,烦躁,乳酸 2.0mmol/L。不能排除深静脉导管相关性,予拔除右颈内静脉置管,抽血培养,需严密观察体温、血压等变化。

D11:患者呼吸机模式改自主呼吸支持(pressure support ventilation,PSV)模式锻炼,放置空肠营养管鼻饲营养。胎儿超声:宫内孕,单活胎,超声估测孕龄 28 周[+6] 天,超声估测胎儿体重 1 241g,羊水过少,胎儿心率偏快,建议复查。产科医生建议家属即刻行剖宫产。

D12:患者今日行剖宫产术 + 子宫内膜异位病灶电灼术,手术过程顺利,术中未见明显并发症,术后安返 ICU,新生儿因早产送省儿保医院。患者夜间氧合、循环稳定。

D13~D14:患者继续气管插管,呼吸机辅助呼吸。CRP升高至 146.34mg/L↑。痰涂片示阳性球菌,遂加用利奈唑胺 600mg q12h. 抗感染。

D15~D16:患者期间拔除气管插管,拔管后出现呼吸困难,可闻及喉鸣音,三凹征阳性,考虑上气道梗阻,给予地塞米松、肾上腺素雾化效果差,再次紧急气管插管。患者第 16 天行气管切开术,术后呼吸循环稳定。

D17~D19:患者期间出现大便次数增多,每日 5~6 次,暂停乳果糖及中药 1 次,给予蒙脱石散鼻饲。送大便常规、细菌涂片及艰难梭菌检测,给予万古霉素鼻饲给药。

D20:患者今日无发热,腹泻症状较前明显好转,开始经口进食米汤。患者病情好转,呼吸肌锻炼中,炎症指标及发热好转,停用利奈唑胺抗感染。

D22:患者大便培养阴性,已无明显腹泻,万古霉素停止口服,患者白天脱机呼吸锻炼,氧合、循环基本稳定,但考虑呼吸疲劳,夜间仍予接回呼吸机 PSV 模式,PS 8cm H_2O,PEEP 3cm H_2O,FiO_2 30%。

D25:患者夜间休息可,现神志清,精神可,停用哌拉西林 - 他唑巴坦后无发热、胸闷、气短、呼吸困难等症状,气管切开处机械通气,PSV 模式。

D26~D28:患者意识清,精神可,未诉胸闷、气促,气管切开处改接文丘里吸氧、FiO_2 24%,指测 SpO_2 100%。体温 37℃,各炎症指数计数下降,逐渐康复过程中。

D29~D30:患者目前神清,精神可,改鼻导管吸氧,2L/min,SpO_2 98%~100%。查体:T 37.0℃,P 95 次 /min,R 15 次 /min,BP 102/63mmHg;肺部 CT 平扫:两肺多发感染。对照上次 CT 图像感染有所吸收。

D31~D32:患者意识清,精神可,未诉胸闷、气促,鼻导管吸氧,指测

SpO₂ 100%,生命体征平稳。查体:T 36.8 ℃,P 87 次 /min,R 13 次 /min,BP 105/65mmHg;患者病情好转、各炎症指数已达正常,治疗有效,继续原方案治疗。转专科继续治疗。

D33~D40 :患者现偶有咳嗽、咳痰,无畏寒、发热,无恶心、呕吐等不适。查体:双肺呼吸音略粗,未闻及明显干湿啰音,心律齐,无杂音,腹平软,无压痛及反跳痛,无明显阴道流血流液。一般情况可,右侧小腿肌间静脉仍有血栓形成,那屈肝素钙继续治疗,需警惕血栓脱落引起肺栓塞等情况。第 40 天出院,嘱出院后呼吸内科及血管外科随诊。

用药分析

1. 患者转入我院前,已在当地医院行抗感染的初始治疗,治疗方式为美罗培南 1 000mg q8h.,阿奇霉素 500mg q.d.,奥司他韦 75mg b.i.d.。到我院后延续初始治疗方案。但患者入院当晚由于氧合下降而气管插管进入监护室。第 2 天,流感病毒阴性,遂停奥司他韦。第 3 天,非典型病原体筛查阴性,遂停用阿奇霉素,保留美罗培南 1 000mg q8h.继续抗感染治疗。第 5 天,患者体温下降,炎症指标下降,CRP 只有 24mg/L ↑,遂再次降级为哌拉西林 - 他唑巴坦 4.5g q8h.。

2. 患者入院第 13 天,CRP 明显反跳升高,从 63.84mg/L 升至 146.34mg/L,且痰涂片发现革兰氏阳性球菌。患者之前痰涂片均未发现细菌,所以在美罗培南使用的情况下,主要考虑耐药的阳性球菌,遂加用利奈唑胺 600mg q12h.进行抗感染治疗。在经过 1 周的使用后,患者无发热,且 CRP 下降明显,至 36mg/L↑,遂停用利奈唑胺。

3. 患者入院第 3 天开始给予肠内营养支持,肠内营养混悬液 SP 500ml b.i.d. 起。患者有腹胀、便秘的情况,给予多潘立酮促进胃动力,乳果糖口服溶液 15ml b.i.d. 帮助排便。效果尚可,后加至肠内营养混悬液 SP 500ml t.i.d.。患者第 17 天开始,出现大便次数增多的情况,每日可达 5~6 次。积极筛查大便常规、涂片及艰难梭菌的检测。停用乳果糖及中药,给予蒙脱石散口服,酪酸梭菌活菌片调节肠道菌群,并经验性开始万古霉素的治疗。患者大便常规未见白细胞增多,涂片示细菌数量明显减少,罕见阴性杆菌,艰难梭菌毒素未检测到。5 天后,患者腹泻症状好转,遂停用万古霉素。

4. 患者入院第 4 天 B 超检查,四肢血管彩超检查提示,双下肢肌间静脉血栓形成,遂给予那屈肝素钙皮下注射 q12h.。患者于第 11 天,复查四肢血管超声,发现较上次血栓增大。患者于剖宫产手术前停用抗凝药物,术中未发生产妇大出血等凝血不良反应,并于术后重新使用。后再次于气管切开术前停用,术后继续使用。患者第 40 天查肺动脉 CTA 未见明显异常,并予利伐沙班出院带药 10mg b.i.d. 持续抗凝。

📝 临床药师观点

1. 患者在当地医院已行肺部 CT 检查,病毒性肺炎不能除外,奥司他韦说明书提示妊娠期使用缺乏证据,但在回顾性的研究中并未报道对妊娠、胚 / 胎或产后发育有直接或间接的不良反应。当地医院已经初始给予抗病毒的覆盖,转我院后持续治疗。妊娠期妇女在流感季节性和大流行期间感染的风险很高。据报道,重症的病毒性肺炎,妊娠期妇女死亡率可达到 50%。妊娠期妇女患流感与自然流产、早产和出生缺陷相关。妊娠期妇女预防流感及其并发症的最佳方法是每年注射流感疫苗。在患有或暴露于流感的妇女中,奥司他韦抗病毒治疗应尽快启动,无须等待实验室确认,以使效益最大化。抗病毒药物的使用通常被认为收益大于风险,且其安全性已被很多报道证实。一项药动学的研究显示,与非妊娠期妇女相比,奥司他韦的活性代谢产物在妊娠期妇女体内减少 30%,这可能由于妊娠期的特殊生理学变化。Ariano 等的研究发现,奥司他韦 75mg b.i.d. 的用法,其奥司他韦羧酸盐的血浆浓度是 H_1N_1 流感病毒 MIC 的上千倍,所以即使在妊娠期妇女中浓度变低,也同样有效。

2. CAP 会导致早产和低体重儿的概率增加。在最近没有使用抗菌药物的门诊患者中,经验性阿奇霉素单药治疗是合适的。如果有并发症的存在或既往 3 个月有抗菌药物使用史,推荐阿奇霉素联合 β- 内酰胺类药物。喹诺酮类药物在非妊娠期患者 CAP 中常用,但是妊娠期患者不推荐。妊娠合并 CAP,需要入住重症监护室的患者,有铜绿假单胞菌感染的风险,治疗方案需包括抗铜绿假单胞菌的 β- 内酰胺类药物并联合阿奇霉素。对于多重耐药菌的感染,还可联合氨基糖苷类药物。该患者选用美罗培南联合阿奇霉素初始治疗合理。在住院第 3 天,患者检查提示肺炎支原体 DNA 测定阴性,肺炎衣原体 DNA 测定阴性。痰涂片未发现细菌,TSPOT 阴性。遂停用阿奇霉素,但 CRP 仍高,暂保留美罗培南进行治疗。患者肾功能正常,美罗培南使用重症感染的常规剂量 1 000mg q8h. 进行给药。

3. 艰难梭菌是一种革兰氏阳性厌氧芽孢杆菌,是引起院内肠道感染的主要致病菌之一。临床上,15%~25% 的抗菌药物相关性腹泻、50%~75% 的抗菌药物相关性结肠炎和 95%~100% 的假膜性肠炎是由艰难梭菌感染(*Clostridium difficile* infection,CDI)引起的。患者住院期间发生抗菌药物相关性的腹泻,需考虑 CDI。CDI 可分为无症状携带、轻至中度、重度、重度伴并发症。轻至中度为患者有腹泻等肠炎样症状,但没有重症感染表现,给予甲硝唑 500mg q8h.。重症为 CDI 患者有腹泻,且存在以下任何一项因 CDI 导致的异常:WBC>15×10^9/L、血肌酐较基线升高 >50%、内镜发现假膜。给予万古霉素 125mg q6h.(口服或胃管入)。结合该患者的实际情况,症状属于轻度感染,可选择甲硝唑 500mg q8h.,无须使用万古霉素 250mg q6h.。且该患者最终没有 CDI 的证据,腹泻的好转可能与益生菌的使用,调节肠道菌群有关。

4. 妊娠期和产后静脉血栓栓塞是导致产妇发病和死亡的一个重要原因。所有女性在妊娠期怀疑有深静脉血栓的都应行超声检查。该患者经四肢 B 超证实有深静脉血栓的形成。维生素 K 拮抗剂华法林能透过胎盘,可能导致胎儿畸形和出血。妊娠 6~9 周的妇女使用华法林,婴儿胚胎病发生率为 5%~6%。晚期的并发症包括致命的出血、神经系统缺陷等,所以华法林不推荐用于妊娠期的深静脉血栓治疗。低分子量肝素被推荐用于妊娠期深静脉血栓的治疗,在最初的 8~12 周可选择每天 2 次的给药方式。深静脉血栓的治疗最少维持到产后 6~8 周,如果有需要,可以持续治疗长达半年,所以该患者在出院后继续给予利伐沙班口服,并嘱定期血管外科复诊。利伐沙班说明书示尚未确定其用于哺乳期妇女的安全性和疗效。动物研究的数据显示利伐沙班能进入母乳,因此禁用于哺乳期妇女,我们叮嘱该患者进行治疗期间不要进行母乳喂养。

药学监护要点

1. 患者在第 5 天,感染指标明显下降后,改美罗培南为哌拉西林 - 他唑巴坦 4.5g q8h.。哌拉西林 - 他唑巴坦是青霉素 / 酶抑制剂复合制剂,对大多数阳性菌及阴性菌有效,对铜绿假单胞菌也有效。其常见的不良反应有腹泻、恶心、呕吐、皮疹,少见的不良反应有血肌酐水平升高、肝酶升高、粒细胞减少和血小板减少等。青霉素类药物在使用前必须做皮试,患者皮试阴性,但青霉素皮试不能预测起疱性皮疹如 Stevens-Johnson 综合征、大疱表皮剥脱松解症,以及溶血性贫血、间质性肾炎等 Ⅱ、Ⅲ、Ⅳ 型过敏反应,需注意此类过敏反应。长期使用广谱抗菌药物,需密切注意抗菌药物相关性腹泻。该患者在长期使用后出现了腹泻的症状,且经粪便涂片证实存在菌群紊乱的情况,但没有 CDI 的证据。结合考虑患者感染指标后,停用了哌拉西林 - 他唑巴坦,并给予益生菌调节肠道菌群,后患者腹泻症状好转。长期使用广谱抗菌药物,还可能导致真菌的继发感染。在治疗期间需严密监测患者的体温及感染指标,若有异样的升高,不能忽视真菌感染的可能,需积极筛查。

2. 患者使用肠内营养时有腹胀的表现,给予患者多潘立酮片 10mg t.i.d. 促进胃动力。多潘立酮妊娠等级 C 级,权衡利弊后方可谨慎使用。多潘立酮近来因为其心脏毒性而常常被报道,其严重不良反应包括心律失常、心脏骤停、猝死。欧洲药品管理局建议在整个欧盟范围内限制其适应证,仅用于缓解恶心和呕吐症状,而不适用于腹胀的情况。且其主要经 CYP3A4 代谢,与该药酶的抑制剂合用时会导致浓度增高,不良反应发生的可能增加。多潘立酮使用期间需进行严密的心电监护,该患者在使用时未观察到心脏毒性的发生。抑酸剂的使用会降低多潘立酮的口服生物利用度,不应与其同服。由于该患者感染性休克,需要使用质子泵抑制剂(proton pump inhibitor,PPI)预防应激性溃疡,胃内 pH 长时间处于升高状态,可能会导致多潘立酮的口服吸收变差,需关注胃肠动力的改善情况。患者随后腹胀得到了好转,肠内营养从 1 000ml/d 增加至 1 500ml/d。

3. 妊娠期间,妊娠期妇女的药物分布容积增加,肾脏清除率增加,这可能导致低分子量肝素的治疗需要更严密的监测。目前尚没有证据证明按抗 - Xa 活性水平调整低分子量肝素用量对治疗有益。如果监测的话,每天 2 次给药方案,目前建议的妊娠抗 - Xa 活性范围是 0.5~1.0U/ml(给药后 4 小时)。每天 1 次给药方案,4 小时后的抗 - Xa 活性范围推荐为 1.0~2.0U/ml。我院目前已开展抗 - Xa 活性的监测,测得该患者的数据为 0.8U/ml,在治疗范围内,且在使用期间未出现明显的出血现象。每周复查四肢血管 B 超直至出院,下肢血栓一直存在,并未消退,也没有发生肺栓塞。除了监护肝素的抗凝作用外,还需关注肝素导致的血小板减少。血小板减少常发生在用药初的 5~9 天,开始治疗 1 个月内应定期监测血小板计数,该患者未发生血小板减少的不良反应。嘱患者出院后继续抗凝治疗。

(徐 强　卢晓阳)

第二节　妊娠合并泌尿系统感染疾病

一、概述

(一) 临床表现

妊娠合并泌尿系统感染是指妊娠期各种微生物侵及尿路引起的炎症,女性由于解剖及生理特点,尿路感染的发病率明显高于男性。可有症状亦可无症状,根据致病微生物的不同,可分为细菌性、真菌性和非典型病原体,以细菌性最常见。绝大多数是由细菌经尿道上行膀胱,乃至肾盂引起的感染。急性泌尿系感染所致的高热可引起流产、早产。若在妊娠早期,病原体及高热还可使胎儿神经管发育障碍,无脑儿的发病率明显增高。妊娠期急性肾盂肾炎有 3% 可能发生脓毒性休克。慢性肾盂肾炎有可能发生高血压,妊娠期合并肾盂肾炎发生高血压的概率较无泌尿系感染者高 2 倍。各地区妊娠期妇女合并泌尿系统感染的发病率不同,发展中国家的发病率明显高于发达国家。妊娠期妇女无症状性菌尿发病率为 2%~13%,但 20%~40% 的无症状性菌尿可发展为急性肾盂肾炎,妊娠期尿路感染的住院率为 2.9%。

临床上初发或单纯性尿路感染致病菌多为大肠埃希菌,复杂性尿路感染致病菌多为变形杆菌、产碱杆菌或铜绿假单胞菌,真菌感染常见于糖尿病及长期应用广谱抗菌药物或糖皮质激素的患者,以白念珠菌感染常见。

1. 无症状细菌尿　无临床症状但清洁中段尿培养病原菌菌数 $\geq 10^5$CFU/ml(无留置尿管)。

2. 膀胱炎　即通常所指的下尿路感染。其致病菌多为大肠埃希菌,占 75% 以上。成年妇女膀胱炎的主要表现是膀胱刺激症状,即尿频、尿急、尿痛、下腹部或耻骨膀胱区痛、排尿困难,有的出现尿失禁。一般无明显全身感染症状,少数患者可有腰痛、低热(不会超过 38.5℃)。尿混浊或脓尿,甚至肉眼血尿,镜下见膀胱黏膜及固有膜均充血、水肿,大量中性粒细胞浸润,重者表面形成溃疡,甚至出现小脓肿。黏膜溃疡可由较多纤维素性渗出物及坏死组织结合成的假膜覆盖。

3. 肾盂肾炎

(1)急性肾盂肾炎:多发生在妊娠末期 3 个月,主要症状如下。

1)全身症状:如寒战,发热、头痛、恶心、呕吐等,常伴有白细胞计数升高和红细胞沉降率增快。一般无高血压和氮质血症。

2)局部症状:包括尿频、尿急、尿痛等膀胱刺激征,腰痛和 / 或下腹部痛、肋脊痛及输尿管点压痛,肾区压痛和叩痛。

3)实验室检查:血常规可表现为白细胞计数升高;尿常规可见尿白细胞计数升高、脓细胞(+++);血培养部分患者可表现阳性;尿培养主要为大肠埃希菌,其次为变形杆菌、克雷伯菌等,仅有 5% 为粪链球菌引起。

(2)慢性肾盂肾炎:临床表现复杂,全身及泌尿系统局部表现均可不典型。一半以上患者可有急性肾盂肾炎病史,后出现程度不同的低热、间歇性尿频、排尿不适、腰部酸痛及肾小管功能受损表现,如夜尿增多、低比重尿等。大致可分为 3 型。

1)潜袭型:除有轻度尿常规改变及菌尿外,无任何症状。

2)肾内慢性感染型:无明显泌尿系感染症状,仅有间歇性低热,伴有消瘦、乏力、腰酸,可有贫血。

3)慢性尿路感染型:反复发作的低热及尿路感染症状,有脓尿、血尿,反复急性发作的肾盂肾炎症状。慢性肾盂肾炎的病理变化,主要表现为肾盂黏膜充血水肿减轻,固有膜结缔组织增生,大量浆细胞及淋巴细胞浸润,黏膜上皮变薄或发生乳头状增生。

（二）病因

1. **女性对泌尿系感染的生理防御**　正常情况下，由肾脏形成及膀胱贮存的尿液均是无菌的，但在尿道末端 1~2cm 处常有少量细菌，沿尿道向上细菌数量减少。若由于某些因素影响，削弱了这些防御功能时，细菌就容易侵入，引致感染。但机体是否发病，还取决于女性的生理防御功能是否正常。

（1）排尿可带走绝大部分细菌，故当尿路通畅，膀胱能完全排空的情况下，细菌难以在尿路停留。

（2）对育龄期妇女，由于卵巢分泌雌激素作用，前庭部的 pH 与阴道内 pH 相同，保持在 4.5 左右，使细菌不易繁殖。

（3）动物实验证明，膀胱黏膜有杀菌能力，可分泌有机酸及 IgA，并能通过吞噬细胞的作用来杀菌，正常膀胱壁的酸性糖胺聚糖是一种非特异的抗黏附因子，可阻止细菌的黏着。

（4）尿 pH 低，含高浓度尿素和有机酸，不利于细菌的生长。

（5）正常人输尿管斜行进入膀胱壁，在壁内段斜行的输尿管起到瓣膜作用，当膀胱充盈时，输尿管壁受压而闭塞，阻止了尿液的反流。

2. **妊娠期妇女感染诱因**

（1）女性尿道直、短（3~5cm）而宽（0.6~0.8cm），尿道括约肌作用较弱，可以发生尿道 - 膀胱反流，使细菌容易挤入到膀胱内。性生活时，因女性尿道口受压、内移或有损伤，尿道过短者则尿道外 1/3 处的细菌可直接被挤入膀胱。加之女性尿道口与阴道及肛门靠近，肛门及阴道口均有大量细菌寄生，易将细菌带入尿道口周围，造成感染。

（2）一般约 7% 的妊娠期妇女（另说 2%~8%）有无症状细菌尿，年龄大和经产妇发病率更高，其中半数为无症状的尿路感染，与以下因素有关。①妊娠期肾盂、肾盏、输尿管扩张：妊娠期胎盘分泌大量雌激素、孕激素。雌激素使肾盂、肾盏、输尿管及膀胱的肌层增生、肥厚，孕激素使输尿管平滑肌松弛，蠕动减弱，使膀胱对张力的敏感性减弱而发生过度充盈，排尿不完全，残余尿增多，为细菌在泌尿系繁殖创造条件。②增大的子宫于骨盆入口处压迫输尿管，形成机械性梗阻，肾盂及输尿管扩张。因子宫多为右旋，故以右侧为重。③增大的子宫和胎头将膀胱向上推移变位，易造成排尿不畅、尿潴留或尿液反流入输尿管。④妊娠期妇女常有生理性糖尿，尿液中氨基酸及水溶性维生素等营养物质增多，有利于细菌生长，有使无症状细菌尿发展为急性肾盂肾炎的倾向。致病菌以大肠埃希菌最多见，占 75%~90%，其次为克雷伯菌、变形杆菌、葡萄球菌等。

（3）由于妊娠导致的尿路解剖和生理改变，可持续至产后 8 周，故产后也常易发生尿路感染。

（4）分娩损伤导致阴道和子宫创伤、感染以及全身抵抗力低下等，均易引起尿路感染。

（三）诊断

妊娠期妇女尿路感染的临床诊断应结合病史体格检查并评估胎儿健康状况。诊断标准与非妊娠期妇女相同，清洁中段尿培养是诊断"金标准"。如疑似肾盂肾炎，建议行泌尿系超声检查。疑似存在尿路结构和功能异常者，为避免辐射对胎儿的影响，应选择超声或 MRI 诊断尿路的复杂因素。其余检查还包括血培养（包括厌氧菌和需氧菌）、阴道高部和低部拭子、全血细胞计数、肾功能及电解质检测。

1. **无症状细菌尿** 当细菌在泌尿系统持续性滋生、繁殖，临床却无泌尿系感染症状的称无症状细菌尿。只有行产前检查、尿培养才能筛查出。清洁中段尿培养病原菌菌数若低于 $\geqslant 10^5 CFU/ml$（无留置尿管）应重复检测。无症状细菌尿发生率为 2%~10%，是早产和低体重儿出生的高危因素。

2. **急性膀胱炎** 表现为膀胱刺激征（尿频、尿急及尿痛），尤以排尿终了时明显。下腹部不适，偶有血尿。多数不伴有明显的全身症状。清洁中段尿白细胞增多，亦可有红细胞。尿培养细菌超过正常值。培养阴性者应行衣原体检查，它也是引起泌尿生殖道感染的常见病原体。

3. **肾盂肾炎** 急性肾盂肾炎是妊娠期妇女最常见的泌尿系统合并症。起病急骤，突然出现寒战、高热可达 40℃以上，也可低热。伴头痛、周身酸痛、恶心、呕吐等全身症状和腰痛及尿频、尿急、尿痛、排尿未尽感等膀胱刺激征。排尿时常有下腹疼痛，肋腰点（腰大肌外缘与第 12 肋骨交叉处）有压痛，肾区叩痛阳性。血白细胞增多，尿沉渣见成堆的白细胞或脓细胞。尿培养细菌阳性和血培养可能阳性。

慢性肾盂肾炎往往无明显泌尿系统症状，常表现为反复发作的泌尿道刺激症状或仅出现菌尿症，少数患者有长期低热或高血压，可有慢性肾功能不全的表现。

4. **鉴别诊断**

(1)有些肾盂肾炎患者的临床表现与膀胱炎相似，且两者的临床症状多有重叠，故仅凭临床表现很难鉴别。病理上为整个肾脏肿胀、充血，黏膜及固有膜充血、水肿，大量中性粒细胞浸润。较重病例可见黏膜糜烂出血，以至形成浅表溃疡。

(2)急腹症或妊娠病理：如阑尾炎可有右下腹固定压痛及反跳痛（位置可因子宫影响偏高或腹膜刺激征不明显），B 超可提示阑尾增粗；急性胃肠炎以胃肠道症状为主，有不洁饮食史；胎盘早剥可有阴道出血及胎心变化，但以上疾病一般无真性细菌尿。

(3)妊娠期高血压疾病：妊娠前无高血压、急性肾盂肾炎及输尿管结石等病史,而于妊娠 20 周后出现高血压、水肿、蛋白尿等相关症状,尿细菌检查无真性细菌尿。

（四）抗感染治疗

1. 治疗原则 控制症状、消除病原菌、祛除诱因、防止复发。根据尿路感染的部位和类型分别对待,给予不同的治疗。抗菌药物选择和疗程并无统一意见,根据尿液细菌培养和敏感性试验选择,同时需要考虑母体和胎儿用药的安全性及有效性。

2. 疗效评定

（1）治愈:症状消失,尿菌阴性,疗程结束后 2 周、6 周复查尿菌仍阴性。

（2）治疗失败:治疗后尿菌仍阳性,或治疗后尿菌阴性,但 2 周或 6 周复查尿菌转为阳性,且为同一种菌株。

3. 无症状细菌尿和急性膀胱炎的治疗

（1）一般治疗:急性期注意休息,多饮水,勤排尿,禁止性生活。发热者给予易消化、高热量、富含维生素饮食。

（2）抗感染治疗:妊娠期无症状细菌尿不会自行消失,20%~40% 将发展为急性泌尿系感染,因此治疗与非妊娠期不同。确诊者均应采用抗菌药物根治。妊娠期抗菌药物的应用原则,尽可能选用细菌敏感的药物并注意药物对母儿的安全性。需治疗 2 周,停药后定期复查作尿培养。首选阿莫西林 0.5g,每日4 次口服。妊娠中期可应用磺胺甲噁唑 1g,每日 4 次口服。孕 32 周以后磺胺类药物可引起新生儿高胆红素血症,应避免使用。膀胱刺激征和血尿明显者,可口服碳酸氢钠 1g,每日 3 次,以碱化尿液、缓解症状、抑制细菌生长,避免形成血凝块,对应用磺胺类药物者还可以增强药物的抗菌活性并避免尿路结晶形成。尿路感染反复发作者应积极寻找病因,及时祛除诱发因素。表 3-1 为2015 版欧洲泌尿外科协会指南推荐的妊娠期合并无症状细菌尿或膀胱炎的治疗方案。

表 3-1 妊娠期合并无症状细菌尿或膀胱炎的治疗方案

抗菌药物	方案 / 疗程
阿莫西林	500mg 口服 q8h. 3~5d
阿莫西林 - 克拉维酸	500mg 口服 q12h. 3~5d
头孢氨苄	500mg 口服 q8h. 3~5d

4. 急性肾盂肾炎

（1）一般治疗:①原则上急性肾盂肾炎均应住院治疗。妊娠期妇女应卧床休息,并取侧卧位,以左侧卧位为主,减少子宫对输尿管的压迫,使尿液引流通畅。②持续高热时要积极采取降温措施,妊娠早期发病可引起胎儿神经系统发育障碍,无脑儿发生率远较正常妊娠者发生率高,控制高热也减少了流产、早产的危险。③鼓励妊娠期妇女多饮水以稀释尿液,每日保持尿量达 2 000ml以上,但急性肾盂肾炎患者多数有恶心、呕吐、脱水,并且不能耐受口服液体及药物,故应给予补液及胃肠外给药。④监护母儿情况,定期监测母体生命体征,包括血压、呼吸、脉搏以及尿量,监护宫内胎儿情况,胎心以及 B 超生物物理评分。

(2)抗感染治疗:应给予有效的抗菌药物治疗。经尿或血培养发现致病菌和药敏试验指导合理用药。选择抗菌药物的品种不仅需要尿中有较高浓度,血液中也需要保证较高浓度。目前已不建议单用阿莫西林,因为许多尿路致病菌如大肠埃希菌对阿莫西林耐药。庆大霉素或其他氨基糖苷类药物也应慎用,虽然这些抗菌药物对胎儿的毒害作用很低,但易引起暂时性的肾功能障碍。如果症状轻微并能够密切随诊,可门诊给予抗菌药物治疗,2015 版欧洲泌尿外科协会指南推荐的妊娠期急性肾盂肾炎的治疗方案见表 3-2。临床症状改善后可改为口服抗菌药物继续治疗,总疗程 7~10 天。疗程结束后每周或定期尿培养,对急性肾盂肾炎发生多器官功能障碍给予积极的支持疗法。

表 3-2　妊娠期急性肾盂肾炎的治疗方案

抗菌药物	方案 / 疗程
头孢曲松钠	1~2g 静脉注射或肌内注射 q.d.
哌拉西林 - 他唑巴坦	3.375~4.5g 静脉注射 q6h.
头孢吡肟	1g 静脉注射 q12h.
亚胺培南 - 西司他丁	500mg 静脉注射 q6h.
氨苄西林	2g 静脉注射 q6h.

5. 慢性肾盂肾炎　治疗的关键是积极寻找并祛除易感因素。急性发作时治疗同急性肾盂肾炎。

二、案例分析

案　例　一

基本情况

【病史摘要】
患者,女性,29 岁,因"停经 26 周,发热 2 天"入院。
患者平素月经规律,5d/30d,月经量中,无痛经,末次月经今年 3 月 15 日,预产期今年 12 月 22 日。患者于停经 30$^+$ 天查尿 HCG 阳性,早期无阴道出血,孕 4$^+$ 个月自觉胎动至今,根据孕早期 B 超,核对孕周无误。患者妊娠期平顺,妊娠期唐氏筛查正常。昨天无明显诱因出现发热,无头晕、头痛,无流涕,无咳嗽、咳痰,最高体温 39.5℃,经物理降温后体温降至 37.1℃。2 个多小时前体温至 39.9℃,我院门诊就诊,给予酚麻美敏 1 片口服后体温降至正常。门诊拟"发热原因待查"收入院、自发病以来,体重无明显改变。二便正常。

既往史:去年 9 月行腹腔镜下巧克力囊肿剥除术。否认高血压、糖尿病、心脏病、肝肾疾病,否认手术史,否认外伤史,否认输血史,否认药物过敏史。

一般检查:T 36℃,P 78 次 /min,BP 95/58mmHg,一般情况好。查体合作。无异常。

产科检查:宫底高度 22cm、腹围 99cm;羊水:中;宫缩:无;胎位:头位;胎心:141 次 /min;胎先露:浮;估计胎儿大小:1 000g。

实验室检查

尿常规:WBC 574.3/μl↑,WBC-M 103.4/HPF↑,RBC 91.1/μl↑,RBC-M 16.4/HPF↑,EC 26.5/μl↑,EC-M 4.8/HPF↑,CAST 5.4μl↑,CAST-M 15.7/LPF↑,酮体(+++),隐血(+),白细胞(+++),蛋白(++)。血常规:WBC 15.55×10^9/L↑,HCT(5d)36.00%,NEUT 92.3%↑,NE 14.35×10^9/L↑,Hb 126g/L,RBC 4.15×10^{12}/L,PLT 159×10^9/L。

初步诊断:①孕 1 产 0 孕 26 周;②发热原因待查,肾盂肾炎?

【用药记录】

抗感染治疗

D1~D3:注射用头孢美唑钠 1g iv.gtt b.i.d.。

【治疗经过】

D1:患者系发热原因待查入院,复查体温 37.5℃,无其他不适。实验室检查:流式尿沉渣 + 干化学:白细胞 574.3/μl↑,白细胞(高倍视野)WBC-M 103.4/HPF↑,红细胞 RBC 91.1/μl↑,红细胞(高倍视野)RBC-M 16.4/HPF↑,白细胞 LEU(+++),隐血测定 BLD(+),酮体测定 KET(+++),最高体温 39.9℃,不排除肾盂肾炎可能,入院给予查尿中段细菌培养 + 鉴定,予头孢美唑钠给药治疗。

D2:患者一般情况好,体温 37.1℃。化验结果回报:B 型链球菌(Group B Streptococcus,GBS)阴性,阴道分泌物阴性,尿细菌培养阴性,宫颈分泌物阴性。追问病史,既往有轻微肾区不适,结合患者尿常规结果,不除外泌尿系感染问题,考虑患者现体温呈下降模式,继续抗菌药物治疗,注意其余结果回报,密切关注胎心、宫缩及子宫放松情况。

D3:患者一般情况良好,生命体征平稳,今晨体温 36.6℃。化验结果回报:细胞培养普通细菌培养无菌生长,GBS 常规筛查未见 GBS,白念珠菌阴性,滴虫未见,沙眼衣原体阴性。PCT 1.79ng/ml↑;CRP>210.0mg/L↑;WBC 13.46×10⁹/L↑,NEUT 91.0%↑。结合各项化验及查体结果,考虑患者泌尿系感染可能,上呼吸道感染不除外,今日复查血常规 +CRP+PCT,注意结果回报。

D4:血常规 +C 反应蛋白:WBC 5.88×10⁹/L,Hb 127g/L,粒细胞群 GR 80.9%↑,CRP 119.0mg/L↑,PCT 0.81ng/ml↑。昨日体温 36.4~36.7℃,今日体温 35.8℃,指示:今日停用抗菌药物,检测体温,密切观察病情变化。

D5:今日患者体温 36℃,脉搏 76 次 /min,血压 110/70mmHg,胎动、胎心良好,子宫放松好。可于今日出院。

用药分析

1. **诊断依据**　患者孕 1 产 0 孕 26 周明确。患者有高热,尿常规可见大量白细胞及红细胞,未见培养菌。诊断为急性肾盂肾炎。

2. **抗菌药物的选择**　患者为妊娠期妇女,使用注射用头孢美唑治疗。根据药品说明书,本药可分布于羊水、脐带血中,妊娠期妇女用药的安全性尚不明确,使用时需权衡利弊。本药在体内不代谢,主要以原型随尿液排泄,给药后 6 小时内尿中回收率为 85%~92%。治疗泌尿系感染较为适宜。另外,2015 版欧洲泌尿外科协会指南妊娠期急性肾盂肾炎推荐使用注射用头孢曲松钠,美国 FDA 的妊娠安全性分级为 B 级。

临床药师观点

1. 本患者未见培养菌,医师依经验选用抗菌药物头孢美唑,虽不在指南推荐中,但感染指标可见明显下降,患者出院,无出院带药,治疗结局较为理想。

2. 据报道,头孢美唑治疗的安全性未及头孢曲松,经济性日均花费接近,有效性方面有差距。根据《中国女性尿路感染诊疗专家共识(2017)》,大肠埃希菌是首位病原菌,其次是革兰氏阳性球菌、克雷伯菌及假单胞菌属(在妊娠期妇女尿路感染中尤为常见)。以上菌均为头孢曲松的覆盖范围,与头孢美唑相比更为适宜。另外,2015 版欧洲泌尿外科协会指南推荐临床症状改善后可改为口服抗菌药物继续治疗,总疗程 7~10 天。本次注射用头孢美唑总给药疗程共 3 天,后续未给予口服抗菌药物,患者病情存在复发风险。

药学监护要点

1. 用药前应仔细询问病史(尤其是抗菌药物过敏史),用药时应做好抢救休克的准备,并使患者处于安静状态,密切观察。常见表现为:不适、喘鸣、眩晕、耳鸣、多汗、口腔异常感、皮疹、瘙痒、荨麻疹、红斑、发热。

2. 关注患者的体温变化情况、感染指标，因疗程不足，谨防后续病情反复。如期来院孕检时复查尿常规。

3. 生活管理　勤饮水、勤排尿，可加快菌的排出。注意个人卫生，避免穿着使皮肤过敏衣物、紧身衣及坐浴，不适随诊。

案　例　二

基本情况

【病史摘要】

患者，女性，29岁，2月14日因"停经21^{+1}周，尿频1周，少量阴道出血1天"入院。

患者平素月经规律，7d/30d，经量中等，无痛经，末次月经去年9月18日，预产期今年6月25日。停经30余天查尿妊娠试验阳性，妊娠早期口服叶酸，否认有毒物质、放射线等接触史。于我院建档，规律产检，根据早孕B超核对孕产期准确，停经8周时因"妊娠剧吐"入院补液治疗，孕12$^+$周超声NT 1.5cm，孕16$^+$周行唐氏筛查低风险，现孕21^{+1}周，近1周有尿频、尿急症状，无尿痛、血尿等不适，昨晚无诱因出现阴道少量出血，色暗红，无组织物排出，无腹痛、腹胀等不适，就诊于我院门诊，查尿常规白细胞159.77/μl，以"晚期先兆流产泌尿系感染"收入院。病程以来，精神差，食欲不佳，进食少，二便正常，体重无明显变化。

既往史：平素身体健康。否认高血压、糖尿病、心脏病、肝肾疾病，否认手术史，否认外伤史，否认输血史，否认药物过敏史。

一般检查：T 36.6℃，P 86次/min，BP 120/76mmHg，一般情况好。查体合作。神清，精神佳，心肺未及明显异常，腹软，膨隆如孕周大小，胎心率146次/min，未及宫缩，双下肢不肿。

实验室检查

血常规：WBC 9.97×10^9/L，NEUT 81.9%↑，PLT 225×10^9/L，血红蛋白109g/L↓，中性粒细胞计数8.2×10^9/L↑。尿常规：潜血(++)，尿蛋白质(±)，白细胞539.61/μl↑，红细胞64.29/μl↑；凝血、生化未及明显异常。

初步诊断：①晚期先兆流产；②妊娠期泌尿系感染；③妊娠合并轻度贫血；④低置胎盘；⑤妊2产1妊21^{+3}周单活胎。

【用药记录】

抗感染治疗

D1~D5：头孢羟氨苄片 0.5g p.o. b.i.d.。

【治疗经过】

D1：患者孕 21⁺¹ 周，目前诊断晚期先兆流产、泌尿系感染，入院完善化验检查，复查胎儿及泌尿系超声，予以口服地屈孕酮保胎治疗，口服头孢羟氨苄预防感染治疗，卧床休息，注意阴道出血情况，继续观察病情变化。

D2：根据患者病史、辅助检查，目前考虑诊断泌尿系感染，现患者尿频较前好转，无阴道出血，嘱继续口服头孢羟氨苄抗炎及地屈孕酮保胎治疗，多饮水，密观病情变化。

D3：患者一般情况良好，诉尿频较前明显好转。泌尿系 B 超示右肾盂分离，径约 1.7cm，右输尿管上段径约 0.7cm，提示右肾积水。副主任医师查房：根据患者病史、辅助检查，目前诊断泌尿系感染、晚期先兆流产、低置胎盘，现口服头孢羟氨苄抗炎，尿频较前明显好转，嘱继前治疗，继续地屈孕酮保胎治疗，下周一复查泌尿系超声，密观病情变化。

D6：患者一般情况好，无腹痛、腹胀，无尿频、尿急、尿痛，无阴道出血、流液。泌尿系 B 超示右肾盂分离，径约 1.5cm，右肾盂输尿管连接处径约 1.5cm，输尿管上段内径 0.9cm，提示右肾积水，考虑妊娠受压所致。血常规：WBC 9.7 × 10⁹/L，NEUT 82%，Hb 122g/L，中性粒细胞计数 8 × 10⁹/L；尿常规 + 沉渣：白细胞（高倍视野）WBC-M 0/HPF，红细胞（高倍视野）RBC-M 0/HPF。主任医师查房：根据患者病史、辅助检查，目前考虑诊断泌尿系感染，现已口服抗菌药物 5 天，无尿频、尿急、尿痛等症状，无腹痛、腹胀、阴道出血等不适，今日复查血象基本正常，尿常规未见明显异常，今予出院休养。出院嘱：①注意休息 2 周，多饮水；②定期产检；③若出现腹痛、腹胀、阴道出血、流液等异常及时就医，不适随诊。

用药分析

1. 诊断依据　患者入院前 1 周有尿频、尿急症状，无尿痛、血尿等不适，查尿常规白细胞 159.77/μl↑。入院后查尿常规：潜血（++），尿蛋白质（±），白细胞 539.61/μl↑，红细胞 64.29/μl↑。

2. 抗菌药物的选择　患者孕 21⁺¹ 周，给予头孢羟氨苄片 0.5g b.i.d.，口服 5 日。妊娠期使用的安全性：美国 FDA 对本药的妊娠安全性分级为 B 级。本药可通过胎盘，但已有研究未显示本药增加先天畸形及其他婴儿不良反应的风险。2015 版欧洲泌尿外科协会指南推荐使用头孢羟氨苄治疗，方案 / 疗程为 0.5g q8h.，口服 3~5 日，除给药频次外均符合推荐。我国药品说明书注明成人常规用法为"口服给药，一次 0.5~1g，一日 2 次"，故如此给药。

临床药师观点

1. 本患者诊断明确，使用抗菌药物对症、有效。给药途径为口服，给药疗程足量,出院时已无感染征象,治疗效果明确。

2. 推荐口服抗菌药物,若患者口服不能耐受或药效不佳时可胃肠外给药。优选广谱、经肾排泄的 β- 内酰胺类药物。

3. 注意口服头孢类抗菌药物因无法皮试,根据药品说明书,既往有头孢类药物过敏史者不宜使用,本次使用时也应注意,如发生过敏反应时应立即停药;如发生过敏性休克,须立即抢救,给予保持气道通畅、吸氧和使用肾上腺素、糖皮质激素等措施。

药学监护观点

1. 观察患者体温变化情况,监测血、尿常规等。

2. 注意监测药物不良反应,常见不良反应包括恶心、皮疹、尿素氮、转氨酶等一过性升高。

3. 患者用药方案为头孢羟氨苄 0.5g p.o. b.i.d.。每盒 12 粒,共给予患者 2 盒药物,故患者手中共 6 日用药。注意告知患者疗程为 5 日,切勿服用超过疗程。

4. **生活管理**　勤饮水、勤排尿。注意个人卫生,不适随诊。

（盖迪　冯欣）

第三节　妊娠合并生殖系统感染疾病

一、概述

妊娠期妇女因机体内环境改变、免疫力下降等因素,易受多种病原体,如细菌、真菌、滴虫、支原体、衣原体、病毒等感染,发生阴道炎、宫颈炎、盆腔炎、羊膜腔感染等疾病。生殖系统感染如未经恰当处理,病原体可经胎盘垂直传播或沿生殖道上行发生宫内感染,导致流产、早产、胎儿生长受限、死胎、新生儿感染等,严重危害母儿健康。

（一）临床表现

1. **妊娠期滴虫阴道炎**　妊娠期滴虫阴道炎发病率为 1.2%~2.1%。高达 50% 的患者感染初期可无明显不适,急性感染多表现为阴道分泌物增多,呈稀薄脓性、泡沫状、有异味,颜色为灰黄色、黄白色,合并其他感染可呈黄绿色;外阴瘙痒或出现灼热、疼痛等;合并尿道感染可出现排尿困难、尿频;下腹痛或性交痛。查体可见外阴和阴道黏膜红斑,阴道和宫颈可见点状出血,约 2% 的病例出现"草莓样宫颈",阴道 pH>4.5。慢性感染患者症状及体征较轻,可能伴瘙痒、性交痛,以及阴道分泌物减少。

2. **妊娠期念珠菌性阴道炎**　念珠菌性阴道炎是由念珠菌引起的常见外阴阴道炎症。主要表现是外阴瘙痒、阴道分泌物增多,阴道分泌物白色稠厚、呈凝乳样或豆腐渣样;此外,常见外阴烧灼感、疼痛及刺激感,并且可伴有排尿困难或性交疼痛。查体可见外阴红斑、水肿,伴抓痕,严重可见皮肤皲裂、表皮脱落,阴道黏膜充血、水肿,急性期可见糜烂及浅表溃疡,阴道 pH<4.5,宫颈外观通常正常。

3. **妊娠期细菌性阴道病**　细菌性阴道病是阴道菌群失调引起的阴道感染。主要表现为阴道分泌物稀薄且带有鱼腥味,患者可伴有轻度外阴瘙痒或烧灼感,性交后症状加重。查体分泌物呈灰白色、匀质、稀薄状,常黏附于阴道壁,阴道 pH>4.5,外阴、阴道、宫颈外观通常无炎症表现。

4. **妊娠期生殖道支原体感染**　人型支原体通常引起阴道炎、宫颈炎和输卵管炎,而解脲支原体多引起非淋菌性尿道炎。支原体感染通常与其他生殖道感染,如细菌性阴道病、盆腔炎症等同时存在。少数患者可出现尿频或排尿困难。支原体通常与宿主共存,不表现出感染症状。

5. **妊娠期宫颈炎症**　宫颈炎症包括子宫颈阴道部炎症和子宫颈管黏膜炎症,急性炎症期患者可表现为阴道分泌物增多、黏液脓性、外阴瘙痒、灼热等,疼痛不是典型表现,如出现腹痛和性交痛,需警惕上生殖道疾病。查体可见宫颈充血、水肿、黏膜外翻、脓性分泌物、宫颈触痛、易诱发出血等。慢性宫颈炎多无症状,少数可存在持续或复发的阴道分泌物增多、外阴不适等表现。

6. **羊膜腔感染**　以往也称绒毛膜羊膜炎、羊膜炎、产时感染等,在所有妊娠期妇女中发病率为 0.5%~2%,在胎膜早破或自然分娩的早产儿中高达40%~70%。羊膜腔感染的临床表现主要包括发热、母体白细胞(WBC)增多、母体心动过速、胎儿心动过速、子宫紧张有压痛、羊水有臭味、菌血症等。亚临床羊膜腔感染也可表现为胎膜未破的早产、临产或未足月胎膜早破,而无上述常见临床表现。

7. **妊娠期生殖器疱疹**　生殖器疱疹(genital herpes)是由单纯疱疹病毒(herpes simplex virus,HSV)引起的。妊娠期感染与非妊娠期感染表现相似,可根据感染分为原发性感染首次发作、非原发性感染首次发作、病毒激活等不同感染类别而表现不同。①原发性感染首次发作:是指预先对 HSV-1 和 HSV-2 都没有抗体的患者发生的感染,约 1/3 的 HSV-2 感染患者有生殖道症状,在典型潜伏期后可出现大量伴瘙痒和刺痛的丘疹、腹股沟淋巴结肿大、排尿困难、发热、头痛等。但大多数患者仅有轻微症状或无症状。②非原发性感染首次发作:系指含有一种 HSV 亚型抗体的妇女体内仅能分离出另一种 HSV 亚型病毒,这类感染初始表现往往比原发性感染更轻微,特征是病变少、全身症状少、疼痛轻、排毒和病损持续时间短。③病毒激活:系指能从生殖道中分离出相同血清型抗体的病毒,大多由 HSV-2 引起,患者病变数目较少、程度较轻,甚至没有症状,病变持续时间和排毒持续时间较初次发作短。

(二)病因

1. **妊娠期滴虫性阴道炎**　阴道毛滴虫主要感染泌尿生殖道的鳞状上皮,包括阴道、尿道和尿道旁腺。其他少见部位包括宫颈、膀胱、前庭大腺及前列腺。滴虫性阴道炎主要经性交直接传播,也可经公共浴池、浴盆、泳池、坐便器、衣物、器械等间接传播。

2. **妊娠期念珠菌性阴道炎**　念珠菌为机会性致病菌,引起念珠菌性阴道炎的病原体中 80%~90% 为白念珠菌,其余为光滑念珠菌、近平滑念珠菌、热带念珠菌等。主要经内源性途径感染,也可经性交途径传染。妊娠期雌激素增高使阴道局部糖原水平增高,有利于念珠菌生长,并可提高其黏附到阴道黏膜上皮细胞的能力,毒力亦有所增加,因此妊娠期妇女尤其是妊娠晚期妇女易发生念珠菌性阴道炎。

3. **妊娠期细菌性阴道病**　正常阴道菌群以乳酸杆菌等需氧菌为主,乳酸杆菌可产生过氧化氢抑制厌氧菌过度生长。若乳酸杆菌数量减少,阴道 pH 升高,阴道微生物生态失衡,其他微生物如阴道加德纳菌、动弯杆菌、普雷沃菌、紫单细胞菌、拟杆菌、消化链球菌等厌氧菌过量繁殖,产生大量蛋白水解羧化酶,可将阴道内肽类物质分解为具有挥发性、恶臭的各种胺类,并可增加阴道分泌物和鳞状上皮细胞脱落,导致 BV 患者出现典型临床表现。妊娠期 BV 检出率较滴虫阴道炎、念珠菌性阴道炎更高。引起阴道菌群失调的原因可能与频繁性交、性传播感染、反复阴道冲洗、吸烟等因素有关。

4. **妊娠期生殖道支原体感染**　支原体是一类可自行复制、在无活细胞培养基中生长、体积小、无细胞壁、结构简单的原核细胞型微生物。与生殖道感染有关的支原体主要为人型支原体、解脲支原体和生殖支原体,前两种居多。人型支原体和解脲支原体含有促进细胞黏附的表面蛋白,通常黏附于生殖泌尿道的黏膜上皮细胞,但在黏膜受损(如器械操作、手术、创伤)和 / 或潜在的宿主免疫防御功能不成熟(如发育中的胎儿或早产儿)时,播散到其他部位并引起感染。

5. **妊娠期宫颈炎症**　急性宫颈炎的病原体通常为淋病奈瑟菌和沙眼衣原体,也可能与细菌性、支原体阴道感染有关。

6. **羊膜腔感染**

(1)病原体:妊娠期母体受高水平雌激素影响,阴道上皮内糖原合成增加,加上母体免疫功能下降,有利于乳酸杆菌以外的其他细菌生长。宫颈阴道菌群通过宫颈管上行感染是最常见的羊膜腔感染路径,少数情况下可由母亲菌血症感染绒毛间隙引起,或由侵入性操作引起。引起羊膜腔感染的病原微生物复杂,主要细菌包括:阴道加德纳菌、梭杆菌、拟杆菌、链球菌、大肠埃希菌等,其中 B 型链球菌(GBS)和大肠埃希菌是引起羊膜腔感染最常见的需氧菌。妊娠期 GBS 感染病情的严重程度远超过大肠埃希菌,引起临床广泛重视。

(2)临床因素

1)胎膜早破:宫颈黏液栓、胎膜和胎盘是抵抗上行感染和经胎盘感染的屏障。胎膜早破使阴道 pH 由弱酸性改为弱碱性,有利于细菌繁殖,破膜后阴道内致病菌可沿生殖道上行进入宫腔及母体血液循环,引起母胎感染。而感染也是胎膜早破的重要发病因素,两者互为因果关系。

2)生殖道存在病原体定植或感染:妊娠期妇女 GBS 定植与早产、未足月胎膜早破、尿路感染、子宫内膜炎、产后伤口感染、新生儿早发型 GBS 感染相关。BV 是引起上行性羊膜腔感染的主要原因之一。

3)医源性因素:多次阴道检查(尤其是胎膜已破裂的患者)、宫颈功能不全、初产妇、羊水胎粪污染、宫腔内的胎儿或子宫监测、饮酒和吸烟,以及既往羊膜腔感染病史等。

4)宿主抵抗力下降:阴道、宫颈、胎盘、胎膜等部位屏障作用受损可能与羊膜腔感染的发生有关。

7. 妊娠期生殖器疱疹　HSV 属于疱疹病毒科,有两个血清型即 HSV-1 与 HSV-2。生殖器疱疹通常由 HSV-2 引起,主要通过性接触传播。HSV 初次感染期间,在入侵处损害黏膜或皮肤,并在该部位的细胞中增殖,随后从病损处播散至局部淋巴结并进一步增殖,由于此时机体无抗 HSV 免疫力,可能出现病毒血症,甚至侵犯中枢神经系统,也可沿外周神经到达神经节长期潜伏。HSV 长期潜伏在机体内,如机体免疫功能低下,可使 HSV 病毒重新活化而发生复发感染。妊娠期生殖器疱疹造成新生儿受累者,85% 通过产道引起胎儿感染,10% 为产后感染,约 5% 为宫内感染,后者主要通过胎盘或生殖道上行性感染所致。

(三) 诊断

1. 妊娠期滴虫阴道炎　有典型临床表现者易于诊断,实验室检查发现滴虫可确诊。常用的实验室检查方法包括显微镜检(湿片法)、滴虫培养、OSOM 快速滴虫检测、VP Ⅲ 确认试验以及核酸扩增试验(NAAT)等。①显微镜检查:方便且成本低,镜下可见到波状运动的滴虫及增多的白细胞被推移,敏感性为 60%~70%。②滴虫培养:曾是诊断阴道毛滴虫感染的“金标准”,培养的敏感性高达 95%、特异性超过 95%,但该方法普及程度低,等待时间长。③ OSOM 快速滴虫检测:是一种快速抗原检测,可以即时进行,并在 10 分钟内获得结果,敏感性为 82%~95%,特异性为 97%~100%。④ VP Ⅲ 确认试验:使用 DNA 杂交探针对阴道拭子标本进行检测,45 分钟内可获得结果,据报道敏感性和特异性超过 95%。⑤ NAAT：具有很高的敏感性和特异性，并且已成为诊断阴道毛滴虫的公认"金标准"。

2. **妊娠期念珠菌性阴道炎** 念珠菌性阴道炎的临床表现不具备诊断特异性，对于有特征性临床表现如外阴阴道瘙痒、烧灼感、红斑、水肿、凝乳样分泌物等情况的女性，行阴道分泌物的湿片法、革兰氏染色检查或培养发现念珠菌可确诊。念珠菌性阴道炎患者阴道 pH 通常 <4.5。①湿片法：加入 10% 氢氧化钾破坏细胞组分，利于识别出芽酵母、假菌丝及菌丝。②革兰氏染色：应用 Swartz-Lamkins 真菌染色（由氢氧化钾、表面活性剂和蓝色染料组成），可通过将念珠菌微生物蓝染，使其更加容易被识别。③培养：推荐用于具有念珠菌性阴道炎临床特点，但阴道 pH 正常并且显微镜检查未发现病原体的女性；有持续性或复发症状的女性。

3. **妊娠期细菌性阴道病** 妊娠期 BV 诊断同非妊娠期，通常基于 Amsel 标准，下列 4 项中具备 3 项，即可诊断为 BV。①线索细胞阳性：线索细胞是表面附着有加德纳菌及其他厌氧菌的阴道脱落鳞状上皮细胞。高倍显微镜下生理盐水涂片检测的上皮细胞中超过 20% 为线索细胞，即为阳性结果。②胺试验阳性：取阴道分泌物少许放在玻片上，加入 10% 氢氧化钾溶液 1~2 滴，产生烂鱼肉样腥臭气味。③均匀、稀薄、灰白色分泌物黏附于阴道壁。④阴道 pH>4.5。

除 Amsel 标准外，阴道分泌物革兰氏染色也可作为诊断 BV 的标准，但需要更多的时间、资源以及专门技术。因 BV 系由阴道菌群失调引起，细菌定性培养意义不大。VP Ⅲ 可用于检测高浓度阴道加德纳菌，耗时短，适用于体格检查结果提示 BV，但不能行显微镜检查以发现线索细胞者。OSOM BV Blue 系统是一种基于阴道分泌物样本中出现唾液酸酶活性增高的显色诊断试验，可在床旁进行。唾液酸酶是由 BV 相关的细菌性病原体产生的，包括加德纳菌属、拟杆菌属、普雷沃菌属和动弯杆菌属。基于定量 PCR 的检测方法可以对阴道加德纳菌、阴道阿托波氏菌和其他细菌进行分子定量，但价格较贵且优势尚不确定。

4. **妊娠期生殖道支原体感染** 确诊需要依据实验室检查进行，目前可选择的技术有限，包括培养和 PCR 检测，条件允许时，样本应同时送培养和 PCR。①支原体培养：在妊娠期妇女阴道、宫颈管处用灭菌棉拭子取出分泌物进行培养。支原体培养难度较大，对营养要求高，培养生长缓慢，通常选用支原体肉汤培养基或支原体琼脂培养基。② PCR 检测：经 PCR 扩增 DNA 片段，用于检出支原体，此法敏感性高，稳定可靠，快速方便。

5. **妊娠期宫颈炎症** 出现两个特征性体征（①于子宫颈管或子宫颈管棉拭子标本上，肉眼可见脓性或黏液脓性分泌物；②用棉拭子擦拭子宫颈管时，容易诱发子宫颈管内出血)中的一个或两个、显微镜检查子宫颈或阴道分泌物白细胞增多,可做出初步诊断,并进一步行沙眼衣原体和淋病奈瑟菌检测。

6. 羊膜腔感染 羊膜腔感染主要诊断标准是全身炎症的表现,即母体发热,其他标准的诊断敏感性较低。美国国家儿童健康和人类发展研究院的标准不再强调使用母体心动过速(心率 >100 次 /min)和子宫底压痛用于羊膜腔感染的临床诊断。2017 年 ACOG 发布的《羊膜腔感染分娩时管理指南》,建议将羊膜腔感染分为 3 类:单纯发热、疑似感染、确诊感染。结合我国临床诊疗推荐,诊断标准如下:

(1)单纯发热:单次口腔温度 ≥ 39℃或间隔 30 分钟的两次测量口腔温度为 38~38.9℃。

(2)疑似感染:基于患者临床表现推定,包括产时发热、母体白细胞增多(>15 × 10⁹/L)、有脓性液体从宫颈口流出、胎儿心动过速(基线胎心率 >160 次 /min)。若临产期的发热患者存在羊膜腔感染的危险因素,特别是胎膜破裂,并排除其他可能的发热原因,则进一步支持疑似感染。

(3)确诊感染:以上表现加上以下至少 1 项实验室检查结果。①羊水革兰氏染色阳性:未离心的羊水标本在 20~30 个高倍镜视野见到任何细菌和白细胞时提示感染;②羊水低葡萄糖水平:通过自动分析仪测定,<15mg/dl 为异常结果;③羊水培养阳性;④在羊水穿刺没有血液污染的情况下,羊水中白细胞计数升高;⑤胎盘、胎膜或脐带血管有感染、炎症(脐带炎)或两者并存的组织病理学证据。羊水标本的革兰氏染色和培养是诊断亚临床羊膜腔感染的最好方法,结合胎盘胎膜组织学检查确诊绒毛膜羊膜炎或绒毛膜羊膜培养出病菌是可靠诊断依据,但后者需在分娩后进行。其他检测方法可酌情采用,如 C 反应蛋白测定、羊水中细胞因子测定、宫颈阴道分泌物胎儿纤连蛋白检测、羊水基质金属蛋白酶 -8 测定等。

7. 妊娠期生殖器疱疹 通常由于发现水疱或溃疡病损做出临床诊断,确诊必须通过实验室检查进行。典型的疱疹水疱有红斑性基底,含有淡黄色渗液,病损常常融合而出现广泛性溃疡,如波及外阴、小阴唇将出现水肿和浸软。阴道疱疹病毒感染时可出现大量白带。实验室检查包括抗原检测、病毒培养、核酸扩增试验、血清学检测。采用 PCR 法检测病损处 HSV 核酸比病毒培养更敏感,并逐渐成为有症状患者的首选诊断性检查。病毒检查结果阳性可以诊断生殖器 HSV 感染。需要在首次出现症状时进行 HSV 类型特异性血清学检测,从而将母体感染归类。需注意由于感染患者排毒为间歇性,培养或 PCR 检测阴性的患者不一定代表感染不存在。

(四)抗感染治疗

1. 妊娠期滴虫性阴道炎 妊娠期滴虫性阴道炎与不良妊娠结局相关,包括分娩异常、胎膜早破、低体重儿等,其治疗的目的在于减轻患者症状,需全身用药治疗,避免阴道冲洗。硝基咪唑类药物是唯一能治愈滴虫性阴道炎的药物,FDA 对甲硝唑的妊娠期安全性分级为 B 级,推荐治疗方案为甲硝唑 400mg p.o. b.i.d.,连服 7 日,性伴侣应同时治疗。FDA 对替硝唑的妊娠期安全性分级为 C 级,可通过胎盘迅速进入胎儿血液循环。说明书提及替硝唑动物实验发现腹腔给药对胎仔具有毒性,而口服给药无毒性;对胎儿的影响尚无足够和严密的对照观察,因此,妊娠期妇女只有具明确指征时才选用本品,但妊娠初3 个月内应禁用,妊娠 3 个月以上的患者,应充分权衡利弊后慎用或遵医嘱。

2. **妊娠期念珠菌性阴道炎**　妊娠期念珠菌性阴道炎属于复杂性念珠菌性阴道炎范畴,可导致胎膜早破、早产及产褥感染等,新生儿经产道可发生真菌感染如鹅口疮等。妊娠期治疗的主要目的是缓解症状,宜选用局部用药、小剂量长疗程方案。常用方案包括:①克霉唑制剂,500mg p.v. s.t.;②咪康唑制剂,200mg p.v. q.n.,连用 7 日;或 400mg p.v. q.n.,连用 3 日;或 1 200mg p.v. s.t.;③制霉菌素制剂,10 万 U p.v. q.n.,连用 10~14 日。妊娠期尤其是妊娠早期应避免使用口服抗真菌药物,如氟康唑,因其可能增加自然流产风险,大剂量可能增加出生缺陷风险。

3. **妊娠期细菌性阴道病**　BV 与胎膜早破、早产、羊膜腔感染和产后子宫内膜炎等不良妊娠结局有关,但对妊娠期无症状 BV 患者的筛查与治疗仍存在争议。对于有症状的妊娠期妇女,应予以治疗以缓解阴道感染症状和体征。推荐的治疗方案为:①甲硝唑 400mg p.o. b.i.d.,连服 7 日;或 200mg p.o. t.i.d.,连服 7 日;②克林霉素 300mg p.o. b.i.d.,连服 7 日。对妊娠期妇女而言,全身治疗对可能的亚临床生殖系统感染有益。

4. **妊娠期生殖道支原体感染**　解脲支原体和人型支原体感染与自发性早产临产、早产胎膜早破、自然流产、死产、低体重儿等不良妊娠结局相关。解脲支原体或人型支原体对多种抗菌药物敏感,妊娠期治疗首选阿奇霉素 1.0g p.o. s.t. 或红霉素 0.5g p.o. b.i.d.,连服 14 日。四环素类药物如多西环素等可透过胎盘屏障进入胎儿体内,沉积在牙齿和骨的钙质区内,引起胎儿牙齿变色、牙釉质再生不良及抑制胎儿骨骼生长,且四环素类药物在动物实验中有致畸作用,故妊娠期妇女不宜使用。FDA 对多西环素的妊娠安全性分级为 D 级。

5. **妊娠期宫颈炎症**　妊娠期淋球菌感染与绒毛膜羊膜炎、胎膜早破、早产和自然流产相关,感染者上述并发症的风险是未感染对照者的 2 倍。急性宫颈炎治疗策略以抗菌药物治疗为主,妊娠期经验性用药应避免四环素类药物、氟喹诺酮类药物,可选用阿奇霉素 1.0g p.o. s.t.。获得病原学检查结果者,针对病原体选择敏感药物治疗:单纯急性淋病奈瑟菌性宫颈炎,我国《妇产科学》(第 9 版)推荐选用大剂量、单次给予头孢菌素或头霉素类药物治疗,如头孢曲松 250mg i.m. s.t.；头孢克肟 400mg p.o. s.t.；头孢唑肟 500mg i.m. s.t.；头孢噻肟 500mg i.m. s.t.；头孢西丁 2g i.m. s.t.，联合丙磺舒 1g p.o. s.t.。需要注意的是，由于淋病奈瑟菌对头孢菌素类药物敏感性呈下降趋势，美国 CDC 2012 年发布的指南更新已不再推荐口服头孢菌素作为淋球菌感染的治疗。关注当地耐药监测情况和患者病原学检查结果，对指导合理用药有着积极意义。

6. 羊膜腔感染

（1）抗菌药物治疗：羊膜腔感染一经诊断，应即刻开始广谱抗菌药物治疗，单纯产时发热患者，如无证据表明非羊膜腔感染，ACOG 建议按照疑似感染患者管理，给予抗菌药物治疗。推荐用药包括：①首选方案为氨苄西林 2g iv.gtt q6h.；同时联合庆大霉素首剂 2mg/kg，随后每 8 小时给予 1.5mg/kg，或每日 1 次，每次 5mg/kg。对于轻度青霉素过敏患者，可选用头孢唑林替代氨苄西林，用法为每次 2g iv.gtt q8h.。对严重青霉素过敏患者，选用克林霉素或万古霉素替代氨苄西林，克林霉素用法为每次 900mg iv.gtt q8h.；万古霉素用法为每次 1g iv.gtt q12h.。使用首选方案治疗的患者，如为剖宫产终止妊娠，产后应追加 1 剂治疗用药，至少加用 1 次克林霉素 900mg iv.gtt 或甲硝唑 500mg iv.gtt，如为阴道分娩，产后可不追加用药。②替代方案为氨苄西林 - 舒巴坦 3g iv.gtt q6h.；或哌拉西林 - 他唑巴坦 3.375g iv.gtt q6h. 或 4.5g iv.gtt q8h.；或头孢替坦 2g iv.gtt q12h.；或头孢西丁 2g iv.gtt q8h.；或厄他培南 1g iv.gtt q24h.。使用替代方案治疗的患者，如为剖宫产终止妊娠，产后应追加 1 剂治疗用药，如为阴道分娩，产后可不追加用药。

（2）终止妊娠：即使在无禁忌证的情况下，进一步延长妊娠的决定仍需慎重，感染时间越长，产褥病率和新生儿危险性增大。但羊膜腔感染非剖宫产指征，剖宫产分娩仅用于有标准产科适应证时。

（3）新生儿治疗：新生儿出生后应立即行鼻、咽、脐血等细菌培养及药敏试验。因 GBS 对青霉素、氨苄西林、头孢菌素类药物等敏感性较高，为降低新生儿早发性 GBS 感染风险与危害，羊膜腔感染患者的新生儿通常联合应用青霉素和氨苄西林作为初始治疗，待培养结果明确后，结合临床表现决定用药种类、剂量和疗程。

7. 妊娠期生殖器疱疹　多数原发性生殖器疱疹在妊娠早期不会引起自然流产或死胎发生率增高，但妊娠晚期发生生殖器疱疹可引起早产。治疗原则是减轻症状、缩短病程、减少 HSV 排放、控制其传染性。治疗方法包括支持治疗和抗病毒治疗。

（1）支持治疗：减轻患者痛苦及局部并发症。为防止局部并发细菌感染，应保持局部清洁与干燥，大腿、臀部及生殖器部位病损可每天使用生理盐水清洗 2~3 次，注意防止疱顶脱落。长时间浸泡或坐浴可引起皮肤浸渍或真菌感染,可适当加用抗菌药物。局部止痛可选用利多卡因局麻治疗。

(2)抗病毒治疗:治疗目的在于缓解症状,如妊娠期妇女症状严重,包括妊娠早期在内进行抗病毒治疗是合理的。阿昔洛韦、伐昔洛韦、泛昔洛韦均为FDA 妊娠期安全性分级 B 级药物,其中阿昔洛韦在妊娠期使用经验最为丰富。ACOG 2007 年指南推荐妊娠期治疗方案如下。①原发性或首发感染:阿昔洛韦 400mg p.o. t.i.d.,7~10 天,或伐昔洛韦 1g p.o. b.i.d.,7~10 天。10 天后患者未完全治愈可适当延长疗程。②有症状的复发感染:阿昔洛韦 400mg p.o. t.i.d.,5 天或 800mg p.o. b.i.d.,5 天;或伐昔洛韦 500mg p.o. b.i.d.,3 天或 1g p.o. q.d.,5 天。③抑制性治疗:妊娠 36 周开始至分娩,阿昔洛韦 400mg p.o. t.i.d.,或伐昔洛韦 500mg p.o. b.i.d.。④严重或播散性感染:阿昔洛韦,5~10mg/kg q8h.,静脉用药 2~7 天后转口服,共计 10 天。阿昔洛韦静脉注射效果优于口服,尽管有外用制剂可供局部应用,但较口服疗效差,且诱导耐药,因此不推荐选用。

(3)产科处理:有生殖器病变的女性,产前避免宫颈操作以降低胎盘或胎膜感染的风险。对于既往有生殖器 HSV 感染病史,且有活动性生殖器病变(包括已结痂病变或前驱症状,如疼痛、烧灼感)中任一表现的妊娠期妇女,在分娩发动或胎膜破裂后 4~6 小时内应尽快剖宫产。对于没有活动性病变或前驱症状的女性,分娩途径的选择取决于 HSV 感染的类型和时间。

(4)产后管理:尽力避免新生儿接触疱疹病损。母亲有乳房活动性病损时不宜哺乳。哺乳期可继续应用阿昔洛韦和伐昔洛韦,不影响哺乳。新生儿如发生疱疹,可选用阿昔洛韦 20mg/kg iv.gtt q8h.,累及中枢神经系统者疗程为 21天,局限于皮肤黏膜者疗程为 14 天。

二、案例分析

案　例　一

🖋 基本情况

【病史摘要】

患者,女性,25 岁,孕 29 周因"外阴瘙痒伴阴道分泌物增多"就诊。

患者平素月经规律,12 岁初潮,5d/30d,量中,无痛经。末次月经:01-10。预产期:10-17。停经 30 天验尿 HCG(+),早孕反应轻,孕早期无阴道流血流液史,无发热、感染及放射性接触史,停经 6 周在我院建卡,定期产检,各项筛查无异常,胎儿生长符合孕周。患者自诉 10 天前出现外阴瘙痒,阴道分泌物增多,呈豆渣样,睡前清水清洗,2 天后无好转,当地卫生所就诊后予碳酸氢钠溶液坐浴,治疗 2 天后好转,自行停药,3 天前再次出现瘙痒症状,且夜间入睡困难,故再次就诊,主诉宫缩、胎动如常。

婚育史:23 岁结婚,配偶体健。0-0-0-0。

既往史、社会史、家族史、过敏史无特殊。

查体:T 37℃,P 71 次 /min,R 23 次 /min,BP 128/78mmHg。神清,营养好,查体合作。心肺听诊未及异常,腹软,无压痛及反跳痛,肝脾肋下未及。身高 160cm,体重 55kg。

妇科检查:外阴已婚式;阴道畅;外阴红肿明显,伴抓痕;阴道黏膜轻度水肿,阴道壁见白色块状分泌物附着。

产科检查:宫高 24cm,腹围 88cm,头位,胎心 130 次 /min。手摸宫缩 20 分钟,未见明显宫缩。

辅助检查

08-01 阴道分泌物:霉菌,可见孢子;滴虫,阴性;BV,阴性。

初步诊断:妊娠合并念珠菌性阴道炎。

【用药记录】

抗感染治疗

克霉唑阴道片 500mg p.v. q3d.,共 2 次。

【治疗经过】

就诊日:患者临床表现、阴道分泌物检查结果支持念珠菌性阴道炎,医嘱予克霉唑阴道片治疗。

就诊后 7 天:患者门诊复诊,主诉治疗第 3 天起瘙痒明显好转。查体:T 36.8℃,P 68 次 /min,R 20 次 /min,BP 115/78mmHg。神清,营养好,查体合作。心肺听诊未及异常,腹软,无压痛及反跳痛,肝脾肋下未及。妇科检查见外阴、阴道、阴道分泌物外观正常。复查阴道分泌物未见孢子。其余无特殊,医嘱正常产检。

用药分析

1. 患者有外阴瘙痒伴阴道分泌物增多,结合阴道分泌物检查结果见孢子,念珠菌性阴道炎诊断明确。患者为妊娠期,主诉就诊前已影响睡眠,为避免诱发早产,应积极治疗以缓解症状。

2. 克霉唑通过抑制麦角固醇的合成产生抗真菌的作用,对麦角固醇合成的抑制导致胞质膜的结构和功能受损。克霉唑在体内和体外都具有广谱的抗真菌活性,其中包括皮肤真菌、酵母菌及霉菌等,是念珠菌性阴道炎首选治疗药物之一,其在妊娠期的安全性也得到认可。该药通常单次用药,考虑患者前期治疗时间长,症状较重,如单次用药未完全好转,间隔 3 天重复用药合理。

🖋 临床药师观点

妊娠期念珠菌性阴道炎属于复杂念珠菌性阴道炎范畴,妊娠期妇女雌激素增高使阴道局部糖原水平增高,有利于念珠菌生长,并可提高其黏附到阴道黏膜上皮细胞的能力,毒力亦有所增加,因此妊娠期尤其是妊娠晚期妇女易发生念珠菌性阴道炎。该患者就诊时孕 29 周,后续需警惕疾病复发的可能性,必要时应行阴道分泌物培养,根据药敏试验结果选择恰当药物治疗。妊娠期念珠菌性阴道炎的治疗以局部用药为主,包括咪唑类如克霉唑、咪康唑,以及制霉菌素类阴道制剂,口服制剂在妊娠期的安全性仍需更多数据支持。

🖋 药学监护要点

1. 关注患者主诉、妇科检查情况,监测阴道分泌物检查结果。

2. 关注药品不良反应,克霉唑阴道片常见不良反应包括在用药区域皮肤反应,如烧灼感、刺痛感或颜色变红,少数患者可能会出现不同程度的过敏反应。

3. 妊娠期间使用克霉唑阴道片应避免使用投药器,睡前将药片置于阴道深处。

4. 生活管理 单纯阴道冲洗无法治疗念珠菌性阴道炎,有不明原因不适症状应及时就诊;注意勤换内裤,用过的内裤、盆及毛巾使用开水烫洗;如症状持续存在或 2 个月内复发,应再次复诊。

案 例 二

🖋 基本情况

【病史摘要】

患者,女性,37 岁,孕 38^{+5} 周因"发热伴阴道少量流液 2 小时"就诊。

患者妊娠期妇女平素月经规则,6d/28d,末次月经 05-03,预产期次年 02-08,停经 1 个月验尿 HCG(+),早孕反应一般,妊娠早期无阴道流血、腹痛等不适,无保胎病史。妊娠孕 4 个月余自觉胎动至今,孕 13^{+6} 周在我院建卡,定期产检,唐氏筛查提示唐氏低危,无创 DNA 示未见明显异常。B 超排畸筛查未提示明显异常,OGTT 均在正常范围。妊娠期无头晕、头痛及视物模糊,无胸闷憋气,无腹痛,无阴道流血、流水,无皮肤瘙痒,无多饮、多尿、多食表现。现孕 38^{+5} 周,今晨 6:00 自觉发热,测体温 38.0℃,06:30 阴道少量流液,急诊拟诊"G2P1孕 38^{+5} 周,胎膜早破,产前发热"收入院待产。现一般情况可,精神可,食欲可,二便正常,睡眠可,体重呈生理性增加。

婚育史:31 岁结婚,配偶体健。0-0-0-0。

既往史、社会史、家族史无特殊。

过敏史:青霉素(皮试阳性)。

查体:T 38.9℃,P 91 次/min,R 21 次/min,BP 120/75mmHg。神清,营养好,查体合作。心肺听诊未及异常,腹软,无压痛及反跳痛,肝脾肋下未及。身高 162cm,孕前体重 53kg,现体重 71kg。

产科检查:先露头,高位 -3,胎膜已破,羊水量少、色清,子宫口未开,宫颈容受 50%,腹围 106cm,宫高 34cm,胎儿估计体重 3 200g。胎心监护:胎心基线 165 次/min,未见胎心加速。

辅助检查

次年 01-30 血常规:WBC 15.5×10⁹/L↑,NEUT 80%↑,其余正常。

次年 01-30 C 反应蛋白 6.3mg/L;降钙素原 0.1ng/ml。

次年 01-30 宫腔内容物培养:结果未出。

次年 01-30 肝肾功能、凝血功能正常。

初步诊断:①产前发热;②胎膜早破;③高龄初产;④ G1P0,孕 38⁺⁵ 周,头位,未临产。

【用药记录】

1. 抗感染治疗

D1~D2:注射用头孢西丁钠 1.0g iv.gtt q8h.。

2. 产后促恢复

D3~D4:产复康颗粒 1 袋 p.o. t.i.d.。

3. 预防血栓形成

D2~D4:那屈肝素钙注射液 0.3ml i.h. q.d.。

【治疗经过】

D1:患者 6:40 因发热、阴道流液 2 小时入院,予完善血尿常规、肝肾功能、凝血功能等相关实验室检查,血常规见 WBC 15.5×10⁹/L↑,NEUT 80%↑,6:50 予头孢西丁 1.0g 静脉滴注。考虑胎儿宫内窘迫、母亲高龄初产、羊膜腔感染可能等因素,急诊即刻行子宫下段横切口剖宫产术终止妊娠,术中送宫腔内容物行病原学培养,术后间隔 8 小时应用头孢西丁治疗。

D2:患者一般情况好,无特殊不适主诉,无头晕、眼花、恶心、呕吐。晨 6:00 查体,T 37.2℃,P 81 次/min,R 20 次/min,BP 110/70mmHg。医嘱继续应用头孢西丁抗感染治疗 1 日,今起予那屈肝素钙 0.3ml i.h. q.d.。患者无不适主诉,最高体温 37.4℃。

D3:患者无特殊不适主诉,腹部切口对合良好,无渗出。体温最高 37.0℃,宫腔内容培养回报结果阴性。医嘱予产复康颗粒 1 袋 p.o. t.i.d.,继续那屈肝素钙治疗,停用头孢西丁。

D4：患者无不适主诉,腹部切口对合良好,无渗出。体温最高 36.8℃。复查血常规：WBC 9.0×10⁹/L,NEUT 68%。予出院。

出院带药：产复康颗粒,1 袋 p.o. t.i.d.×7d;那屈肝素钙注射液 0.3ml i.h. q.d.×12d。

用药分析

1. 抗感染治疗

(1)患者入院前体温 38.0℃,入院后复测 38.9℃↑,查血常规：WBC 15.5×10⁹/L↑,存在胎膜早破高危因素,胎心监护见胎儿心动过速(165 次 /min),符合疑似羊膜腔感染诊断标准。羊膜腔感染的常见致病菌包括阴道加德纳菌、梭杆菌、拟杆菌、链球菌、大肠埃希菌等,其中 GBS 和大肠埃希菌是引起羊膜腔感染最常见的需氧菌。羊膜腔感染一经诊断,应即刻开始广谱抗菌药物治疗,以改善母婴结局。

(2)头孢西丁属于头霉素类药物,通过抑制细菌细胞壁合成而杀灭细菌,对细菌产生的 β- 内酰胺酶具有很高的抵抗性,可用于临床常见革兰氏阳性、阴性需氧及厌氧致病菌所致感染,需氧菌包括葡萄球菌、链球菌、大肠埃希菌、肺炎克雷伯菌等,厌氧菌包括肠球菌、粪链球菌、脆弱拟杆菌、梭杆菌等,抗菌谱较广。根据 ACOG 指南建议,可用于羊膜腔感染的替代治疗方案。该患者青霉素皮试阳性,结合我国诊疗常规,不宜再次选用青霉素类药物治疗,选用头孢西丁可。但指南建议剂量为 2.0g q8h.,本患者应用剂量相对较低。患者围手术期应用 2 天抗菌药物,根据 ACOG 指南建议,使用替代方案治疗的患者,如为剖宫产终止妊娠,产后应追加 1 剂治疗用药即可;根据 2015 年我国卫生计生委发布的《抗菌药物临床应用指导原则》建议,剖宫产术预防用药时长亦为 24 小时。患者术后一般情况良好,体温正常,无明显全身感染症状,术后第 2 天可无须继续追加用药。

2. 预防血栓形成

患者存在产时感染、急诊剖宫产、高龄、胎膜早破等高危因素,符合产后预防血栓治疗的指征,根据加拿大妇产科医师协会 2014 年妊娠期静脉血栓与抗栓治疗指南推荐,可选用低分子量肝素类药物治疗,对于存在一过性危险因素的患者,产后抗凝治疗疗程为术后 2 周或至出院时。该患者住院期间使用那屈肝素钙 0.3ml i.h. q.d. 治疗 2 天,用法用量符合说明书推荐,出院后带药 12 支,累计疗程 14 天,符合指南推荐。

临床药师观点

1. 羊膜腔感染可导致急性新生儿肺炎、脑膜炎、败血症和死亡,母体方面可引起功能障碍的分娩、产后子宫弛缓性出血、子宫内膜炎、败血症等,积极的

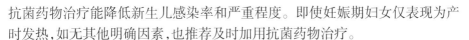

抗菌药物治疗能降低新生儿感染率和严重程度。即使妊娠期妇女仅表现为产时发热,如无其他明确因素,也推荐及时加用抗菌药物治疗。

2. 羊膜腔感染治疗药物应选用广谱抗菌药物,首选氨苄西林+庆大霉素。对于轻度青霉素过敏患者,可选用头孢唑林替代氨苄西林。对严重青霉素过敏患者,选用克林霉素或万古霉素替代氨苄西林;替代药物包括氨苄西林-舒巴坦、哌拉西林-他唑巴坦、头孢替坦、头孢西丁、厄他培南等。单纯怀疑或确诊羊膜腔感染患者,根据是否为剖宫产决定产后是否追加治疗。如患者无全身感染风险因素或临床表现,不宜过度延长抗感染治疗疗程。

📝 药学监护要点

1. 观察患者体温变化情况,监测血常规、C反应蛋白、降钙素原、实验室细菌培养结果等。

2. 注意监测药物不良反应,头孢西丁常见不良反应包括局部注射部位疼痛、硬结,可有腹泻、肠炎、恶心、呕吐等,患者为青霉素皮试阳性,头孢菌素类药物与青霉素类药物存在交叉过敏可能,试用期间需注意有无过敏反应发生。那屈肝素钙可导致出血、一过性转氨酶升高、注射部位小血肿等,治疗期间用药应监测血小板计数。

3. **用药指导**　药物治疗期间发生不适反应应及时告知医务人员;那屈肝素钙应每日同一时间抽取0.3ml,皮下注射给药,不能肌内注射给药。注射部位可选择前外侧或后外侧腹壁皮下组织,左右交替进行,注射针应垂直、完全插入拇指和示指捏起的皮肤褶皱内,并于整个注射过程中保持该褶皱存在。

（庞艳玉　汤　静）

第四节　妊娠合并肠道系统感染疾病

一、概述

(一) 临床表现

肠道系统感染是一种临床常见的感染性疾病,其典型表现为腹痛、腹泻,可伴有发热、恶心、呕吐等症状。妊娠期肠道系统感染如不及时治疗可引起早产、流产,甚至威胁母亲及胎儿生命。妊娠期肠道系统感染的临床表现主要有:

1. **腹痛**　腹痛多以脐周为主,起病初多表现为上腹部隐痛,部分患者可表现为绞痛,解便后可缓解。细菌肠道系统感染常常导致大便频繁但量少,伴腹痛、发热等症状。

2. **腹泻** 感染性腹泻分为炎症性腹泻和分泌性腹泻。

(1)炎症性腹泻:是由细菌、病毒、真菌或寄生虫等病原体侵袭肠上皮细胞引起炎症导致,多为黏液便或黏液脓血便,常伴有发热。粪便镜检可见较多的红细胞、白细胞。

(2)分泌性腹泻:是病原体或其产生的毒素刺激肠上皮细胞,肠液分泌增多和/或吸收障碍引起。多为稀水便,少见发热,患者常无腹痛。粪便常规镜检正常或可见少量红细胞、白细胞。

3. **严重脱水** 严重脱水是感染性腹泻最重要的全身并发症。可以根据凹眼征、皮肤皱缩、口干、意识情况等表现判断血容量不足的严重程度。

4. **腹泻合并发热等全身症状** 腹泻合并发热往往提示侵袭性感染,如果腹泻、发热同时伴有头痛、肌痛、颈项强直等全身症状,需特别警惕李斯特菌感染。

(二)病因

妊娠期肠道系统感染的致病微生物包括细菌、病毒、寄生虫、真菌等。被病原体污染的水及食物进入肠道后,病原体在肠道内繁殖且散发毒素,破坏肠黏膜组织,可引起肠道系统感染。肠道系统感染的范畴广泛,内容错综复杂,分类至今尚未统一,按其病因大致有:

1. **妊娠期肠道系统细菌感染** 肠道系统细菌感染主要为食源性细菌感染,这种细菌可以迅速繁殖并在肠道中产生毒素。引起肠道感染的细菌包括致病性大肠埃希菌、沙门菌、志贺痢疾杆菌、弯曲杆菌、霍乱弧菌、伤寒/副伤寒等,患者一般通过食用未煮熟或受污染的食物引起肠道感染,如患者近期有住院史或应用抗菌药物史,需高度警惕艰难梭菌感染的可能。李斯特菌感染较为少见,但一旦感染,病情比较严重。

(1)大肠埃希菌:大肠埃希菌属是一个很复杂的群体,至今已明确致腹泻的病原菌至少有 5~6 种,根据致病因子不同主要分为:产肠毒素大肠埃希菌(enterotoxigenic *Escherichia coli*,ETEC),肠致病性大肠埃希菌(enteropathogenic *Escherichia coli*,EPEC),肠出血性大肠埃希菌(enterohaemorrhagic *Escherichia coli*,EHEC),肠道侵袭性大肠埃希菌(enteroinvasive *Escherichia coli*,EIEC),肠道聚集性大肠埃希菌(enteroaggregative *Escherichia coli*,EAggEC)。EHEC 是人类近十年来认识到的一种致病性大肠埃希菌,是引起出血性结肠炎的主要致病菌;EAggEC 为新近从 EPEC 菌群中分离出的致病性大肠埃希菌。我国在大肠埃希菌的研究已证明 EPEC、ETEC 和 EIEC 是国内引发霍乱样或痢疾样腹泻的主要致病菌。

(2)沙门菌:沙门菌是一种常见的食源性致病菌。蛋、家禽和肉类产品是沙门菌病的主要传播媒介,在感染沙门菌之后的 12~72 小时内,患者通常会出现腹泻、发热、呕吐、腹痛等症状。

(3)弯曲杆菌:弯曲杆菌属是一种革兰氏阴性细菌属,呈逗号状或 s 形,栖息在家畜和家禽中,包括鸡、猪和牛,以及猫和狗等宠物。经口摄入被弯曲杆菌污染的食物和水是感染的主要途径。

(4)志贺菌:志贺菌属是一类革兰氏阴性杆菌,是人类细菌性痢疾最为常见的病原菌,通称痢疾杆菌。经口摄入被痢疾杆菌污染的食物、水是感染的主要途径,一般夏秋季节较易发生痢疾杆菌肠道感染。

(5)霍乱弧菌:霍乱弧菌是弧菌属的革兰氏阴性杆菌,是人类霍乱的病原体。人类在自然情况下是霍乱弧菌的唯一易感者,通过食用污染的饮食感染。

(6)伤寒 / 副伤寒:伤寒的病原菌为伤寒沙门菌;副伤寒的病原菌包括甲型副伤寒沙门菌、乙型副伤寒沙门菌和丙型副伤寒沙门菌,分别归属于沙门菌属A 群、B 群和 C 群。

伤寒、副伤寒是经粪 - 口途径传播的肠道传染病,可经水、食物、日常生活接触和生物媒介传播。一般潜伏 7~14 天,发作时间也取决于摄入细菌的量和宿主的免疫状态。

(7)艰难梭菌属:艰难梭菌属引起的医院内肠道感染,通常与抗菌药物的使用有关。艰难梭菌一般寄生在人的肠道内,如果过度服用广谱抗菌药物,艰难梭菌的菌群生长速度加快,影响肠道中其他细菌生长,引发炎症。

(8)单核细胞增生李斯特菌感染:李斯特菌属是土壤、灰尘、水、动物粪便和加工食品中常见的有机体。单核细胞增生李斯特菌是新生儿、免疫功能低下患者、老年人、妊娠期妇女感染的重要细菌病原体。妊娠期李斯特菌病很少见,但病情严重且难以诊断。

2. **妊娠期肠道系统病毒感染** 肠道系统病毒感染是一组由多种病毒引起的急性肠道传染病,其中较为重要的、研究较多的是轮状病毒和诺如病毒。此外,肠腺病毒、柯萨奇病毒、冠状病毒亦可引起肠道感染。

轮状病毒是一种双链核糖核酸病毒,属于呼肠孤病毒科,是病毒性胃肠道感染中最常见的一种。轮状病毒的传播主要经污染的手,人传人,经粪 - 口或口 - 口途径传播,亦可能通过水源污染或呼吸道传播。

诺如病毒为一组病原体,属于杯状病毒科,传播途径以粪 - 口途径为主,如水源、食物被污染。诺如病毒感染性腹泻在全世界范围内均有流行,秋冬季节呈现高发。

3. **妊娠期肠道系统寄生虫感染** 肠道感染的另一个常见原因为肠道寄生虫感染,常常被混淆为食物中毒。贾第虫病是慢性腹泻患者中最常被诊断出的肠道寄生虫病,贾第虫滋养体牢固地吸附于十二指肠和近端空肠的黏膜,通过二分裂繁殖,释出的虫体很快转化为包囊,包囊随粪排出后经粪 - 口途径传播,水源性传染是贾第虫病的主要传染源,外出旅行感染也很常见,此外也可经人 - 人接触直接传染。

隐孢子虫是另一种常见的寄生虫,人和许多动物都是易感宿主,虫体在宿主体内的发育时期称为内生阶段。随宿主粪便排出的成熟卵囊为感染阶段。隐孢子虫的致病机制尚未完全澄清,很可能与多种因素有关,临床症状的严重程度与病程长短亦取决于宿主的免疫功能状况。

阿米巴痢疾因溶组织内阿米巴原虫感染结肠引起,主要是通过粪便污染所传染。

4. **妊娠期肠道系统真菌感染** 引起真菌性肠道感染的病原菌主要是念珠菌,其次是曲霉、毛霉菌等,偶见球孢子菌和新型隐球菌。念珠菌中最常见的是白念珠菌,除广泛分布于自然界,亦存在于正常人皮肤、口腔、肠道,消化道带菌率高达 50%。食品、蔬菜、水果亦可成为肠道念珠菌感染的传播媒介。此外,广谱抗菌药物的应用可导致菌群失调,白念珠菌在肠道过度生长而出现水样腹泻。

(三) 诊断

肠道感染的诊断关键是对原发疾病或病因的诊断,需从起病情况与病程、发病年龄、发病人群、腹泻次数与粪便性质、伴随症状和体征、常规化验特别是粪便检验中获得依据。妊娠期肠道系统感染的诊断较为独特,需鉴别诊断与妊娠相关的妇科疾病或妊娠期特有的胃肠疾病,如异位妊娠、妊娠期呕吐。

1. **详细的病史** 妊娠期的生理变化可能引起腹部症状,包括恶心、呕吐、腹胀和腹部不适。因此要将肠道系统感染产生的症状与妊娠期的生理变化进行区分。在妊娠期,不能将明显的疾病症状视为生理变化而忽视病情,必须详细询问病史、做体格检查和实验室检查。

详细询问病史,包括末次月经,孕周,发病前一周内是否有与患者接触史或生冷不洁饮食史,家中是否有宠物,近期是否有外出旅游、用药史等。详细询问病史能对诊断提供很多线索,有助于经验用药的选择。根据病史、发病季节、伴随的全身症状等,首先鉴别是病毒、细菌、寄生虫等引起的感染性腹泻,还是食物中毒、药物或其他疾病引起的腹泻。

2. **体格检查** 详细的体格检查可以帮助评估病情。结合患者体温、脉搏、血压、面容等情况,评估脱水程度。对于腹泻患者,评估患者脱水程度,对评估腹泻导致血容量不足的程度至关重要。①轻度脱水:可无症状和体征;②中度脱水:口干、不安或易怒、皮肤弹性下降、眼窝凹陷;③重度脱水:意识丧失、少尿、肢端湿冷、脉搏细速、血压下降或检测不到、发绀。

肠道感染患者的腹部检查尤为重要,包括视诊、触诊、听诊。检查过程中,腹部疼痛的强度、性质、持续时间、放射性、加剧或缓解因素均有助于缩小鉴别诊断的范围。阑尾炎的腹痛通常会逐渐加强,而病毒性肠胃炎则不会。

3. **常规实验室检查**　包括血象、粪便常规及粪便细菌培养。

(1)血象:细菌性肠道感染的急性期,外周血白细胞计数和中性粒细胞计数大多增高。

(2)粪便检查:应取新鲜粪便的黏液脓血部分立即送检,不要混入尿液。细菌性肠道感染镜下可见有较多的白细胞与红细胞,并可见吞噬细胞。粪便常规中白细胞和红细胞增多有助于炎症性腹泻的诊断,有报道粪便白细胞对感染性腹泻诊断的敏感性和特异性分别为 73% 和 84%,分泌型腹泻的粪便常规可正常。

(3)粪便细菌培养:致病菌的明确有赖于粪便常规培养及找虫卵和寄生虫。粪便培养阳性是诊断的重要依据。粪便培养细菌阳性率,各地差异较大。为提高培养阳性率,应注意采集含有脓血或黏液部分送检,实验证明,脓血部分阳性率最高,黏液部分次之;粪便应新鲜,防止尿液和其他化学物质污染标本,在短时间内接种于培养基上,时间越短,阳性率越高,如超过 4 小时,阳性率明显下降;力争在治疗服药前采集粪便标本进行细菌培养;粪便培养的累计阳性率与培养次数成正比,反复多次送检粪便标本以提高阳性率。

4. **快速诊断方法**　近年来,国内外先后采用荧光抗体染色法、玻片固相抗体吸附免疫荧光技术、荧光菌球法、粪便凝集试验、增菌乳胶凝集法、对流免疫电泳法、免疫染色法等,虽然具有快速、敏感、简便等优点,但其使用的检测抗体均为多克隆抗体(PcAb),由于 PcAb 的特异性较差,常与其他病原菌出现交叉反应,影响试验的特异性。

传统的粪便细菌培养因时间长,阳性率低,加之病原菌在粪便中存活是粪便细菌培养的先决条件,所以常规粪便细菌培养不能检出已自然死亡和抗菌药物杀死的病原菌。现已建立了单克隆抗体为检测试剂的快速诊断方法及PCR 技术直接检测粪便中的痢疾杆菌,其特异性、敏感性较高,除能检出粪便中活的痢疾杆菌,亦可检出死的痢疾杆菌,大大提高了临床实验室的检出率。

5. **影像学检查**　妊娠期进行影像学检查必须考虑到胎儿的安全,2016 年美国《妊娠和哺乳期诊断性影像学检查指南》认为:高剂量 X 线暴露可能造成胎儿生长受限、小头畸形及智力障碍等。但在实际的诊断性成像过程中,即使多次 X 线检查也很少能达到可导致上述危害的阈值剂量。受精后 0~2 周对辐射较为敏感,在这一阶段辐射的影响表现为“全或无”,即胚胎死亡或无影响,估计的最低阈值约为 50mGy;受精后 2~8 周,致畸阈值约为 200mGy,高于这一剂量可造成生长受限或胚胎发育异常;受精后 8~15 周为高风险阶段,阈值范围为 60~310mGy,高于阈值可造成中度智力障碍;受精后 16~25 周为辐射低风险阶段,阈值范围为 250~280mGy,高于阈值剂量的辐射可造成重度智力障碍。妊娠期进行超声检查和磁共振成像（MRI）检查最安全。腹痛时首选超声检查，但是腹部脂肪和肠道气体会降低敏感性。妊娠期 MRI 优于计算机断层扫描（CT），可避免电离辐射，但在妊娠前 3 个月做 MRI 时尽量避免使用钆剂。单次 X 线片辐射剂量较小，胎儿暴露量一般不会超过 20mGy，达不到致畸阈值，并且可通过腹部屏蔽和准确、快速的检查减少胎儿辐射量。CT 单次低剂量检查的辐射剂量一般小于 10mGy，对胎儿来说是安全的，高剂量检查如腹部 CT、盆腔 CT、PET/CT 全身显像，辐射量可达 50mGy。在进行 MRI、CT、X 线检查前应结合患者妊娠周，与患者充分沟通，知情同意下进行。

6. 内镜检查　内镜检查有助于：①鉴别炎症性肠病和感染性腹泻；②确定艰难梭菌感染的假膜存在；③怀疑缺血性肠炎，而临床表现和影像学检查不能确定时借助内镜检查帮助诊断。内镜检查在普通人群中是非常安全的，但在妊娠期，医生和患者都担心内镜检查时所用的药物可能会影响胎儿，此外内镜插管时操作也可能会引起胎盘早剥、胎儿创伤、妊娠期妇女全身性低血压或高血压，因此急性腹泻时不常规推荐进行内镜检查。

一项纳入 46 项妊娠期妇女的研究发现乙状结肠镜检查没有导致并发症，但乙状结肠镜检查应在产科会诊且病情稳定之后再做，同时密切监测母体，包括心电图、血压、血氧饱和度等。在妊娠第一阶段（前 3 个月），应尽量少用镇痛药物。由于潜在的胎儿毒性，避免使用亚甲基蓝试剂。

（四）抗感染治疗

1. 治疗原则　妊娠期肠道感染造成腹泻，可引起营养不良、胎儿宫内生长迟缓、流产或早产等，甚至可导致宫内感染，必须积极治疗。病毒及细菌毒素引起的腹泻不需要使用抗菌药物，以针对性治疗为主，改善中毒症状及纠正水电解质失衡。病原体不明确的轻至中度感染性腹泻，以口服或静脉补液为主，一般不提倡使用抗菌药物。妊娠期肠道感染伴有血性腹泻、重度脱水，或可能发展为严重感染的患者需给予抗菌药物治疗。

妊娠期使用抗感染药物，应充分权衡疾病本身对母体/胎儿的风险与抗菌药物使用后的获益及对胎儿的风险。通常认为 β- 内酰胺类药物、大环内酯类药物等妊娠期使用较安全。但关于阿莫西林 - 克拉维酸钾，第 11 版 *Drugs in Pregnancy and Lactation* 推荐：在围早产期使用可能与新生儿小肠结肠炎有关。体外研究表明头孢曲松可取代胆红素与白蛋白的结合，导致游离胆红素增高，在围产期应谨慎使用，以防止新生儿核黄疸的发生。呋喃妥因在妊娠早期使用，可能引起胎儿畸形率增加，晚期使用则可能导致新生儿溶血，因此避免头 3 个月和足月使用，且对于葡萄糖 -6- 磷酸脱氢酶（G-6-PD）缺乏者禁用。复方新诺明早期使用可能引起先天性畸形，妊娠晚期使用有核黄疸风险，因此妊娠早期及妊娠 32 周后避免使用。磷霉素药品说明书显示妊娠期禁用，目前证据表明妊娠期使用总体风险较低。氨基糖苷类药物、四环素类药物、喹诺酮类药物妊娠期避免使用。

具体用药方案应结合患者妊娠周、病情及药物妊娠期使用的安全性,充分权衡利弊后制订,并应获得患者知情同意。

2. **治疗方法** 病因治疗和对症治疗都很重要。患者症状较轻,能耐受口服药物,可选择门诊治疗。患者病情严重,门诊治疗无效,或不能耐受口服药物;或病原体诊断不清,伴有宫缩等情况,均应住院给予综合治疗。

具体治疗方法:

(1)对症治疗:①纠正水、电解质、酸碱平衡紊乱和营养失衡。酌情补充液体、维生素、氨基酸、脂肪乳剂等营养物质。②黏膜保护剂如蒙脱石散,对消化道黏膜有很强的覆盖保护能力,修复、提高黏膜屏障对攻击因子的防御功能,具有平衡正常菌群和局部止痛作用,妊娠期可安全使用。③微生态制剂如双歧杆菌可以调节肠道菌群。无论细菌、病毒、原虫引起的感染性腹泻,还是非感染性腹泻,都可能引起肠道菌群失调。补充微生态制剂有助于平衡肠道菌群及恢复正常的肠道 pH,缓解腹泻症状。微生态制剂在妊娠期必要时可以使用。

妊娠期肠道感染药物治疗应避免使用止泻药,如洛哌丁胺虽然无致畸和胚胎毒性,但对于妊娠前 3 个月仍需权衡利弊,且洛哌丁胺抑制胃肠动力,增加细菌繁殖和毒素的吸收,不利于感染性腹泻的治疗。

(2)抗感染治疗

1)经验性抗感染治疗:对于血性腹泻、腹痛、腹泻伴发热等全身症状,炎症指标高,有可能发展为严重感染的患者给予经验性抗感染治疗。肠道感染常见病原体为志贺菌属、沙门菌属、空肠弯曲菌、大肠埃希菌等,妊娠期肠道感染经验性抗感染选择 β- 内酰胺类药物、红霉素类药物口服。在治疗前和过程中应多送粪便培养,尽可能将经验治疗转为目标治疗。

2)目标治疗:针对不同病原菌采取不同的给药方案,妊娠期用药以单药、口服给药为主,不能耐受口服药物或病情严重者给予静脉注射给药。

①妊娠期大肠埃希菌肠道感染,首选氨苄西林 500~1 000mg,口服,每日 4 次;或阿莫西林 500~1 000mg,口服,每日 4 次,疗程 14 日。病情严重者可选哌拉西林钠 - 他唑巴坦钠 4.5g,静脉滴注,每 8 小时 1 次,疗程 5~7 日;氨苄西林 500~1 000mg,静脉滴注,每日 4 次,或阿莫西林 500~1 000mg,静脉滴注,疗程 14 日。②妊娠期空肠弯曲菌肠道感染,首选阿奇霉素 500mg,口服,每日 1 次,疗程 5~7 日;或红霉素 500mg,口服,每日 3~4 次,疗程 5~7 日。③妊娠期沙门菌肠道感染,首选氨苄西林 - 阿莫西林 500~1 000mg,口服,每日 4 次,疗程 14 日;或阿奇霉素 500mg,口服,每日 1 次,疗程 3~7 日;或氨苄西林 - 阿莫西林

500~1 000mg,静脉滴注,每日 4 次,疗程 14 日;或阿奇霉素 500mg,静脉滴注,每日 1 次,疗程 3~7 日。④妊娠期伤寒、副伤寒肠道感染,首选氨苄西林 - 阿莫西林 500~1 000mg,口服,每日 4 次,疗程 14 日;或阿奇霉素 500mg,口服,每日 1 次,疗程 7 日;或首日 1 000mg,第 2~7 日,每日 1 次,每次 500mg 口服。备选:头孢曲松,1~2g,q12h.,疗程 14 日;头孢噻肟 2g,静脉滴注,每 8 小时 1 次,疗程 14 日。⑤妊娠期弧菌性肠道感染,首选阿奇霉素 500mg,口服,每日 1 次,疗程 3~5 日;备选头孢曲松 1~2g,静脉滴注,每日 1 次,疗程 3~5 日。⑥妊娠期细菌性痢疾,首选氨苄西林 - 阿莫西林 500~1 000mg,口服,每日 4 次,疗程 14 日;或阿奇霉素,口服,500mg,每日 1 次,疗程 3~5 日。备选氨苄西林 - 阿莫西林 500~1 000mg,静脉滴注,每日 4 次,疗程 14 日;阿奇霉素静脉滴注,500mg,每日 1 次,疗程 3~5 日。⑦妊娠期艰难梭菌肠道感染,首选万古霉素 125mg,口服,每日 4 次,疗程 10~14 日。备选甲硝唑 250mg,口服,每日 4 次,或每次 500mg,每日 3 次,疗程 10~14 日;或甲硝唑 500mg 静脉滴注,每日 3 次,疗程 10~14 日。⑧妊娠期霍乱弧菌感染,首选阿奇霉素 500mg,口服,每日 1 次,疗程 3 日,备选阿奇霉素 500mg,静脉滴注,每日 1 次,疗程 3 日。⑨妊娠期耶尔森菌肠道感染,首选阿奇霉素 500mg,口服,每日 1 次,疗程 3~5 日,备选头孢曲松 1~2g,静脉滴注,每日 1 次,疗程 3~5 日。⑩妊娠期贾第鞭毛虫肠道感染,首选替硝唑 2g 顿服,或甲硝唑 0.4g,口服,每 8 小时 1 次,疗程 5~10 日。⑪ 妊娠期真菌肠道感染,首选制霉菌素口服,每次 100 万 U,每日 3 次,疗程 10~14 日。制霉菌素口服几乎不吸收,对胎儿作用较小。氟康唑致畸具有剂量依赖性,单次低剂量(150mg)对胎儿风险较低,妊娠期总剂量大于 300mg 时致畸风险增加。

以上药物治疗疗程参照普通患者,对于妊娠期肠道感染,可由临床医师根据患者症状,疗程酌减。

二、案例分析

案　例　一

📝 基本情况

【病史摘要】

患者,女性,29 岁,已婚,0-0-0-0,因"恶心、呕吐,伴腹痛、腹泻 4 小时"入院。

患者平素月经规律,12 岁初潮,3~5d/28~30d,量中,无痛经。末次月经:05-15。患者停经 1 个月余测尿妊娠试验阳性。定期产检无殊,目前孕 12^+ 周。

患者 4 小时前吃海鲜后出现恶心、呕吐,呕吐 10 余次,呕吐物为胃内容物,其自诉中上腹阵发性疼痛,不剧,可忍;伴解黄色稀水样便 10 余次,腹泻后疼痛未见明显好转,伴乏力、纳差,无畏寒,无头晕,现症状无好转,为求进一步诊治,现至我院急诊,血常规提示白细胞及中性粒细胞计数增高,急诊拟"感染性腹泻"收住入院。

发病以来,患者神清,精神软,胃纳差,睡眠欠佳,大便上述,小便少,体重无明显增减。

既往史:患者 1 年前行甲状腺全切术,术后化疗 1 次。

社会史、家族史、过敏史无特殊。

查体:T 38℃,P 89 次/min,R 20 次/min,BP 117/64mmHg,神清,精神软,口唇不绀,呼吸平,双肺未及干湿啰音,心律齐,腹平软,中上腹轻压痛,无反跳痛,Murphy 征(-),麦氏点无压痛,双下肢无水肿。

辅助检查

入院急诊查血常规:WBC 21.6×10^9/L↑,NEUT 89.9%↑,淋巴细胞(LY)5.8%↓,PLT 207×10^9/L。大便常规:黏液(+),隐血(+++)。

初步诊断:①感染性腹泻;②孕 1 产 0 孕 12^+ 周;③甲状腺癌切除术后。

【用药记录】

1. 抗感染治疗

D1~D5:注射用头孢噻肟 2g iv.gtt q8h.。

2. 对症支持治疗

D1~D4:葡萄糖氯化钠注射液 250ml iv.gtt q.d.。

维生素 C 注射液 1g iv.gtt q.d.。

10% 氯化钠注射液 1g iv.gtt q.d.。

氯化钾注射液 5ml iv.gtt q.d.。

蒙脱石散 6g p.o. t.i.d.。

【治疗经过】

D1:患者腹痛、腹泻,伴解黄色稀水样便 10 余次,体温 38℃,血常规:WBC 21.6×10^9/L↑,NEUT 89.9%↑,CRP 78.6mg/L↑。急诊大便常规 + 隐血:黏液(+),隐血(+++),提示肠道感染可能,患者孕 12^+ 周,入院后经验性给予头孢噻肟钠抗感染治疗,蒙脱石散止泻及补液对症支持。给药前送大便标本,做大便常规与食源性检测。

D2:患者仍有 6 次稀水样便,伴有腹部隐痛,无恶心、呕吐,无畏寒、发热,无里急后重。查体:T 37.4℃,神清,精神软,口唇不绀,中上腹轻压痛,无反跳痛,Murphy 征(-)麦氏点无压痛,双下肢无水肿。继续补液、抗感染治疗。生化指标:蛋白质及葡萄糖阴性;酮体 +-,尿素氮 1.52mmol/L↓;肌酐 74.0μmol/L;

尿酸 240.0μmol/L↑;钾 3.53mmol/L;钠 148.0mmol/L;氯 108.0mmol/L。

D3:患者神清,腹泻 3 次,腹痛、腹泻改善,上腹部轻压痛。查体:T 37.2℃,P 82 次 /min,R 18 次 /min。

D4:患者腹泻较前好转,无腹痛,无发热。查体:T 37.1℃,P 76 次 /min,R 18 次 /min。大便培养鉴定结果:梅氏弧菌(麦氏弧菌)(+++)。药敏试验结果:对氨苄西林、哌拉西林、头孢唑林、阿莫西林 - 克拉维酸、氨苄西林 - 舒巴坦、亚胺培南,氨曲南耐药;对哌拉西林 - 他唑巴坦、头孢噻肟、头孢他啶,左氧氟沙星、环丙沙星,阿米卡星、庆大霉素,氯霉素,复方磺胺甲噁唑,四环素敏感。头孢噻肟敏感,继续使用头孢噻肟抗感染治疗。

D5:患者现无发热,无腹痛、腹泻。查体:T 36.8℃。辅助检查:WBC 7.1 × 10^9/L,NEUT 71.8%↑,LY 22.9%,CRP 4.0mg/L。患者病情好转,给予出院。

出院带药:双歧杆菌三联活菌散 1 盒,每次 2 包,每日 3 次,口服;左甲状腺素钠片 50μg × 100 片,每次 100μg,每日 1 次。不适即诊。

用药分析

1. 经验性抗菌药物选择 患者孕 12⁺ 周,不宜使用喹诺酮类、氨基糖苷类等药物,经验性治疗选择头孢噻肟钠,原液皮试阴性,无禁忌,给予头孢噻肟钠 2.0g q8h. 抗感染。患者体重 63kg,肌酐 74μmol/L,年龄 29 岁,计算肌酐清除率为 98ml/min,无须调整剂量。治疗前送大便常规及食源性检测。

2. 对症支持治疗 患者呕吐、腹泻严重,考虑脱水,给予静脉注射葡萄糖氯化钠及维生素补液治疗;同时口服蒙脱石散保护胃肠黏膜,减少毒素吸收。

3. 抗菌药物方案 患者应用头孢噻肟后,临床症状、体征及实验室检查结果均逐步好转,培养结果回报为麦氏弧菌,对头孢噻肟敏感,不需要调整药物。弧菌性肠炎,疗程 3~5 天,出院不需要序贯口服抗菌药物治疗。

临床药师观点

1. 患者孕 12⁺ 周,食用海鲜后出现呕吐、腹痛、腹泻等,致病病原体以革兰氏阴性菌为主,头孢噻肟钠对革兰氏阴性菌,如大肠埃希菌、奇异变形杆菌、沙门菌属、弧菌等抗菌作用较强。头孢噻肟钠为时间依赖性抗菌药物,每次 2g q8h. 给药,经验性用药选择及给药剂量、频次合理。

2. 麦氏弧菌是目前国内公认的 13 种致病性弧菌之一,感染后可产生强烈的肠道毒素,主要分布于海水和海产品中,人们常因为接触弧菌污染的海水、食用未煮熟的海产品而感染。患者大便检测结果为麦氏弧菌阳性,与患者饮食史一致。药敏试验结果对头孢噻肟敏感,头孢噻肟治疗 5 天,疗程足,患者病情好转出院。

药学监护要点

1. **疗效评估**　监测患者用药后的病情改善情况,观察患者腹痛、腹泻及体温变化,监测血常规、感染性指标及细菌培养结果等。

2. **治疗安全性监护**

(1)监测药物不良反应,皮肤是否有皮疹、瘙痒等。

(2)监测患者肾功能,头孢噻肟钠经肾脏代谢清除,需根据肌酐清除率调整药物用量,肌酐清除率 <20ml/min 者,用量减半。患者体重 63kg,肌酐 74μmol/L,年龄 29 岁,计算肌酐清除率为 98ml/min,无须调整剂量。

(3)监测电解质,患者剧吐加腹泻,补液后监测电解质水平,维持电解质平衡。

(4)患者本身腹泻,加之使用头孢噻肟钠,需防止菌群失调,发生二重感染。出院后继续给予益生菌,平衡肠道菌群。

3. **患者教育**

(1)告知患者药物治疗的目的、药物在妊娠期的安全性,消除患者焦虑情绪。

(2)饮食及卫生教育:患者该次感染与食用未蒸熟的贝类海鲜有关。教育患者注意手卫生及饮食卫生,不食用未蒸熟的食物,尤其是海鲜。

(3)双歧杆菌三联活菌散服用与保存:告知患者双歧杆菌三联活菌散为活菌制剂,应于 2~8℃ 冰箱保存,服用时以温水溶解,水温不宜超过 40℃。

(4)左甲状腺素钠服药教育:钙、铁等离子可络合左甲状腺素钠,影响其吸收,教育患者早晨服用左甲状腺素钠,间隔 2 小时以上,中午或晚上服用妊娠期补充的复合维生素等制剂。

案　例　二

基本情况

【病史摘要】

患者,女性,31 岁,因"腹痛、腹泻 2 天"入院。

患者平素月经规律,12 岁初潮,6d/30d,量中,无痛经。末次月经:11-15。患者停经 1 个月余测尿妊娠试验阳性。定期产检无殊,目前孕 32^+ 周。患者 2 天前不洁饮食后出现腹痛、腹泻,上腹部阵发性绞痛,日解水样便 10 余次,伴发热,体温最高 38.5℃,伴畏寒,伴头晕乏力,当时未重视。2 天来腹痛、腹泻无好转,遂来我院就诊。

既往史、社会史、家族史、过敏史无特殊。

查体：T 37.9℃，P 98 次 /min，R 21 次 /min，BP 107/77mmHg。神清，营养好，查体合作。心肺听诊未及异常，胎心 138 次 /min，胎动可及。中上腹部有压痛，无反跳痛，肝脾肋下未及，两肾区无叩痛，肠鸣音稍活跃，双下肢无水肿，四肢肌力、肌张力正常，病理征阴性。

辅助检查

入院当天急诊血常规：WBC 7.93 × 10⁹/L，Hb 129g/L，PLT 249 × 10⁹/L，NEUT 82.1%↑，CRP 107.48mg/L↑，PCT 0.130ng/ml↑。急诊大便常规 + 隐血：隐血弱阳性，镜下红细胞 1~2/HP，镜下白细胞 +−/HP。急诊出凝血功能：凝血酶原时间 13.3 秒，凝血酶原国际标准化比值 1.04，活化部分凝血活酶时间 45.5 秒，凝血酶时间 13.9 秒，纤维蛋白原 4.37g/L，D- 二聚体 1.39μg/ml↑，PT 正常对照 13 秒。

入院妇科 B 超：胎位 LSA；胎心 138 次 /min；胎动可及；双顶径 7.6cm；股骨长 6.6cm；胎盘后壁，脐动脉 S/D 比值 2.6。检查意见：宫内孕，单活胎，孕 32⁺ 周。

初步诊断：①急性胃肠炎；②孕 1 产 0 孕 32⁺ 周。

【用药记录】

1. 抗感染治疗

D1~D5：注射用哌拉西林钠 - 他唑巴坦钠 4.5g iv.gtt q8h.。

2. 对症支持治疗

D1~D5：

葡萄糖氯化钠注射液 500ml iv.gtt q.d.。

氯化钾注射液 10ml iv.gtt q.d.。

蒙脱石散 6g p.o. t.i.d.。

【治疗经过】

D1：患者孕 32⁺ 周，血常规及大便常规和隐血提示肠道感染可能，入院后给予哌拉西林钠 - 他唑巴坦钠抗感染治疗。

D2：患者腹泻 5~6 次，大便稀软，不成形，伴阵发性腹痛。无恶心、呕吐。精神、纳差、睡眠可。查体：T 36.4℃，P 85 次 /min，R 17 次 /min。复查血常规：WBC 7.36 × 10⁹/L；NEUT 67.4%；CRP 40.52mg/L↑，PCT 0.086ng/ml↑。隐血试验 + 大便常规：无志贺菌生长，无沙门菌生长。尿常规及生化示：蛋白质及葡萄糖阴性；酮体 +−，尿素氮 1.56mmol/L↓；肌酐 48.0μmol/L；尿酸 343.0μmol/L↑；钾 3.43mmol/L↓；钠 138.0mmol/L；氯 106.2mmol/L。

D3：患者神清，腹泻 3 次，腹痛、腹泻改善，上腹部轻压痛。查体：T 36.2℃，P 82 次 /min。

D4：患者腹泻 2 次，腹痛较前有好转，无恶心、呕吐，无发热。查体：T 36.7℃，P 74 次 /min。

D5：患者现无发热，无明显腹痛腹泻，无恶心、呕吐，无呕血、黑便。查体：T 36.5℃，P 70次/min。辅助检查：血常规示 WBC 8.74×10^9/L，RBC 3.83×10^{12}/L，Hb 120g/L，PLT 289×10^9/L，NEUT 55.9%，CRP 2.98mg/L。患者一般情况可，予以出院。

出院带药：复方嗜酸乳酸杆菌片，每次 2 片，每日 3 次，口服。

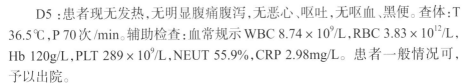 用药分析

1. **经验性抗菌药物选择** 患者发热，炎症指标 CRP 及 PCT 升高，大便镜检有红细胞、白细胞，提示肠道感染可能，肠道细菌感染可能的病原菌为志贺菌属、沙门菌属、空肠弯曲菌、大肠埃希菌等，患者孕 32$^+$ 周，不宜使用喹诺酮类药物、氨基糖苷类药物等。注射用哌拉西林钠 - 他唑巴坦钠为广谱杀菌剂，妊娠期使用较安全，可覆盖敏感及产 β- 内酰胺酶的大多数肠道感染病原菌，如肠杆菌、变形杆菌属、沙门菌属、志贺菌属、耶尔森菌属、弯曲菌属等，患者青霉素皮试阴性，无禁忌，因此经验性治疗选择哌拉西林钠 - 他唑巴坦钠 4.5g q8h. 抗感染。在治疗前送大便常规。

2. **抗菌药物方案** 患者体重 61kg，肌酐 48μmol/L，年龄 31 岁，计算肌酐清除率为 140ml/min，无须调整药物剂量。患者应用哌拉西林钠 - 他唑巴坦钠后，临床症状、体征及实验室检查结果均逐步好转，大便常规结果阴性，无须调整药物，治疗 5 天后，病情好转出院。

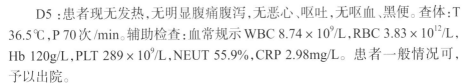 临床药师观点

1. 患者孕 32$^+$ 周，腹泻频繁，可引起宫缩早产；因肠道感染可能，如不及时控制可引起胎儿宫内感染。哌拉西林钠 - 他唑巴坦钠可覆盖肠道感染常见细菌，革兰氏阴性菌如大肠埃希菌、沙门菌属、志贺菌属、铜绿假单胞菌、耶尔森菌属、弯曲杆菌属；革兰氏阳性菌如链球菌属、肠球菌属、金黄色葡萄球菌、单核细胞增生性李斯特菌，厌氧菌如拟杆菌属、梭状芽孢杆菌属等。哌拉西林钠 - 他唑巴坦钠为时间依赖性抗菌药物，应每天 3~4 次给药，q8h. 给药合理，总疗程 5 天，收到预期效果，腹泻、腹痛得到控制，炎症指标正常。

2. 患者入院后给予对症支持治疗，监测电解质有轻度低钾，给予补钾治疗，同时口服蒙脱石散保护胃肠黏膜，减少毒素吸收。治疗过程用药选择及剂量、疗程合理。

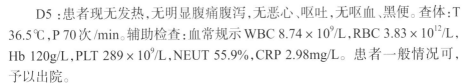 药学监护要点

1. **疗效评估** 观察患者腹痛、腹泻等症状改善及体温变化，监测血常规、C 反应蛋白、降钙素原变化趋势及实验室细菌培养结果等。注意脱水是否改

善,胎心、胎动是否正常,有无宫缩等。

2. 治疗安全性监护

(1)监测药物不良反应:哌拉西林钠 - 他唑巴坦钠常见不良反应有皮疹、瘙痒等,荨麻疹及皮肤湿疹样改变等过敏反应;少数患者用药后可出现暂时性肝功能异常、胆汁淤积性黄疸,监测该患者肝功能正常;监测中枢神经系统症状,患者用药后未见头痛、焦虑、烦躁不安等症状。

(2)监测患者肾功能:哌拉西林钠 - 他唑巴坦钠经肾脏代谢清除,需根据肌酐清除率调整药物用量。在妊娠晚期由于仰卧位时肾血流量减少而使药物由肾排出延缓,若采取侧卧位可促进药物经肾排泄。患者孕 32^+ 周,嘱采取侧卧位,促进药物排泄。

(3)监测电解质:检测补液后电解质水平,维持电解质平衡。该患者低钾,给予补钾后恢复正常。

(4)警惕二重感染:患者本身腹泻,加之使用哌拉西林钠 - 他唑巴坦钠,应注意防止菌群失调,以免发生二重感染。出院后继续给予益生菌,平衡肠道菌群。

3. 患者教育

(1)告知患者药物治疗的目的、药物在妊娠期的安全性,消除患者焦虑情绪。

(2)饮食及卫生教育,注意手卫生及饮食卫生,不食用未蒸熟的食物。

(3)妊娠期呈高凝状态,患者腹泻脱水,虽已补液纠正,住院期间卧床活动少,提醒患者出院后多活动,防止下肢血栓。

(汪凤梅 郑彩虹)

第五节 产褥感染

一、概述

(一)临床表现

产褥感染(puerperal infection)是指分娩及产褥期生殖道受病原体侵袭,引起局部或全身感染,其发病率约6%。产褥病率(puerperal morbidity)指分娩24小时以后的 10 日内,每日测量体温4次,间隔4小时,有2次体温达到或超过38℃。产褥病率常由产褥感染引起,但也可由生殖道以外感染如急性乳腺炎、上呼吸道感染、泌尿系统感染、血栓性静脉炎等原因导致。

发热、疼痛、异常恶露为产褥感染三大主要症状。由于感染部位、程度、扩散范围不同,其临床表现也不同。

1. **急性外阴、阴道、宫颈炎** 表现为会阴部疼痛,坐位困难,可有低热。局部伤口红肿、发硬、伤口裂开,脓液流出。阴道裂伤及挫伤感染表现为黏膜充血、溃疡、脓性分泌物增多等。日后导致阴道壁粘连甚至闭锁。宫颈裂伤感染向深部蔓延,可达宫旁组织,引起盆腔结缔组织炎。

2. **急性子宫内膜炎** 表现为发热、恶露增多有臭味、下腹疼痛及压痛、白细胞计数增高等。

3. **急性盆腔结缔组织炎、急性输卵管炎** 表现为下腹部伴肛门坠胀,可伴有寒战、高热、下腹痛,严重者侵及整个盆腔形成"冰冻骨盆"。淋病奈瑟菌沿生殖道黏膜上行感染,达输卵管与盆腹腔,形成脓肿后,高热不退。

4. **急性盆腔腹膜炎及弥漫性腹膜炎** 炎症继续发展,可出现全身中毒症状,如高热、恶心、呕吐、腹胀,检查时下腹部有明显压痛、反跳痛。也可在直肠子宫陷凹形成局限性脓肿,可出现里急后重与排尿困难。急性期治疗不彻底可发展成慢性盆腔炎而导致不孕。

5. **血栓性静脉炎** 盆腔内栓塞静脉炎表现为寒战、高热并反复发作。持续数周或反复发作,局部检查不易与盆腔结缔组织炎鉴别。下肢血栓性静脉炎表现为下肢水肿,皮肤发白,习称"股白肿"。病变轻时无明显阳性体征,彩色超声多普勒检查可协助诊断。下肢血栓性静脉炎多继发于盆腔静脉炎。

6. **脓毒血症及败血症** 表现为持续高热、寒战、全身明显中毒症状,可危及生命。

(二) 病因

产妇体质虚弱、营养不良、妊娠期贫血、妊娠期卫生不良、胎膜早破、羊膜腔感染、慢性疾病、产科手术、产程延长、产前产后出血过多、多次宫颈检查等,均可成为产褥感染的诱因。

病原体种类分为需氧菌、厌氧菌、支原体与衣原体等,此外,沙眼衣原体、淋病奈瑟菌均可导致产褥感染。

(1)需氧菌:链球菌,以β-溶血性链球菌致病性最强。杆菌,以大肠埃希菌、肺炎克雷伯菌、变形杆菌属多见。葡萄球菌,主要致病菌是金黄色葡萄球菌和表皮葡萄球菌。

(2)厌氧菌:革兰氏阳性球菌,当产道损伤、胎盘残留、局部组织坏死缺氧时,消化链球菌和消化球菌迅速繁殖,若与大肠埃希菌混合感染,会有异常恶臭气味。杆菌属,常见为脆弱拟杆菌,多与需氧菌和厌氧性球菌混合感染,形成局部脓肿,产生大量脓液,有恶臭味。梭状芽孢杆菌,主要是产气荚膜梭菌,产生外毒素,毒素可溶解蛋白质而能产气及溶血。

感染途径分为外源性感染和内源性感染。

(1) 外源性感染：指外界病原体进入产道所致的感染。可通过医务人员消毒不严或被污染衣物、用具、各种手术器械及产妇临产前性生活等途径侵入机体。

(2) 内源性感染：寄生于正常产妇生殖道的微生物，多数并不致病，当抵抗力降低和 / 或病原体数量、毒力增加等感染诱因出现时，由非致病微生物转化为致病微生物而引起感染。内源性感染比外源性感染更严重，因妊娠期妇女生殖道病原体不仅可导致产褥感染，而且还能通过胎盘、胎膜、羊水间接感染胎儿，导致流产、早产、胎儿生长受限、胎膜早破、死胎等。

（三）诊断

1. 详细询问病史及分娩全过程，对产后发热者，首先考虑为产褥感染，再排除引起产褥病率的其他疾病。

2. 仔细检查腹部、盆腔及会阴伤口，确定感染部位和严重程度。

3. 超声检查、CT、磁共振等检测手段能够对感染形成的炎性包块、脓肿做出定位及定性诊断。检测血清 C 反应蛋白升高，有助于早期诊断感染。

4. 通过宫腔分泌物、脓肿穿刺物、后穹窿穿刺物作细菌培养和药物敏感试验，必要时需作血培养和厌氧菌培养。病原体抗原和特异抗体检测可以作为快速确定病原体的方法。

（四）抗感染治疗

1. 治疗原则　一旦诊断产褥感染，原则上应给予广谱、足量、有效抗菌药物，并根据感染的病原体调整抗菌药物治疗方案。对脓肿形成或宫内残留感染组织者，应积极进行感染灶的处理。

(1) 支持疗法：加强营养并补充足够维生素，增强全身抵抗力，纠正水、电解质失衡。

(2) 胎盘、胎膜残留处理：在有效抗感染的同时，清除宫腔内残留物。患者急性感染伴发高热，应有效控制感染，同时行宫内感染组织的钳夹术，在感染彻底控制、体温正常后，再彻底清宫，避免因刮宫引起感染扩散、子宫内膜破坏和子宫穿孔。

(3) 应用抗菌药物：未能确定病原体时，应根据临床表现及临床经验，选用广谱高效抗菌药物。抗菌药物治疗：①产褥感染大多为需氧菌和厌氧菌的混合感染，应能覆盖常见需氧和厌氧菌的抗菌药物，病原学检查获阳性结果后依据药敏试验结果调整用药，保持有效血药浓度。②当感染较轻时，可首先选择广谱高效抗菌药物进行单一药物治疗，必要时再考虑联合用药。③应有足够的剂量和疗程，经阴道产轻度感染可选择口服抗菌药物，中至重度感染应选择静脉给药，持续到临床治愈后 3~4 天再停药，当有盆腔感染时，总疗程应达到14 天甚至更长。④注意用药对于乳儿的影响，必要时需暂停哺乳。当中毒症状严重者,短期加用适量的肾上腺皮质激素,提高机体应激能力。

(4)抗凝治疗:血栓性静脉炎时,应用大量抗菌药物同时,可加用肝素钠,即 150U/(kg·d)肝素钠加入 5% 葡萄糖液 500ml 静脉滴注,每 6 小时 1 次,体温下降后改为每日 2 次,连用 4~7 天;尿激酶 40 万 U 加入 0.9% 氯化钠注射液或 5% 葡萄糖注射液 500ml,静脉滴注 10 天。用药期间监测凝血功能。同时,还可口服双香豆素、阿司匹林等其他抗凝药物。

(5)手术治疗:会阴伤口或腹部切口感染,应及时切开引流;盆腔脓肿可经腹或后穹窿穿刺或切开引流;子宫严重感染,经积极治疗无效,炎症继续扩展,出现不能控制的出血、脓毒血症或及感染性休克时,应及时行子宫切除术,清除感染源。

2. 治疗方案及代表药物

(1)抗菌药物治疗方案:一般选用广谱青霉素类药物,第一、二、三代头孢菌素和氨基糖苷类药物合用,也可并用甲硝唑或克林霉素。

也可选用头孢哌酮 - 舒巴坦、氨苄西林 - 舒巴坦和哌拉西林 - 他唑巴坦等,抗菌谱广。此三者对于厌氧菌均有一定抗菌活性,头孢哌酮 - 舒巴坦对于革兰氏阳性需氧菌活性稍弱,氨苄西林 - 舒巴坦对于革兰氏阴性需氧菌中等活性,而哌拉西林 - 他唑巴坦对肠球菌和大部分革兰氏阴性需氧菌效果都很好。当有严重感染时,应避免使用头孢哌酮 - 舒巴坦和氨苄西林 - 舒巴坦。

若出现盆腔脓肿或其他抗菌药物无效的严重感染时,可选用亚胺培南 - 西司他丁和美罗培南等碳青霉烯类药物。它们对于绝大部分革兰氏阳性和革兰氏阴性的需氧菌与厌氧菌有效,对铜绿假单胞菌、金黄色葡萄球菌、粪肠球菌和脆弱拟杆菌亦有强大的杀灭作用。

(2)抗凝治疗:产褥感染的同时可能并发产后血栓性静脉炎,在应用大量抗菌药物的同时,可考虑采用抗凝血药如低分子量肝素、纤维蛋白溶解药如尿激酶、抗血小板药如阿司匹林等,以预防和控制血栓进一步发展。

二、案例分析

案 例 一

📝 **基本情况**

【病史摘要】

患者,女性,29 岁,因 "G3P0 孕 39^{+1} 周入院待产" 入院。

患者平素月经规则,3~5d/28d,末次月经 04-05,预产期次年 01-10,停经 25 余天自测尿 HCG(+),早孕反应轻,孕早期阴道少量流血,行口服黄体酮及保胎灵保胎后好转,孕早期无阴道流液,孕 4 个月余自觉胎动至今,定期产检。唐氏筛查:低危型;GBS(+),孕 22^{+1} 周 B 超示:胎盘边缘达到宫颈内口;于我院行 MRI 示:胎盘后壁,位置稍低,距离宫颈内口约 3.5cm,胎盘与肌层分界尚清;孕 32^{+4} 周于我院行 B 超示:胎盘距离宫颈内口 >2cm。B 超筛查、OGTT、甲状腺功能检查均未见明显异常,GBS(+)。妊娠期无头晕、头痛,无视物模糊,无胸闷憋气,无腹痛,无阴道流血、流水,无皮肤瘙痒等不适。今孕 39^{+1} 周,无腹痛、腹胀,无阴道流血、流液,门诊产检,NST 有反应型,拟"G3P0,孕 39^{+1} 周,GBS(+)"收入院。现一般情况可,精神可,食欲可,二便正常,睡眠可,体重增加 20kg。

既往史:2015 年引产 1 次;2016 年 6 月因输卵管间质部异位妊娠,行右侧输卵管切除 + 子宫修补术。

过敏史:阿莫西林过敏。

婚育史:结婚年龄 27 岁,0-0-2-0,配偶体健。

查体:T 36.6℃,P 78 次 /min,R 20 次 /min,BP 117/70mmHg。神清,营养好,查体合作。心肺听诊未及异常,腹软,无压痛及反跳痛,肝脾肋下未及。

产科检查:10 分钟未及宫缩,胎位左枕前(LOA),胎心位置左下腹,胎心次数 142 次 /min,胎动正常,无阴道流血、流液。腹围:107cm;子宫底:35cm;胎儿估计:2 601g。骨盆异常情况:髂棘间径(interspinal diameter,IS)26cm,髂嵴间径(intercristal diameter,IC)29cm,骶耻外径(external conjugate,EC)20cm,坐骨结节间径(transverse outlet,TO)9cm。

初步诊断:①瘢痕子宫(子宫修补术);② G3P0,孕 39^{+1} 周,头位,未临产;③ GBS(+)。

【用药记录】

1. 抗感染治疗

D4~D5 :注射用克林霉素磷酸酯 0.5g iv.gtt q12h.+ 甲硝唑氯化钠注射液 0.5g iv.gtt q8h.(首剂加倍)。

D6~D9 :注射用盐酸万古霉素 1.0g iv.gtt q12h.。

2. 抗凝治疗

D5~D11 :那屈肝素钙注射液 0.3ml i.h. q.d.。

【治疗经过】

D1~D3 :入院待产,完善相关检查:血常规、尿沉渣、凝血血栓检测、肝肾功能、血脂、电解质、随机血糖、阴道分泌物常规检查、BV 检查、听胎心、胎心监护等。

D4 :急行剖宫产术。术后诊断:①瘢痕子宫(子宫修补术);②胎膜早破;③ GBS 阳性;④经剖宫产术分娩 G3P1,孕 39^{+4} 周,头位,剖宫产;⑤羊水污染

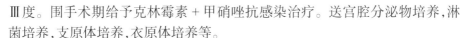

Ⅲ度。围手术期给予克林霉素＋甲硝唑抗感染治疗。送宫腔分泌物培养,淋菌培养,支原体培养,衣原体培养等。

D5:术后第1天发热,体温最高39.0℃,无咽痛,无咳嗽、咳痰等不适。感染性指标:CRP 154mg/L↑,SAA>200mg/L↑,PCT 0.44ng/ml↑;血常规:WBC 11.53×10⁹/L↑,NEUT 92%↑;继续克林霉素＋甲硝唑抗感染治疗,加用酚麻美敏片及物理降温治疗,给予那屈肝素钙0.3ml i.h. q.d. 抗凝治疗,继续观察。

D6:术后第2天,体温最高37.5℃。淋菌培养(-),支原体培养(-),衣原体培养(-),宫腔分泌物培养:无乳链球菌B群阳性。药敏试验结果:克林霉素耐药,红霉素耐药,青霉素敏感,万古霉素敏感。请临床药师会诊,考虑患者既往阿莫西林过敏史,结合患者病情及药敏试验结果,建议改用万古霉素1.0g iv.gtt q12h.,治疗过程监测患者感染指标,疗程一般用至患者体温症状消退后72~96小时,用药期间监测肾功能,建议积极送万古霉素血药浓度检测。

D7:术后第3天,无不适主诉,已排气。查体:神志清醒,精神可,昨日体温最高至37.5℃,今晨体温36.4℃,心肺无殊,宫底脐下2指,腹部切口敷料干燥,渗血无,恶露量少,色暗红,无味。血培养示无乳链球菌B群,药敏试验结果:克林霉素耐药,红霉素耐药,青霉素敏感,万古霉素敏感。目前一般情况可,体温平稳,继续万古霉素抗感染治疗,那屈肝素钙抗凝治疗,注意患者体温及不适主诉。

D10:患者无不适主诉,体温平,复查血常规:WBC 9.66×10⁹/L↑,NEUT 69%,停万古霉素,继续那屈肝素钙抗凝治疗。考虑患者各项情况恢复好,嘱明日出院。

出院诊断:①产后发热,菌血症;②经剖宫产术分娩G3P1,孕39⁺⁴周,头位,剖宫产;③羊水污染Ⅲ度;④GBS阳性;⑤胎膜早破;⑥瘢痕子宫。

出院带药:产后早期静脉血栓栓塞症(venous thromboembolism,VTE)的风险仍然很高,对于分娩后持续存在显著危险因素的特定高风险女性,ACCP建议将药物血栓预防的时间延长到出院后,最长达分娩后6周,因此出院带药那屈肝素钙注射液7支,0.3ml i.h. q.d.。并建议:①产后42天门诊随访。②母乳喂养。③不适即诊。④禁盆浴及性生活2个月。⑤注意休息。⑥避孕2年。

用药分析

1. 患者GBS阳性,胎膜早破后应立即使用抗菌药物治疗,持续48小时和在产时应用抗菌药物,以预防早发的新生儿GBS感染性疾病。产褥感染大多为需氧菌和厌氧菌的混合感染,应能覆盖常见需氧菌和厌氧菌的抗菌药物,患者既往有阿莫西林过敏史,给予克林霉素＋甲硝唑抗感染治疗。

2. 患者术后高热,体温最高 39.0℃。宫腔分泌物培养:无乳链球菌 B 群阳性,血培养示无乳链球菌 B 群,诊断菌血症。药敏试验结果:克林霉素耐药,红霉素耐药,青霉素敏感,万古霉素敏感。根据细菌培养和药敏试验结果以及抗微生物治疗指南推荐,对克林霉素耐药或过敏患者,可给予万古霉素抗感染治疗。万古霉素的杀菌模式属时间依赖性,PAE 较长,$AUC_{0\sim24h}/MIC$ 是与疗效密切相关的药动学 / 药效学(PK/PD)参数,建议将万古霉素血药谷浓度维持在 10~20mg/L 能达到有效杀菌效果。

临床药师观点

1. GBS 阳性胎膜早破后应立即使用抗菌药物治疗,持续 48 小时和在产时应用抗菌药物,以预防早发的新生儿 GBS 感染性疾病。产褥感染大多为需氧菌和厌氧菌的混合感染,应能覆盖常见需氧菌和厌氧菌的抗菌药物,病原学检查获阳性结果后,依据药敏试验结果调整用药。

2. 抗菌药物使用应有足够的剂量和疗程,中至重度感染应选择静脉给药,持续到临床治愈后 3 天再停药,并在用药期间积极监测血常规及感染指标,复查培养结果。万古霉素 $AUC_{0\sim24h}/MIC$ 是与疗效密切相关的 PK/PD 参数,建议用药期间积极进行万古霉素血药浓度监测,保证治疗方案达到足够的有效杀菌浓度。同时应注意万古霉素有耳、肾毒性,服药期间注意监测肾功能及听力情况,万古霉素可在乳汁中排出,服药期间暂停哺乳。

药学监护要点

1. 观察患者伤口、恶露和体温变化情况,监测血常规、C 反应蛋白、降钙素原、实验室细菌培养结果等。

2. 注意监测药物不良反应,万古霉素耳、肾毒性和皮疹等不良反应发生率较高,如出现上述症状,应及时告知医务人员。万古霉素快速静脉滴注可发生类似过敏反应,宜减慢滴速。

3. 出院后应注意休息,加强营养,产后 42 天门诊复查。若出现大量阴道流血,不明原因发热,持续性下腹痛,伤口渗液等,及时到医院就诊。

案 例 二

基本情况

【病史摘要】

患者,女性,31 岁,因"平产后 12 天,畏寒发热 3 天"入院。

患者平素月经规律,5~7d/32~40d,末次月经 02-14,11-28 在我院顺产一子,产后尿潴留,予留置导尿2天,产后9天患者无明显诱因下出现畏寒、发热,最高达39.7℃。血常规及感染指标:CRP 184.50mg/l↑,WBC 13.77×10⁹/L↑,NEUT 87.9%↑,B超示宫腔内充满不均回声,给予头孢替安注射液2.0g静脉滴注一次。现患者无恶心、呕吐,无腹痛、腹泻,今日偶有咳嗽,为求进一步治疗,急诊拟"发热待查"收住入院。发病以来,神志清,精神可,胃纳欠佳,睡眠欠佳,伴便秘。

既往史:2017年10月行宫腔镜下子宫内膜息肉摘除术,诉病理报告为子宫内膜息肉。

社会史、家族史、过敏史无特殊。

婚育史:已婚,1-0-0-1,11-28生产方式:顺产,配偶体健。

查体:T 39.7℃,P 140次/min,R 28次/min,BP 132/85mmHg。神清,营养好,查体合作。心肺听诊未及异常,腹软,无压痛及反跳痛,肝脾肋下未及。

妇科检查:外阴已婚式;阴道畅;宫颈光滑;宫颈无举痛;宫体脐下3指,质硬无压痛;双附件(-)。

辅助检查

12-10某医院B超:宫腔内充满不均回声,范围约68mm×24mm×44mm,内部回声不均匀,边界欠清晰。

12-10凝血血栓检测:纤维蛋白原5.9g/L↑,余正常。

12-10降钙素原检测:降钙素原6.31ng/ml↑。

12-10电解质(急诊)、肝功能(急诊)、肾功能(急诊)、随机血糖(急诊)、血脂(急诊):甘油三酯2.46mmol/L↑;球蛋白32g/L↑;乳酸脱氢酶666U/L↑;无机磷0.76mmol/L↓;镁1.02mmol/L↑;总胆固醇5.71mmol/L↑,余正常。

12-10感染性指标联合检测:SAA>320.00mg/L↑;C反应蛋白120.2mg/L↑。

12-10血常规(全血):WBC 10.70×10⁹/L↑;淋巴细胞数0.98×10⁹/L↓;中性粒细胞计数9.24×10⁹/L↑;NEUT 87%↑,余正常。

初步诊断:发热待查,产褥感染。

【用药记录】

1. 抗感染治疗

D1:注射用盐酸头孢替安1.0g iv.gtt q12h.+甲硝唑氯化钠注射液0.5g iv.gtt q8h.。

D2~D6:注射用哌拉西林钠-他唑巴坦钠4.5g iv.gtt q8h.+甲硝唑氯化钠注射液0.5g iv.gtt q8h.。

2. 抗凝治疗

D3~D6:依诺肝素钠注射液30mg i.h. q.d.。

【治疗经过】

D1：患者因畏寒发热入院，会阴创口愈合良好，按压局部有硬结。恶露色暗红，量少。双合诊：宫颈无举痛，按压子宫无压痛。肾区无叩击痛。追问病史，排尿后有尿痛。血常规：WBC 10.70 × 10⁹/L↑，NEUT 87%↑，CRP 120.2mg/L↑，SAA>320.00mg/L↑，PCT 6.31ng/ml↑。体温最高 39.8℃。予头孢替安 + 甲硝唑联合抗感染治疗。进行尿常规检查，送宫颈分泌物、血培养、尿培养，明确病原体。

D2：生命体征平稳，体温最高 39.3℃，尿常规：白细胞酯酶（++），亚硝酸盐（+），WBC 253.70/μl，提示尿路感染可能。请临床药师会诊，患者高热难退，结合患者病情，建议改用注射用哌拉西林钠 - 他唑巴坦钠 4.5g iv.gtt q8h. 抗感染经验治疗。临床采纳建议，并加用甲硝唑氯化钠注射液 0.5g iv.gtt q8h. 联合抗感染治疗。继续观察病情变化。

D3：生命体征平稳，体温最高 38.8℃。血培养：大肠埃希菌；药敏试验结果：哌拉西林钠 - 他唑巴坦钠敏感，亚胺培南敏感。宫腔分泌物培养结果同上。昨日下午 B 超回报：子宫位置，前位；子宫大小，长径 103mm，左右径 100mm，前后径 70mm；子宫形态，增大；子宫回声，欠均匀；肌层彩色血流星点状，内膜单层 4mm，宫腔分离 19mm；宫腔内中低回声区 25mm × 23mm × 17mm，彩色血流不明显，宫内 IUD：无。暂不考虑产后出血。继续哌拉西林钠 - 他唑巴坦钠 + 甲硝唑抗感染治疗，物理降温治疗，暂不使用退热药，关注热度变化。予依诺肝素钠注射液 30mg i.h. q.d. 抗凝治疗，继续观察。

D4：患者体温最高 37.4℃，一般情况可，无不适主诉，生命体征平稳，双乳无红肿热痛，泌乳畅，心肺无殊。宫底脐下 3⁺ 指，质硬，无压痛。会阴创口愈合良好。恶露色暗红，量少，无异味。继续哌拉西林钠 - 他唑巴坦钠 + 甲硝唑抗感染治疗，继续观察。

D5~D7：患者体温半，无不适主诉，继续原方案治疗，继续观察。

D8：患者体温最高 37.1℃，无不适主诉，复查血常规：WBC 6.11 × 10⁹/L，NEUT 71%↑，复查血培养结果阴性。今日复查 B 超：子宫位置，前位；子宫大小，长径 74mm，左右径 68mm，前后径 62mm；子宫形态，增大；子宫回声，欠均匀；肌层彩色血流星点状，内膜单层 5mm，宫腔分离 17mm，宫颈长度，40mm；右卵巢大小 33mm × 24mm × 20mm；左卵巢大小 37mm × 29mm × 27mm；内低回声 27mm × 20mm × 18mm；盆腔积液：后陷凹 15mm。患者今停抗菌药物，继续依诺肝素钠抗凝治疗。考虑患者各项情况恢复好，嘱明日出院。

出院诊断：产褥期感染。

出院带药：依诺肝素钠注射液 9 支，30mg i.h. q.d.。

用药分析

1. 患者畏寒发热,体温最高 39.8℃。血常规:WBC 10.70 × 10^9/L↑,NEUT 87%↑,CRP 120.2mg/L↑,SAA>320.00mg/L↑,PCT 6.31ng/ml↑,符合产褥感染诊断标准。产褥感染大多为需氧菌和厌氧菌的混合感染,应能覆盖常见需氧菌和厌氧菌的抗菌药物,给予第二代头孢菌素头孢替安 + 甲硝唑抗感染经验治疗。

2. 患者高温难退,考虑患者病情较重,尿常规提示尿路感染可能,改用哌拉西林钠 - 他唑巴坦钠 + 甲硝唑抗感染经验治疗,之后血培养及宫腔分泌物培养结果示大肠埃希菌感染。药敏试验结果:哌拉西林钠 - 他唑巴坦钠敏感,继续哌拉西林钠 - 他唑巴坦钠 + 甲硝唑抗菌药物治疗方案。

临床药师观点

1. 根据患者病情程度,及时升级抗菌药物方案。哌拉西林钠 - 他唑巴坦钠抗菌谱广,对甲氧西林敏感葡萄球菌,流感嗜血杆菌,大肠埃希菌、克雷伯菌属、肠杆菌属等肠杆菌科细菌,铜绿假单胞菌以及拟杆菌属等厌氧菌具有良好抗菌活性。根据病原学检查获阳性结果后,依据药敏试验,抗菌药物方案符合药敏试验结果,继续抗感染治疗。首先选择广谱高效抗菌药物进行单一药物治疗,必要时再考虑联合用药。哌拉西林钠 - 他唑巴坦钠抗菌谱可以覆盖厌氧菌,可以考虑单一药物治疗。

2. 哌拉西林钠 - 他唑巴坦钠在乳汁中有分泌,用药时不建议继续哺乳,建议停药 1 天后开始哺乳。

药学监护要点

1. 观察患者腹痛、恶露和体温变化情况,监测血常规、C 反应蛋白、降钙素原、实验室细菌培养结果等。

2. 应用哌拉西林钠 - 他唑巴坦钠前必须详细询问药物过敏史并进行青霉素皮试,对青霉素类药物过敏者或青霉素皮试阳性患者禁用。若发生过敏反应,须立即停药;一旦发生过敏性休克,应就地抢救,并给予吸氧及注射肾上腺素、肾上腺皮质激素等抗休克治疗。

3. 出院注意休息;母乳喂养,及时排空乳房;注意产褥期卫生,注意恶露量,如有发热、恶露增多、有臭味、下腹痛等异常情况,及时就诊。

(庞晓莹　汤　静)

第六节　产科术后感染

一、概述

(一) 临床表现

本节叙述的产科术后感染主要是指剖宫产术引起的局部或全身感染。由于感染部位、程度、扩散范围不同,其临床表现也不同。主要的临床感染征象是:

(1) 发热:手术后 24 小时至 10 日内,每日测量体温 4 次,间隔时间 4 小时,有 2 次体温 ≥ 38℃ (口表)。发生盆腔感染或子宫感染时,发热前常有寒战,但也可以无寒战表现。体温可呈持续高热不退,也可呈弛张热型。剖宫产术后出现发热时,应注意与其他产褥期容易发生的感染相鉴别,如急性乳腺炎、上呼吸道感染、泌尿系统感染、血栓性静脉炎等。

(2) 疼痛:常伴有不同程度的疼痛。查体时子宫复旧差,宫底或宫旁有压痛,或切口处压痛明显。如果伴有盆腔腹膜炎时,还可表现出腹膜刺激征。

(3) 异常恶露:常有不同程度的阴道恶露增多,若为子宫内膜炎,子宫内膜充血、坏死,阴道内有大量脓性分泌物且有臭味等。剖宫产子宫切口感染裂开时可以出现阴道大量出血,且严重时反复大量出血,甚至休克。

(4) 腹部切口红肿、裂开或渗液:腹部切口感染时,可伴有切口处红肿、伤口裂开、脓性分泌物等症状。

(5) 严重感染致脓毒血症及败血症时,可并发感染性休克或迁徙性脓肿,表现为中毒性症状等,可危及生命。

(6) 实验室检查:血白细胞、CRP 可表现为明显升高等。引流液和组织分泌物细菌培养常呈阳性,但细菌培养呈阴性也不能排除感染。

(二) 病因

正常女性阴道对外界致病因子侵入有一定的防御能力,其对入侵病原体的反应与病原体的种类、毒力、数量及机体的免疫力有关。只有在机体免疫力、细菌毒力、细菌数量三者间的平衡失调时,才会增加感染的发生率。剖宫产术是在人体特殊免疫时期实施的,尤其是当机体存在或潜在免疫系统疾病和障碍时更易发生感染。正常女性阴道寄生大量微生物,包括需氧菌、厌氧菌、真菌和支原体等,根据生殖道解剖特点,剖宫产为 Ⅱ 类切口,尤其是在临产后宫口开启,宫腔与外界相通,剖宫产术本身有感染的可能;当胎膜破裂,羊膜腔与外界开放,失去密闭性,存在感染的可能;手术过程中宫腔内羊水、血液均可外溢至子宫外、腹腔及切口处;本身已存在感染因素者更易发生术后感染。另外,产程较长的剖宫产手术和子宫切口部位过低,均易发生上行感染;胎盘剥离面薄弱,子宫复旧不良极易造成术后感染;缝合、止血等手术技术也是感染风险之一。

(三)诊断

1. 诊断标准 根据美国 CDC 的诊断标准,手术部位器官、腔隙感染是指发生在手术后 30 日内,除切口外,手术中操作过的任何组织的感染,并有下列各项中的至少 1 项:①器官或腔隙穿刺引流液为脓性。②器官或腔隙由无菌操作获得的液体或组织培养分离出微生物。③直接检查、再次手术探查,或组织病理学、或放射学检查发现涉及切口脓肿或其他感染证据。④临床外科医生或主治医生诊断的器官或腔隙感染可有切口处红肿、脓性分泌物、伤口裂开等症状。⑤严重感染致败血症时,可发生感染中毒性休克。

2. 诊断依据

(1)详细询问病史及分娩全过程,排除引起产褥病的其他疾病。

(2)仔细检查腹部、盆腔及会阴,确定感染部位和严重程度。

(3)辅助检查

1)实验室检查:血白细胞和分类中性粒细胞计数明显升高,CRP>8mg/L。

2)影像学检查:①超声检查。子宫切口感染的超声影像表现为子宫切口局部隆起、周界模糊,可见浆膜层连续中断水肿,浆膜层和肌层内可见小暗区;或回声杂乱。感染严重、裂开出血可观察到切口处凹凸不平,浆膜层断续不完整,肌壁连贯不佳或断裂,其后方常出现无回声区。彩色多普勒超声检查提示局灶性彩色血流丰富区、血窦及动静脉瘘等。② CT 或 MRI 检查。CT 或 MRI 作为剖宫产术后感染的辅助诊断较少见。但因其能准确测定病变范围,对盆腔内及切口局部脓肿、血肿、积血积液及宫腔内残留等有诊断和鉴别诊断价值。同时 MRI 的准确性高,可以帮助诊断胎盘植入并明确侵袭程度以帮助诊断感染原因。

(4)确定病原体:通过宫腔分泌物、脓肿穿刺物、切口渗出液等作细菌培养和药物敏感试验,必要时需作血培养和厌氧菌培养。抗原、抗体检测可以作快速确定病原体的方法。当然,细菌培养阴性不能完全排除感染存在。

(四)抗感染治疗

1. 治疗原则

(1)感染性子宫的剖宫产术:感染性子宫是指分娩前子宫已存在感染,如子宫肌炎、绒毛膜羊膜炎等。感染性子宫剖宫产术治疗原则基本与外科感染手术相同,尽量清除或引流感染灶,加强抗菌药物治疗以及营养支持治疗。对于术前已有分泌物或细菌培养试验的,术前应用足量的敏感的抗菌药物;对于无细菌培养结果者,应选用广谱抗菌药物(覆盖革兰氏阳性球菌、革兰氏阴性杆菌及厌氧菌)。

(2) 非感染性子宫剖宫产术：剖宫产术后感染主要为抗菌药物治疗,必要时再次手术治疗。抗菌药物治疗原则：经验性、广谱、及时和个体化。未能确定病原体时,初始治疗往往根据临床表现以及当地的流行病学推断,经验性选用广谱高效抗菌药物或联合用药治疗。根据药敏试验结果选用抗菌药物较合理,但通常需在获得实验室结果后才能给予。一般在炎性疾病诊断 48 小时内及时给予抗菌药物治疗,将明显降低盆腔炎症等后遗症的发生。具体选用的方案根据医院的条件、患者的病情及接受程度、药物有效性及性价比等综合考虑,选择个体化治疗方案。

2. 治疗方法

(1) 预防感染：剖宫产子宫切口感染发生率报道有所不同,其发生率为 0.6%~3.7%,这与胎膜早破、产程停滞过长、产妇伴有基础疾病(如肥胖、重度贫血、营养不良、低蛋白血症、糖尿病、甲状腺功能低下)或感染、手术时间过长和手术医师的操作不当等因素有关。无论产妇是否存在影响切口感染的高危因素,围手术期预防使用抗菌药物可有效减少术后切口感染的发生率。

目前国内外常采用广谱青霉素类药物(如氨苄西林)和第一、二代头孢菌素作为首选预防用药。临床研究实践表明,第一、二代头孢菌素降低产科术后的感染率差异无统计学意义。也有学者研究发现,剖宫产术前预防使用第一代头孢菌素联合甲硝唑的效果优于单用第一代头孢菌素。《抗菌药物临床应用指导原则》(2015 年)中指出,对于Ⅱ类手术切口——羊膜早破或剖宫产,推荐采用第一、二代头孢菌素 ± 甲硝唑(有循证医学证据的第一代头孢菌素主要为头孢唑林,第二代头孢菌素主要为头孢呋辛)。

用药时间也是预防感染的关键因素之一。术前 30~60 分钟使用抗菌药物,可使其在切口及其周围组织内保持有效浓度,着眼点在于母体感染的预防,而断脐后使用更着眼于减少胎儿宫内药物接触的机会。目前,术前还是在断脐后应用抗菌药物尚存争论。对于中央型前置胎盘尤其是产前反复出血者,应用抗菌药物的时间提到剖宫产术前更为合适。同时,预防性应用抗菌药物时间不宜长,有研究显示术中单次用药和术后常规多次用药对预防感染的效果差异无统计学意义。《抗菌药物临床应用指导原则》(2015 年)中认为,预防性应用抗菌药物使用时间 24 小时,污染手术必要时延长至 48 小时。过度延长用药时间并不能进一步提高预防效果,且预防用药时间超过 48 小时,耐药菌感染机会增加。因此,应尽量控制预防抗菌药物的应用时间,减少抗菌药物的使用可以减少药物对机体的毒副反应、减少耐药菌株、降低医药费用、避免药物对胎儿及新生儿的影响。

(2) 抗感染治疗：剖宫产术后感染,积极使用抗菌药物治疗,加强宫缩、营养和支持治疗是治疗的关键。根据病原菌、感染部位、感染严重程度和患者的生理、病理情况及抗菌药物药效学和药动学证据制订抗菌治疗方案,包括抗菌药物的选用品种、剂量、给药次数、给药途径、疗程及联合用药等。当感染状态严重时,短期加用适量的肾上腺皮质激素,提高机体应激能力。

一般可选用广谱青霉素类药物,第一、二、三代头孢菌素和甲硝唑。如果患者对 β- 内酰胺类药物过敏,可用克林霉素 + 氨基糖苷类药物或氨基糖苷类药物 + 甲硝唑,但应考虑药物在乳汁中的分泌,如出生 1 个月内的婴儿禁用克林霉素,而氨基糖苷类药物对新生儿有耳毒性等,用药时需停止哺乳。头孢哌酮 - 舒巴坦、氨苄西林 - 舒巴坦和哌拉西林 - 舒巴坦抗菌谱广,亦可以选用,此 3 种药物对厌氧菌均有一定的抗菌活性。亚胺培南 - 西司他丁对于大部分革兰氏阳性和革兰氏阴性的需氧菌及厌氧菌、铜绿假单胞菌、金黄色葡萄球菌、粪肠球菌和脆弱拟杆菌亦有强大的杀灭作用,可用于盆腔脓肿或其他抗菌药物无效的严重感染。对于合并腹腔感染的患者,可参考表 3-3 和表 3-4 选择抗菌药物。临床实际抗菌药物的选用可根据病原菌种类及药敏试验结果,尽可能选择针对性强、窄谱、安全、价格适当的抗菌药物。部分抗菌药物的药动学参数及母乳喂养问题见表 3-5。

表 3-3　腹腔感染的经验治疗

轻中度感染	重度感染
氨苄西林 - 舒巴坦、阿莫西林 - 克拉维酸	头孢哌酮 - 舒巴坦、哌拉西林 - 他唑巴坦、替卡西林 - 克拉维酸
厄他培南	亚胺培南 - 西司他丁、美罗培南、帕尼培南
头孢唑林或头孢呋辛 + 甲硝唑	第三代或第四代头孢菌素 + 甲硝唑
环丙沙星或左氧氟沙星 + 甲硝唑,莫西沙星	环丙沙星 + 甲硝唑 氨曲南 + 甲硝唑 替加环素(重度耐药危险因素的腹腔感染)

表 3-4　腹腔感染的病原治疗

病原	宜选药物	可选药物	备注
大肠埃希菌、变形杆菌属	氨苄西林 - 舒巴坦,阿莫西林 - 克拉维酸,第二代、第三代头孢菌素	头孢哌酮 - 舒巴坦、哌拉西林 - 他唑巴坦、替卡西林 - 克拉维酸,氟喹诺酮类药物,氨基糖苷类药物,碳青霉烯类药物	菌株之间对抗菌药物敏感性差异大,需根据药敏试验结果选药;大肠埃希菌对氟喹诺酮类药物耐药者多见

续表

病原	宜选药物	可选药物	备注
克雷伯菌属	第二代、第三代头孢菌素	β- 内酰胺类药物、β-内酰胺酶抑制剂、氟喹诺酮类药物,氨基糖苷类药物,碳青霉烯类药物	
肠杆菌属	头孢吡肟或氟喹诺酮类药物	碳青霉烯类药物	
肠球菌类	氨苄西林或阿莫西林或青霉素＋庆大霉素	糖肽类药物	
拟杆菌属等厌氧菌	甲硝唑	克林霉素,β- 内酰胺类 /β- 内酰胺酶抑制剂,头霉素类药物,碳青霉烯类药物	

注:大肠埃希菌、克雷伯菌属、肠杆菌属产生碳青霉烯酶时,可选替加环素。

表 3-5　部分抗菌药物的药动学参数及母乳喂养问题

药品名称	说明书半衰期	说明书哺乳期	5 个半衰期	2017 版药物与母乳喂养	e-lactancia	e-lactancia（半衰期）	e-lactancia（相对婴儿剂量）
甲硝唑注射液	8h	停止哺乳	40h	L2	极低风险	/	/
奥硝唑注射液	14h	禁用	70h	/	/	/	/
左氧氟沙星氯化钠注射液	6~8h	禁用	30~40h	L2	极低风险	1~2h	4.3%~15.1%
注射用阿奇霉素	68h	予注意	/	L2	极低风险	48~68h	5%
头孢呋辛钠	80min	慎用	/	L2	极低风险	1.1~1.5h	1.3%~2.6%
注射用克林霉素	3h	暂停哺乳	15h	L2	低风险	0.75~1h	1%~5%

续表

药品名称	说明书半衰期	说明书哺乳期	5个半衰期	2017版药物与母乳喂养	e-lactancia	e-lactancia（半衰期）	e-lactancia（相对婴儿剂量）
注射用磷霉素钠	3~5h	暂停哺乳	15~25h	L3	极低风险	/	0.5%~1%
亚胺培南-西司他丁	1h	停止授乳	5h	L3（2006版L2）	极低风险	0.9h	/

注：e-lactancia，是一个在线的免费数据库。

二、案例分析

案　例　一

📝 **基本情况**

【病史摘要】

患者，女性，30岁，因"停经32⁺周，阴道流血1次"入院。

患者平素月经规律，周期28天，经期7天，量中，无痛经，白带无殊。末次月经：04-28。患者停经1个月余测尿妊娠试验阳性，查B超提示切口妊娠不排除，建议终止妊娠，患者拒绝。停经早期无明显恶心、呕吐等早孕反应。孕13周查颈项透明层（NT）1.5cm，鼻骨可见，胎盘前置状态，植入可能。产前筛查未查。停经12⁺周建围产期保健卡，定期产前检查，停经16⁺周门诊就诊，考虑剖宫产瘢痕妊娠，胎盘植入，建议终止妊娠，患者及家属要求商量后决定，后决定继续妊娠。停经4⁺个月自觉胎动并持续至今无明显异常。停经以来无明显头晕、头痛，无视物模糊，无阴道流血，无胸闷、心悸，无畏寒、发热，无皮肤瘙痒和皮疹，无下肢水肿等不适。停经24周查三维超声提示：胎盘完全覆盖宫颈内口，子宫前壁下段肌层与膀胱肌层分界不清，血供丰富，植入可能。今停经32⁺周，6小时前患者如厕时出现阴道流血，色鲜红，量少于月经量，无腹痛、腹胀，无阴道流液，无畏寒、发热，无恶心、呕吐，无外阴阴道瘙痒等不适，自觉胎动如常，就诊查胎心135次/min，胎动好。超声提示：中央性前置胎盘，胎盘植入？急诊拟"中央性前置胎盘伴植入，孕3产1孕32⁺周，瘢痕子宫"收治入院。

患者停经以来，神志清，精神可，胃纳佳，睡眠可，大小便无殊，体重增加18kg，否认射线、毒物接触史。

既往史:7 年前因"社会因素"于当地卫生院剖宫产,术中出血多,发生失血性休克,术中输血(具体量不详),术后 3 天,因"腹痛待查,腹膜炎,低蛋白血症难以纠正"行剖腹探查术 + 阑尾切除术,术后恢复欠佳。其他社会史、家族史、过敏史无特殊。

查体:T 36.9℃,P 100 次 /min,R 19 次 /min,BP 123/66mmHg。体重 68kg。神清,查体合作。心肺听诊未及异常,腹部膨隆,耻上横切口手术瘢痕 12cm,愈合好,右腹部正中切口长约 10cm,愈合好。肝脾肋下未及。

产科检查:胎数 1,胎位 LOA,胎心 137 次 /min,估计胎儿体重 2 500g,宫高 29cm,腹围 93cm,先露头,胎位衔接浮,无宫缩,阴道检查未行。

辅助检查

入院 B 超:LOA,胎心 137/min,胎动可及,双顶径 8.5cm,股骨长 6.3cm,胎盘左侧壁内口 - 后壁 Gr Ⅰ级,下缘覆盖颈内口,局部与前壁肌层分界不清,血流稍丰富,胎盘内见多个暗区,较大约 2.4cm×3.8cm×1.5cm,内液尚清。羊水指数:18.4cm,脐动脉 S/D 比值:2.7。诊断结果:宫内孕,单活胎,中央型前置胎盘,胎盘植入? 羊水偏多。

初步诊断:①完全性前置胎盘伴出血;②胎盘植入伴出血? ③妊娠合并子宫瘢痕;④孕 3 产 1 孕 32$^+$ 周。

【用药记录】

1. 抗感染治疗

D5~D6:头孢呋辛钠 1.5g iv.gtt b.i.d. 预防感染。

D7:术前头孢西丁 2.0g iv.gtt 预防感染,术中头孢哌酮 - 舒巴坦 1.0g iv.gtt,术后头孢哌酮 - 舒巴坦 1.0g 联合奥硝唑注射液 0.5g 抗感染。

D7~D12:头孢哌酮-舒巴坦 1.0g q8h.联合奥硝唑注射液 0.5g iv.gtt b.i.d. 抗感染。

D12~D16:亚胺培南 - 西司他丁(以亚胺培南计量)0.5g iv.gtt q8h. 抗感染。

D14~D16:阿奇霉素片 2 片 p.o. q.d. 抗支原体感染。

2. 其他治疗药物

D1~D2:地塞米松 6mg i.m. q12h. 促胎肺成熟,硫酸镁 30~40ml(溶于 500ml NS)iv.gtt q.d. 胎儿脑神经保护

D7:红细胞 2U iv.gtt q.d.,血浆 1 630ml iv.gtt q.d.,人血白蛋白 20g iv.gtt q.d. 纠正白蛋白。

D8~ D15:低分子量肝素钙 4 100U i.h. q.d. 预防血栓形成。

D15:酪酸梭菌二联活菌胶囊 3 粒 p.o. b.i.d. 调节肠道菌群。

D17:出院带药,维 D$_2$ 磷葡钙片 120 片 2 片嚼服 t.i.d.。

【治疗经过】

D1：血常规为 WBC 9.4×10^9/L，NEUT 87.1%↑，RBC 3.72×10^{12}/L↓，Hb 121.0g/L，PLT 123.0×10^9/L。D-二聚体（D-dimer）10.44mg/L↑。给予地塞米松（6mg q12h. 共 4 次）肌内注射促胎肺成熟，硫酸镁 30~40ml（溶于 500ml NS）iv.gtt q.d. 胎儿脑神经保护。

D3：患者生命体征平稳，无阴道流血、流液，无腹痛、腹胀等不适。查体：体温正常，心肺听诊未见明显异常，腹软，膨隆，双下肢无水肿。胎心 142 次 /min，胎动可及，无宫缩，阴道检查未查。辅助检查如下。血常规：WBC 8.5×10^9/L，NEUT 83.7%↑，RBC 3.40×10^{12}/L↓，Hb 112.0g/l↓，PLT 120.0×10^9/L↓。总钙 1.77mmol/L↓，D-dimer 10.05mg/L↑，择期复查。B 超及 MRI 均提示胎盘植入，部分穿透至膀胱可能，属凶险性前置胎盘，目前孕周 33^{+2} 周，无宫缩无阴道流血，原则上继续严密监测下待产，尽量延长孕周，拟孕 34 周后终止妊娠。促胎肺成熟疗程已足，停用地塞米松。

D5：患者一般情况稳定，白带见血丝，色鲜红，无腹痛、腹胀等不适。查体：体温正常，心肺听诊未见明显异常，腹软，膨隆，双下肢无水肿。胎心 145 次 /min，胎动可及，无宫缩，阴道检查未查。胎心监护 NST（+）。考虑断续阴道出血，给予头孢呋辛钠 1.5g iv.gtt b.i.d. 预防感染。临床考虑继续待产，如宫缩发动，随时存在突然阴道大出血，导致失血性休克、弥散性血管内凝血（DIC）、多器官功能障碍综合征（MODS）等严重并发症危及母儿生命风险增加，建议后日终止妊娠，拟行输尿管导管插入术 + 髂总动脉球囊预置术、极困难剖宫产术（备产科子宫切除术、膀胱修补术），密切关注妊娠期妇女宫缩及阴道流血等情况，积极术前准备。

D7：患者因"前置胎盘，胎盘植入，瘢痕子宫"，在硬膜外麻醉联合腰麻下行子宫下段横切口剖宫产术，产科子宫切除术，膀胱镜检查，输尿管支架置入术（双侧），膀胱修补术（术前行髂总动脉球囊预置术）。术前半小时头孢西丁 2.0g iv.gtt 预防感染。术中出血共 4 000ml，输注自体血 1 046ml，红细胞 2U，血浆 1 630ml。术中血压平稳，尿量 1 050ml，色清。术中使用头孢哌酮 - 舒巴坦 1.0g iv.gtt。术毕放置盆腔引流管一根。术后诊断：完全性前置胎盘伴出血，胎盘植入伴出血，子宫切除分娩（次切），产后出血，剖宫产瘢痕妊娠，妊娠合并子宫瘢痕，选择性剖宫分娩，早产，孕 3 产 2 孕 33⁺ 周，输尿管内支架（双侧），膀胱破裂，早产儿，单胎活产。产妇送 ICU，体温 36.9℃，血压 118/70mmHg，脉搏 76 次 /min，呼吸 18 次 /min，血氧饱和度 98%。入 ICU 后腹腔引流共计 80ml，淡血性，阴道无明显流血。辅助检查：WBC 15.3×10^9/L↑，NEUT 86.2%↑，RBC 3.40×10^{12}/L↓，Hb131.0g/L，PLT 89.0×10^9/L↓，总蛋白 43.9g/L↓，白蛋白 26.9g/L↓，CRP 20.7mg/L↑。采用头孢哌酮 - 舒巴坦 1.0g q8h. 联合奥硝唑 0.5g iv.gtt b.i.d. 抗感染，补充红细胞、血浆,补充白蛋白,维持水电解质平衡等治疗。

D8：术后第 1 天,少量阴道流血,无腹痛、腹胀,无恶心、呕吐,无头痛、头晕,留置导尿通畅,尿色清,肛门未排气。转普通病房。腹腔引流管引流量约 50ml,色暗红。查体：体温 37.2℃,脉搏 68 次 /min,呼吸 18 次 /min,血压 114/65mmHg,氧饱和度 98%,心肺听诊无殊,腹部切口敷料干燥,腹软,全腹无压痛及反跳痛。24 小时进出量 7 918ml/9 030ml。总蛋白 46.3g/L↓,白蛋白 28.5g/L↓,CRP 6.4mg/L↑,血淀粉酶 147U/L↑,D-dimer 2.33mg/L,凝血功能未见明显异常。床边超声检查：腹腔大范围扫查未见明显游离液性暗区。继续头孢哌酮 - 舒巴坦 1.0g q8h. 联合奥硝唑 0.5g iv.gtt b.i.d. 抗感染治疗,并加用低分子量肝素钙 4 100U 皮下注射,预防血栓形成。

D9：术后第 2 天,腹部切口疼痛明显,少量阴道流血,无腹痛、腹胀,无恶心、呕吐,无头痛、头晕,留置导尿通畅,尿色清,肛门未排气。腹腔引流管引流量约 30ml,色暗红。查体：体温 37.1℃,脉搏 79 次 /min,呼吸 18 次 /min,血压 120/70mmHg,氧饱和度 95%,心肺听诊无殊,腹部切口敷料干燥,腹软。取出髂内动脉球囊。24 小时进出量 2 190ml/2 570ml。WBC 14.0×10^9/L↑,NEUT 84.2%↑,RBC 4.35×10^{12}/L,Hb136.0g/L,PLT 109.0×10^9/L↓,总蛋白 50.6g/L↓,白蛋白 29.7g/L↓,CRP 224.5mg/L↑,D-dimer 2.33mg/L。考虑患者体温上升不明显,继续头孢哌酮 - 舒巴坦 1.0g q8h. 联合奥硝唑 0.5g iv.gtt b.i.d. 抗感染治疗(术后患者的体温变化是反映有无感染的指标之一,术后 1~2 天患者体温可有应激性上升)。

D11：术后第 4 天,诉左侧髂总动脉穿刺处胀痛,左腰部疼痛,少量阴道流血,无腹痛、腹胀,无恶心、呕吐,无头痛、头晕,留置导尿通畅,尿色清,肛门已排气。腹腔引流管无明显液体引出,予拔除,并取引流管口分泌物送一般细菌培养。查体：体温 37.0℃,血压正常,神志清,精神可,心肺听诊无殊,腹部切口敷料干燥,腹软,双下肢活动可。考虑血栓形成风险,查双下肢血管 B 超,继续低分子量肝素钙 4 100U 皮下注射预防血栓形成。继续头孢哌酮 - 舒巴坦 1.0g q8h. 联合奥硝唑 0.5g iv.gtt b.i.d. 抗感染治疗。药师参与查房过程中,认为头孢哌酮 - 舒巴坦 1.0g q8h. 联合奥硝唑 0.5g iv.gtt b.i.d. 抗感染治疗已第 5 天,且血象和 CRP 高,如果体温上升,建议医生可根据病情更换抗菌药物如碳青霉烯类药物,医生认可,表示明日视情况更改,另外送宫颈分泌物、阴道分泌物、血培养,明确病原体。

D12：术后第 5 天,诉左侧髂总动脉穿刺处仍有胀痛,左腰部疼痛较前好转,腹部切口疼痛能忍,无明显阴道流血,无腹胀,无恶心、呕吐,无头痛、头晕,留置导尿通畅,尿色清,肛门已排气。查体：今晨体温 38.2℃,血压正常,神志清,精神差,情绪低,心肺听诊无殊,腹部切口敷料干燥,腹软,双下肢活动可。

四肢血管(双肢)超声检查示:双侧股深静脉、股浅静脉,腘静脉,胫后静脉近心端内径正常,透声佳,血流充盈良好,频谱形态正常,远端肢体加压后血流速度明显加快。诊断结果:双下肢深静脉血流通畅。WBC 9.4×10^9/L,NEUT 81.5%↑,RBC 4.38×10^{12}/L,Hb 135.0g/L,PLT 174.0×10^9/L,总蛋白 53.0g/L↓,白蛋白30.4g/L↓,CRP 173.1mg/ L↑,血降钙素原0.86ng/ml↑。下午体温38.4℃,伴有头晕,无咳嗽、咳痰,无畏寒、寒战,无恶心、呕吐,无胸闷、气促,更改抗菌药物为亚胺培南 - 西司他丁(以亚胺培南计量)0.5g iv.gtt q8h.。

D14:术后第 7 天,少量阴道流血,无腹痛、腹胀,无咳嗽、咳痰,无胸闷、气促,无恶心、呕吐,无头痛,留置导尿通畅,尿色清,肛门已排气,大便未解。查体:昨日体温最高38.4℃,今晨体温37.6℃,心肺听诊无殊,腹部切口敷料干燥,腹软,全腹无压痛及反跳痛,移动性浊音阴性,双下肢无肿胀。WBC 6.0×10^9/L,NEUT 72.4%,RBC 4.50×10^{12}/L,Hb 140.0g/L,PLT 230.0×10^9/L,CRP 63.5mg/L↑,血降钙素原0.40ng/ml。一般细菌培养:无细菌生长;尿常规未见明显异常。解脲支原体(荧光探针法):3 440 000 拷贝↑。继续亚胺培南 - 西司他丁(以亚胺培南计量)0.5g iv.gtt q8h. 及阿奇霉素片 2 片 p.o. q.d. 抗感染治疗。予间断拆除皮肤切口缝线,更换导尿管。

D15:产妇术后恢复期,呕吐 1 次,呕吐物为胃内容物,无明显阴道流血,无腹痛、腹胀,无头痛、头晕,留置导尿通畅,尿色清,大便自解可。查体:体温36.9℃,心肺听诊无殊,腹软,全腹无压痛及反跳痛,双下肢无肿胀。胸部正侧位(DR)示:两侧胸廓对称,两肺纹理清晰,两侧肺野内未见明显异常密度灶;纵隔无殊,心影大小、形态未见明显异常;两侧膈面光滑,两侧肋膈角锐利。诊断结果:心肺未见明显异常。继续亚胺培南 - 西司他丁(以亚胺培南计量)0.5g iv.gtt q8h.,及阿奇霉素片 2 片 p.o. q.d.,抗感染治疗。呕吐 1 次,考虑与口服抗生素有关,给予酪酸梭菌二联活菌胶囊口服调节肠道菌群,停用低分子量肝素钙。

D16:产妇术后恢复期,无明显阴道流血,无腹痛、腹胀,无头痛、头晕,留置导尿通畅,尿色清,大便自解可。查体:体温正常,心肺听诊无殊,腹软,全腹无压痛及反跳痛,双下肢无肿胀。体温正常,无明显感染症状,亚胺培南 - 西司他丁钠全量静脉滴注后予停用。

D17:产妇术后恢复期,无头痛、头晕,无畏寒、发热,无明显阴道流血,无腹痛、腹胀,留置导尿通畅,尿色清,大便自解可。查体:体温正常,心肺听诊无殊,腹软,全腹无压痛及反跳痛,双下肢活动可。体温正常,停阿奇霉素片,停留置导尿,予明日出院,出院诊断:完全性前置胎盘伴出血(凶险型),胎盘植入伴出血,子宫切除分娩(次切),剖宫产瘢痕妊娠,产后出血,选择性剖宫分娩,妊娠合并子宫瘢痕,早产,孕 3 产 2 孕 33^+ 周,输尿管内支架(双侧),膀胱破裂,支原体感染,早产儿,单胎活产。

出院带药:维 D_2 磷葡钙片 120 片,2 片嚼服,t.i.d.。

用药分析

1. 初始致病菌分析及治疗

(1)产褥期生殖道内寄生大量需氧菌、厌氧菌、念珠菌及支原体等,以厌氧菌为主,当自身抵抗力和免疫力下降时可致病。

(2)剖宫产手术,凶险性前置胎盘及胎盘植入出血量大,显著增加感染风险。

(3)腹腔引流管的存在,也是相关感染病发的主要因素。有研究显示,导管相关性感染的致病菌主要为革兰氏阴性杆菌,其次为革兰氏阳性球菌(也有报道导管相关血流感染以革兰氏阳性菌为主,主要为皮肤表面、穿刺部位的革兰氏阳性菌),革兰氏阴性杆菌对头孢哌酮 - 舒巴坦和亚胺培南 - 西司他丁的敏感性高,革兰氏阳性球菌对万古霉素和利奈唑胺的敏感性高,对头孢哌酮 - 舒巴坦也有较高的敏感性。所以对于该患者,术后使用的抗感染药物需覆盖可能的致病菌,包括革兰氏阴性菌、革兰氏阳性菌和厌氧菌。

头孢哌酮 - 舒巴坦钠为广谱抗生素,对革兰氏阳性菌、革兰氏阴性菌、厌氧菌等许多重要致病菌具有抗菌活性,是临床治疗妇科感染的常用药物之一。配合奥硝唑,以加强对厌氧菌的治疗,细菌清除率更高,且无明显不良反应。但头孢哌酮 - 舒巴坦与奥硝唑存在物理性配伍禁忌,不宜同时使用,提醒护士须在两药之间输入生理盐水冲净输液器。

至于头孢哌酮 - 舒巴坦钠的用药剂量,虽然说明书推荐常规用法为每 12 小时一次,但鉴于该患者为危重产妇,并考虑头孢哌酮 - 舒巴坦钠为时间依赖性抗菌药物,相同给药剂量,增加给药次数,延长静脉滴注时间,可以使血药浓度维持在最低抑菌浓度(MIC)之上的时间增加,可最大限度地增加杀菌活性,故采用每 8 小时一次。

2. 抗感染药物调整及疗效分析　头孢西丁钠对厌氧菌有效,对 β- 内酰胺酶稳定,适用于需氧菌及厌氧菌的混合感染,以及对于由产 β- 内酰胺酶而对本品敏感细菌引起的感染,也是用于剖宫产手术的药物之一。该患者术前使用常规的头孢西丁钠预防感染,手术后具体评估患者的情况后,及时升级抗感染药物为头孢哌酮 - 舒巴坦联合奥硝唑,经过 4 天后的抗感染治疗后评估疗效,更换抗菌药物为亚胺培南 - 西司他丁钠,对产褥期感染进行及时干预,患者转归情况良好。在抗感染过程中,为避免造成不必要的耐药,医疗团队对抗感染药物品种的更换和把控非常严格、谨慎。

临床药师观点

1. 剖宫产术后抗感染治疗方案的选择需结合患者疾病严重程度、病原菌、感染部位等制订治疗方案。胎盘植入合并产科出血又是目前导致孕产妇死亡的四大原因之一,在患者病情危重,未能确定病原体时,可根据临床表现及临床经验选用广谱高效抗生素,对于可能产生的不良反应等,应优先考虑患者生命安全,必要时直接升级抗感染药物。

2. 在碳青霉烯类药物中,会引起中枢神经系统副作用的药物主要是亚胺培南 - 西司他丁钠,美罗培南通常不会引起此类不良反应,在产后尤其是患者情绪不太稳定时,碳青霉烯类药物的使用也可尝试美罗培南。

药学监护要点

1. 观察患者腹痛及体温变化情况,监测血常规、CRP、降钙素原、实验室细菌培养结果等。

2. 注意监测药物不良反应,常见不良反应为过敏及胃肠道反应,包括腹泻、恶心、呕吐、皮疹等,如出现上述症状,及时告知医务人员,在亚胺培南 - 西司他丁钠使用过程中关注患者产后的情绪反应问题等。

3. 关注母乳喂养问题,注意药物在母乳中的分泌量及药物的半衰期,比如使用奥硝唑后,建议停药后 3 天再哺乳,亚胺培南 - 西司他丁钠使用后暂停哺乳约 5 小时。

案 例 二

基本情况

【病史摘要】

患者,女性,33 岁,因"停经 33⁺周,阴道流水样分泌物 4 小时"入院。

患者平素月经规律,周期 37 天,经期 5 天,量正常,色红,无痛经,白带发黄。末次月经:12-10,于 12-23 于我院行胚胎移植术,术后保胎至妊娠 2 个月。停经早期无明显恶心、呕吐等早孕反应。次年 2-12 于我院行 B 超检查示宫内早孕,宫腔内见两个孕囊,双活胎,双绒毛膜性。停经 3⁺ 个月建围产期保健卡,定期产前检查,停经 4⁺ 个月自觉胎动并持续至今无明显异常。5-11 于当地医院行 B 超检查示宫颈管长度 11~20mm,宫颈内口扩张,后于孕 22 周在我院行宫颈环扎术,至今未拆线。停经以来无明显头痛、头晕,无视物模糊,无阴道流血,无胸闷、心悸,无畏寒、发热,无皮肤瘙痒、皮疹,无下肢水肿等不适。今停经 33⁺周,患者无腹痛、腹胀,无阴道流血、流液,无畏寒、发热,无恶心、呕吐,无外阴阴道瘙痒等不适,自觉胎动如常,至本院就诊。查胎心 156/150 次 /min,胎动好。门诊拟"孕 1 产 0 孕 33⁺ 周 LOA/ROA 待产,胎膜早破,先兆早产,宫颈环扎术后,双胎妊娠,试管婴儿"入院。

患者停经以来体健,神志清,精神可,胃纳佳,睡眠可,大小便无殊,体重增加 15kg。否认射线、毒物接触史。

既往史:否认"冠心病,高血压,糖尿病"等重大疾病史;否认"肝炎,结核"等重大传染病;否认"心、肝、脑、肺、肾"等重大脏器疾病;否认其他重大手术外伤史;"青霉素和头孢菌素"过敏史,具体不详,表现为面部水肿;否认输血史;否认中毒史;否认高敏体质史(如哮喘、荨麻疹);否认化学毒物、放射线、工业粉尘接触史。

查体:T 37.3℃,P 88 次 /min,R 18 次 /min,BP 122/78mmHg。体重 70kg。神清,查体合作。心肺听诊未及异常,腹部膨隆,肝脏触诊不满意,脾肋下未及。皮肤色泽:无明显异常。产科检查:骨盆外测量 23.0cm-26.0cm-19.0cm-9.0cm,胎数 2,胎位 LOA/ROA,胎心 156/150 次 /min,估计胎儿体重 2 200/2 100g,宫高 39cm,腹围 99cm,先露头,胎位衔接浮,未触及宫缩,未查阴道,未宫颈评分,胎膜自破,羊水清。

辅助检查:B 超提示 A 胎 LOA,胎心 156 次 /min,双顶径 8.7cm,头围 30.1cm,腹围 28.7cm,股骨长 6.7cm,胎盘 I⁺ 级,羊水最大平段 3.3cm;B 胎 ROA,胎心 150 次 /min,双顶径 7.5cm,头围 28.7cm,腹围 29.6cm,股骨长 6.6cm,胎盘 I⁺ 级,羊水最大平段 4.4cm,双胎间见分离,B 胎儿脐静脉入肝后弯向胃泡侧,胆囊位于脐静脉左侧,持续性右脐静脉考虑。

初步诊断:①孕 1 产 0 孕 33⁺ 周 LOA/ROA 待产(双绒双羊);②胎膜早破;③先兆早产;④双胎妊娠;⑤妊娠合并子宫颈环扎术后;⑥试管婴儿。

【用药记录】

1. 抗感染治疗

D2:阿奇霉素 0.5g iv.gtt q.d. 预防感染。

D3:阿奇霉素 0.5g iv.gtt q.d.,奥硝唑 0.5g iv.gtt b.i.d.,左氧氟沙星注射液 0.5g iv.gtt q.d. 抗感染。

D4~D6:左氧氟沙星注射液 0.5g iv.gtt q.d. 联合奥硝唑注射液 0.5g iv.gtt b.i.d. 抗感染。

D7~D11:亚胺培南 - 西司他丁(以亚胺培南计量)0.5g iv.gtt q8h. 抗感染。

2. 其他治疗药物

D1~D2:地塞米松 6mg i.m. q12h. 促胎肺成熟,硫酸镁 30~40ml(溶于 500ml NS)iv.gtt q.d. 胎儿脑神经保护。

D3~D5:缩宫素 20U iv.gtt q.d. 促进子宫收缩,人血白蛋白 20g iv.gtt q.d. 纠

正白蛋白。

D5~D12：蛋白琥珀酸铁口服溶液 15ml p.o. b.i.d. 纠正贫血。

D5~D10：低分子量肝素钙 4 100U i.h. q.d. 预防血栓形成。

D7：10% 氯化钾注射液 15ml（溶于 500ml GS）和 10% 葡萄糖酸钙注射液 20ml（溶于 20ml 10% 葡萄糖注射液）i.v. q.d. 纠正低钾、低钙。

D13：出院带药，产复康颗粒 1 盒，1 包冲服 t.i.d.。

【治疗经过】

D1：予地塞米松（6mg q12h.）肌内注射促胎肺成熟，硫酸镁 30~40ml（溶于 500ml NS）iv.gtt q.d. 胎儿脑神经保护。

D2：患者自诉阴道少许流液，色清，偶有宫缩，无畏寒、发热，自觉胎动如常。继续地塞米松（6mg q12h.）肌内注射促胎肺成熟，并给予硫酸镁静脉滴注，胎儿脑神经保护。考虑胎膜早破，且患者有青霉素和头孢菌素类药物过敏史，给予阿奇霉素 0.5g q.d. 预防感染治疗。

D3：患者偶有宫缩，无阴道流血、流液，胎心 148/160 次 /min，胎膜已破，羊水清。凌晨 1 点，体温 39.0℃。辅助检查：WBC 15.2×10^9/L↑，NEUT 83.4%↑，CRP 10.9mg/L↑。估计短时间无法经阴道分娩，已行促胎肺成熟，继续妊娠可能宫腔感染进一步加重，母体败血症等危及母儿生命，胎死宫内可能。立即行剖宫产术终止妊娠。围手术期使用阿奇霉素 0.5g q.d. 抗感染治疗。术中子宫壁注射缩宫素 20U，胎盘娩出后子宫收缩欠佳，予按摩子宫，卡贝缩宫素静脉推注，PVP 液冲洗宫腔，宫腔分泌物送细菌培养；术后诊断：妊娠期宫腔感染，急症剖宫分娩，孕 1 产 1 孕 34 周，双胎活产（双绒双羊），胎膜早破，试管婴儿，妊娠合并子宫颈环扎术后（已拆），早产。考虑患者宫腔感染，体温、血象高，术后给予阿奇霉素 0.5g iv.gtt q.d. 联合奥硝唑注射液 0.5g iv.gtt b.i.d. 抗感染治疗，缩宫素 20U 静脉滴注促进子宫收缩。

21：00 产妇体温高至 39.2℃，急诊查血常规：WBC 18.6×10^9/L↑，NEUT 86.7%↑，Hb 105.0g/L↓，PLT 89.0×10^9/L↓，白蛋白22.3g/L↓，CRP 89.2mg/L↑，降钙素原 0.54ng/ml↑。钾 4.05mmol/L，钠 133.9mmol/L↓，总钙 1.91mmol/L↓，镁 0.57mmol/L↓。考虑宫腔感染引起，给予补液、物理降温等治疗，患者术前和术后体温、血象高，且呈上升趋势，同时考虑阿奇霉素抗感染疗效欠佳，更改为左氧氟沙星注射液 0.5g q.d. 联合奥硝唑注射液 0.5g iv.gtt b.i.d. 抗感染治疗，并给予人血白蛋白 20g 静脉滴注纠正白蛋白等治疗。

D4：术后第 1 天，产妇少量阴道流血，无头晕、头痛，无恶、心呕吐，有切口疼痛，肛门未排气，留置导尿管通畅，尿色清。今晨体温 37.4℃，双肺呼吸音清，双乳不胀，腹软，无压痛，宫底脐平，质地硬，无压痛，腹部切口敷料干，无明显渗血、渗液。继续左氧氟沙星注射液 0.5g q.d. 联合奥硝唑注射液 0.5g iv.gtt b.i.d. 抗感染治疗。

D5：术后第2天，产妇无明显不适，无恶心、呕吐，无皮肤黄染，少量阴道流血，无头晕、头痛，有切口疼痛，肛门已排气，大便已解。体格检查：体温37.8℃，双肺呼吸音稍粗，双乳不胀，腹软，无压痛，宫底脐平，质地硬，无压痛，腹部切口敷料干，无明显渗血渗液。辅助检查：WBC 15.9 × 10⁹/L↑，NEUT 92.9%↑，Hb 101.0g/L↓，活化部分凝血活酶时间40.9秒↑，纤维蛋白原6.04g/L↑，D-dimer 6.45mg/L↑；血降钙素原0.55ng/ml↑。宫颈分泌物：解脲支原体（荧光探针法）+ 85 900拷贝↑，术中宫腔分泌物培养结果：大肠埃希菌较多生长。

对于支原体感染，入院后已给予阿奇霉素0.5g静脉滴注抗感染治疗；大肠埃希菌较多生长，宫腔感染诊断明确，临床医生咨询是否可继续使用左氧氟沙星注射液0.5g q.d. 联合奥硝唑注射液0.5g iv.gtt b.i.d. 抗感染治疗，临床药师认为喹诺酮类药物可用于肠杆菌科细菌的感染，但应注意，目前国内生殖道和尿路感染的主要病原菌大肠埃希菌耐药株已达半数以上，应尽量参考药敏试验结果选用。根据药敏试验结果，左氧氟沙星、头孢替坦、环丙沙星、厄他培南、亚胺培南、哌拉西林 - 舒巴坦、氨曲南均敏感，可以考虑继续使用左氧氟沙星抗感染治疗。继续缩宫素注射液20U促进子宫收缩，蛋白琥珀酸铁口服溶液纠正贫血，人血白蛋白静脉滴注补充白蛋白，低分子量肝素钙4 100U预防血栓形成。

D7：术后第4天，产妇精神可，神志清，偶有咳嗽，不剧，无咳痰，无畏寒、发热，无腹痛、腹胀，无明显胸闷、气促，无头晕、乏力，大小便自解无殊，双乳稍胀，乳汁分泌可。查体：今晨体温正常，腹部切口少量渗液，切口无红肿，宫底脐下2指，质硬，无压痛，恶露量少，色红，无异味，双下肢无肿胀，腓肠肌无压痛，足背动脉搏动存在。下午起患者诉咳嗽较多，为干咳，无咳痰，无胸闷、气促等不适，予查胸片，急查血回报：WBC 15.4 × 10⁹/L↑，NEUT 81.1%↑，CRP 82.1mg/L↑，血降钙素原0.14ng/ml。查体：体温37.8℃，精神可，乳汁分泌少，乳房软，不胀，无硬结，无触痛，腹软不胀，宫底脐下3指，质硬，无压痛，切口愈合好，少许渗液，无硬结，阴道流血量少，无异味。考虑患者宫腔感染明确且感染时间长，体温、血象仍高，评估左氧氟沙星注射液0.5g q.d 联合奥硝唑注射液0.5g iv.gtt b.i.d. 抗感染治疗效果欠佳。查房过程中，临床药师和临床医生一致认为更改抗菌药物为亚胺培南 - 西司他丁（以亚胺培南计量）0.5g iv.gtt q8h.，并给予10%氯化钾注射液和10%葡萄糖酸钙注射液静脉推注纠正低钾、低钙，余治疗同前。

D8：术后第5天，产妇精神可，神志清，咳嗽较多，无咳痰，无畏寒、发热，无腹痛、腹胀，无明显胸闷、气促，无头晕、乏力，大小便自解无殊，双乳稍胀，乳汁分泌可。查体：今晨体温正常，双肺无干湿啰音，呼吸音稍粗，腹部切口少量渗液,无红肿,宫底脐下 2 指,质硬,无压痛,恶露量少,色红,无异味,双下肢无肿胀,足背动脉搏动存在。WBC 14.1×10⁹/L↑,NEUT 77.6%↑,CRP 64.8mg/L↑,血降钙素原 0.12ng/ml。本院胸部正侧位(DR)示:胸廓对称,气管居中。两肺下野见斑片状密度增高影,边缘模糊。两肺门形态、大小、密度未见异常。继续亚胺培南 - 西司他丁(以亚胺培南计量)0.5g iv.gtt q8h. 抗感染治疗。

D9:术后第 6 天,产妇术后恢复期,精神可、神志清,偶有咳嗽,无咳痰,无畏寒、发热,无腹痛、腹胀,无明显胸闷、气促,无头晕、乏力,大小便自解无殊,双乳不胀,乳汁分泌可。血培养回报:未培养出需氧菌、厌氧菌。查体:今晨体温正常,双肺无干湿啰音,腹部切口少量渗液,量同昨日,无红肿,宫底脐下 3 指,质硬,无压痛,恶露量少,色红,无异味,双下肢无肿胀,足背动脉搏动存在。关注切口渗液培养结果。余治疗同前。

D10:术后第 7 天,无不适主诉。查体:体温正常,切口少量渗液,无红肿,无脓性分泌物。复查血常规:WBC 11.0×10⁹/L↑,NEUT 73.0%,血降钙素原 0.07ng/ml。患者体温正常,炎症指标呈下降趋势,但因宫腔感染时间长,需足量全疗程抗感染,今继续亚胺培南 - 西司他丁(以亚胺培南计量)0.5g iv.gtt q8h. 抗感染治疗,停用低分子量肝素钙 4 100U 抗凝治疗。

D11:术后第 8 天,无不适主诉。查体:体温正常,切口少量渗液,无红肿,无脓性分泌物,二便无殊。4 天前送检切口渗出物培养回报:大肠埃希菌少量生长。患者腹部脂肪较厚,切口少量渗液考虑脂肪液化,切口渗出物培养提示大肠埃希菌少量生长,已行抗生素抗感染治疗,并予腹部切口换药每天 2 次。考虑患者体温正常 3 天,炎症指标呈下降趋势,停用抗菌药物抗感染治疗。

D13:术后第 9 天,目前产妇恢复可,体温正常,切口极少量渗液,子宫复旧可,恶露少,继续予腹部切口换药每天 2 次,若明日无渗液,拟明日出院。疗效评价:治愈。腹部切口愈合:Ⅱ/甲。出院诊断:妊娠期宫腔感染,急症剖宫分娩,孕 1 产 1 孕 34 周,双胎活产(双绒双羊),胎膜早破,试管婴儿,妊娠合并子宫颈环扎术后(已拆),早产,支原体感染,切口感染。

出院带药:产复康颗粒 1 盒,1 包冲服,t.i.d.。

用药分析

1. 初始致病菌分析及治疗

(1)产褥期生殖道内寄生大量需氧菌、厌氧菌、念珠菌及支原体等,以厌氧菌为主。我院生殖道感染培养出的菌种以革兰氏阴性菌大肠埃希菌最常见。生殖道感染是致使胎膜早破最主要的原因,当胎膜早破时会增加产褥感染、宫内感染、新生儿窒息的发生率,增加早产发生率,严重影响母婴生命健康及生活质量。

（2）临床研究证实，对胎膜早破早期应用抗菌药物可减少绒毛膜羊膜炎的发生率，延长孕周和减少胎儿及新生儿并发症。但是何时使用抗菌药物及如何使用抗菌药物一直以来存在争议，传统观念认为胎膜早破后的 12 小时以内预防性使用抗菌药物可以明显降低宫腔感染等的发生率，明显改善母婴结局。但是也有研究显示过早地使用抗生素，不会明显改善妊娠结局和新生儿结局。对于该患者，入院后第 2 天，胎膜早破时间已过 18 小时，采用抗菌药物预防感染。

（3）胎膜早破预防性应用抗菌药物可采用青霉素类药物和大环内酯类药物，对于 GBS 检查阳性者，青霉素为首选药物。根据 ACOG 的推荐，胎膜早破应接受氨苄西林和红霉素的治疗。对于该患者，胎膜早破超过 12 小时，青霉素和头孢菌素过敏，同时在条件允许的情况下考虑哺乳问题，故选用阿奇霉素预防感染。

2. 抗感染药物调整及疗效分析　阿奇霉素作为青霉素过敏患者的替代药物，可用于泌尿生殖系统等感染，实际临床治疗过程中，其疗效并不是太理想，尤其是重症患者。患者术后高热的情况下，医生及时更换阿奇霉素为左氧氟沙星和奥硝唑注射液抗感染治疗，同时提醒暂停哺乳。

当宫颈分泌物培养出"大肠埃希菌较多生长"时，临床药师认为喹诺酮类药物可用于肠杆菌科细菌的感染。但值得注意的是，国内生殖道和尿路感染的主要病原菌大肠埃希菌中，耐药株较多，应尽量参考药敏试验结果选用。而对照药敏试验结果（敏感：左氧氟沙星、头孢替坦、环丙沙星、厄他培南、亚胺培南、哌拉西林 - 舒巴坦、氨曲南），可以考虑继续使用左氧氟沙星抗感染治疗。

左氧氟沙星和奥硝唑注射液联合应用可用于治疗腹腔、盆腔感染，对于该患者的大肠埃希菌也是敏感的，但是经过 4 天的抗感染治疗后，评估疗效不佳，所以升级抗菌药物为亚胺培南 - 西司他丁钠。对产褥期感染的及时干预，最后患者转归良好。在抗感染过程中，为避免造成不必要的耐药，医疗团队对抗感染药物品种的更换，把控非常严格和谨慎。

临床药师观点

1. 剖宫产术后抗感染治疗方案的选择，需结合患者疾病严重程度、病原菌、感染部位等制订治疗方案。对于患者病情稳定并确定病原菌时，应根据具体药敏试验结果来选择对应的药物。当有多种药物可选用时，可延续使用之前的药物，并评估疗效以确定是否需要更换抗菌药物品种；在患者病情危重，未能确定病原体时，可根据临床表现及临床经验选用广谱高效抗生素，对于可能产生的不良反应等，应优先考虑患者生命安全，必要时直接升级抗感染药物。

2. 喹诺酮类药物一般不作为围手术期的预防用药,用于产妇术后感染时,应特别注意告知母乳喂养问题(左氧氟沙星的哺乳期用药分级为 L2,但说明书提示禁用),同时也应关注药物不良反应(如皮肤光敏反应、关节病变、肌腱炎、中枢神经系统的不良反应等)。另外,应避免与制酸剂及含钙、镁、铝等金属离子的药物一起使用。在碳青霉烯类药物中,亚胺培南 - 西司他丁钠可能会引起中枢神经系统的副作用,应关注产妇的精神状态等。

药学监护要点

1. 观察患者腹痛及体温变化情况,监测血常规、CRP、降钙素原、实验室细菌培养结果等。

2. 注意监测药物不良反应,常见不良反应为过敏及胃肠道反应,包括腹泻、恶心、呕吐、皮疹等,如出现上述症状,及时告知医务人员。特别关注左氧氟沙星的不良反应,如皮肤光敏反应、关节病变、肌腱炎、中枢神经系统反应等。

3. 关注药物相互作用,左氧氟沙星应避免与制酸剂及含钙、镁、铝等金属离子的药物一起使用。

4. 关注母乳喂养问题,充分权衡利弊,注意药物在母乳中的分泌量及药物的半衰期,使用奥硝唑和左氧氟沙星后,建议停药 3 天后哺乳;亚胺培南 - 西司他丁钠使用后暂停哺乳约 5 小时。

(赵梦丹 郑彩虹)

参考文献

[1] 曹泽毅. 中华妇产科学. 3 版. 北京 : 人民卫生出版社, 2014: 1658-1661.

[2] 谢幸, 孔北华, 段涛. 妇产科学. 9 版. 北京 : 人民卫生出版社, 2018: 219-221, 251-260.

[3] 颜青, 夏培元, 杨帆, 等. 临床药物治疗学—感染性疾病. 北京 : 人民卫生出版社, 2017: 59-62, 272-278.

[4] 赵霞, 张伶俐. 临床药物治疗学——妇产科疾病. 北京 : 人民卫生出版社, 2016: 40-145.

[5]《抗菌药物临床应用指导原则》修订工作组. 抗菌药物临床应用指导原则 (2015 年版). 北京 : 人民卫生出版社, 2015: 1-41.

[6] 高明奇, 尹忠诚. 临床医学概论. 北京 : 中国医药科技出版社, 2016: 202-207.

[7] 冯冬兰, 李改非. 中医妇产科学. 长春 : 吉林大学出版社, 2015: 282-284.

[8] GABBE S G, NIEBYL J R, SIMPSON J L, et al. 产科学正常和异常妊娠. 7 版. 郑勤田, 杨慧霞, 译. 北京 : 人民卫生出版社, 2017: 968-977.

[9] 聂青和. 感染性腹泻病. 2 版. 北京 : 人民卫生出版社, 2011: 251-307.

［10］中华医学会妇产科学分会产科学组. 妊娠期肝内胆汁淤积症诊疗指南 (2015). 临床肝胆病杂志, 2015, 31 (10): 1575-1578.

［11］邵肖梅, 叶鸿瑁, 丘小汕. 实用新生儿学. 4 版. 北京：人民卫生出版社, 2011: 267-306.

［12］BRIGGS G G, FREEMAN R K, TOWERS C V, et al. Drugs in pregnancy and lactation: a reference guide to fetal and neonatal risk. Philadelphia: Lippincott Williams & Wilkins, 2017.

［13］王辉, 宁永忠, 陈宏斌, 等. 常见细菌药物敏感性试验报告规范中国专家共识. 中华检验医学杂志, 2016, 39 (1): 18-22.

［14］张凤, 韩利文, 侯彩平, 等. 多潘立酮的临床应用和致心脏不良反应研究进展. 药物评价研究, 2017, 40 (3): 420-423.

［15］中国女医师协会肾脏病与血液净化专委会. 中国女性尿路感染诊疗专家共识. 中华医学杂志, 2017, 97 (36): 2827-2832.

［16］中国医师协会检验医师分会感染性疾病检验医学专家委员会. 中国成人艰难梭菌感染诊断和治疗专家共识. 协和医学杂志, 2017, 8 (2-3): 131-138.

［17］中华医学会呼吸病学分会. 中国成人社区获得性肺炎诊断和治疗指南 (2016 年版). 中华结核和呼吸杂志, 2016, 39 (4): 1-27.

［18］胡付品, 郭燕, 朱德妹, 等. 2017 年 CHINET 中国细菌耐药性监测. 中国感染与化疗杂志, 2018, 18 (3): 241-251.

［19］国家卫生和计划生育委员会, 抗菌药物临床应用与细菌耐药评价专家委员会. 青霉素皮肤试验专家共识. 中华医学杂志, 2017, 97 (40): 3143-3146.

［20］汤雯婷, 龚景进, 匡丽云, 等. 476 例入住重症监护病房的危重孕产妇的临床特征. 中华围产医学杂志, 2015, 18 (10): 732-736.

［21］王伽略, 杨孜. 剖宫产术后盆腔感染的诊断及处理要点. 中国实用妇科与产科杂志, 2008, 24 (4): 266-269.

［22］NICE Guidance. Conditions and diseases fertility, pregnancy and childbirth, 2012, caesarean section.[2020-02-20]. https://www. nice. org. uk/guidance/conditions-and-diseases/fertility--pregnancy-and-childbirth.

［23］HUANG J, WANG F, ZHENG L, et al. The termination of gestational weeks and methods of delivery of severe pneumonia in pregnancy. Women′s Health & Gynecology, 2016, 2 (3): 025.

［24］CHEN Y H, KELLER J, WANG I T, et al. Pneumonia and pregnancy outcomes: a nationwide population-based study. Am J Obstet Gynecol, 2012, 207 (4): 288. e1-e7.

［25］PILLAI V C, HAN K, BEIGI R H, et al. Population pharmacokinetics of oseltamivir in non-pregnant and pregnant women. Br J Clin Pharmacol, 2015, 80 (5): 1042-1050.

［26］ARIANO R E, SITAR D S, ZELENITSKY S A, et al. Enteric absorption and pharmacokinetics of oseltamivir in critically ill patients with pandemic (H1N1) influenza. CMAJ, 2010, 182 (4): 357-363.

［27］CLAIRE M, TIM B, SANJEEV C, et al. Recommendations for the diagnosis and treatment of deep venous thrombosis and pulmonary embolism in pregnancy and the postpartum period. Australian and New Zealand Journal of Obstetrics and Gynaecology,

2012, 52 (1): 14-22.

［28］ European Association of Urology. Guidelines on urological infections [2019-01-14]. http://uroweb. org/guideline/urological-infections/.

［29］ Chinese XDR Consensus Working Group. Laboratory diagnosis, clinical management and infection control of the infections caused by extensively drug-resistant Gram-negative bacilli: a Chinese consensus statement. Clin Microbiol Infect, 2016, 22 (1): 15-25.

［30］ Centers for Disease Control and Prevention (CDC). Sexually transmitted diseases treatment guidelines, 2015. MMWR, 2015, 64 (3): 1-137.

［31］ Committee on Obstetric Practice. Committee opinion No. 712: intrapartum management of intraamniotic infection. Obstet Gynecol, 2017, 130 (2): e95.

［32］ HIGGINS R D, SAADE G, POLIN R A, et al. Evaluation and management of women and newborns with a maternal diagnosis of chorioamnionitis: summary of a workshop. Obstet Gynecol, 2016, 127 (3): 426-436.

［33］ LIU B, ROBERTS C L, CLARKE M, et al. Chlamydia and gonorrhoea infections and the risk of adverse obstetric outcomes: a retrospective cohort study. Sex Transm Infect, 2013, 89 (8): 672-678.

［34］ ACOG Committeeon Practice Bulletins, ACOG Practice Bulletin. Clinical management guidelines for obstetrician-gynecologists. No. 82 June 2007. management of herpesin pregnancy. Obstet Gynecol, 2007, 109 (6): 1489-1498.

［35］ CHAN W S, REY E, KENT N E, et al. Venous thromboembolism and antithrombotic therapy in pregnancy. J Obstet Gynaecol Can, 2014, 36 (6): 527-553.

［36］ KENJI O, YUSUKE A, AKIFUMI I, et al. JAID/JSC guidelines for infection treatment 2015-intestinal infections. Journal of Infection and Chemotherapy, 2018, 24 (1): 1-17.

［37］ SHANE A L, MODY R K, CRUMP J A, et al. 2017 Infectious diseases society of America clinical practice guidelines for the diagnosis and management of infectious diarrhea. Clin Infect Dis, 2017, 65 (12): 1963-1973.

［38］ The American College of Obstetricians and Gynecologists. Guidelines for diagnostic imaging during pregnancy and lactation. Obstet Gynecol, 2017, 130 (4): e210-e216.

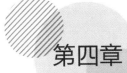

第四章

性传播疾病及其药学会诊要点

第一节 梅　毒

一、概述

（一）临床表现

梅毒（syphilis）是一种由梅毒螺旋体（*Microspironema pallidum*）引起的慢性、全身性性传播疾病，主要通过性途径传播，亦可通过胎盘途径传播。目前，临床上根据其症状表现分为：一期梅毒、二期梅毒、三期梅毒、潜伏梅毒和先天梅毒（胎传梅毒）等。《中华人民共和国传染病防治法》将梅毒列为乙类防治管理病种。

梅毒是人类特有疾病，显性和隐性梅毒患者是传染源，患者皮损与其分泌物、血液中都含有梅毒螺旋体。病原梅毒螺旋体又称密螺旋体，属于厌氧微生物，是苍白螺旋体（*Treponema pallidum*）苍白亚种，形态小而纤细，呈螺旋状，不耐高温，40~60℃时2~3分钟就能死亡，100℃时即刻死亡。梅毒螺旋体通过直接或间接途径进入机体后，大量繁殖于侵入处组织，在外生殖器处形成硬下疳，称为一期梅毒。由于机体免疫系统保护作用，部分病原体逐渐被免疫反应所消灭，局部损害逐渐消退，发展为一期潜伏性梅毒；潜伏的梅毒螺旋体在硬下疳消退约6周后开始大量繁殖并进入血液循环，侵入机体多种组织，导致全身皮肤黏膜大面积出现梅毒疹，称为二期梅毒。此时机体免疫反应可使皮肤黏膜的梅毒疹逐渐消退，但若机体免疫抵抗力低下，梅毒螺旋体仍然可以引起皮损再发，形成二期复发性梅毒。一、二期梅毒亦统称为早期梅毒。二期梅毒约4年之后进入晚期，即三期梅毒。此时，梅毒螺旋体大量繁殖，可侵犯任何

179

组织,如皮肤黏膜、神经系统及心血管系统等重要脏器,受累组织内梅毒螺旋体虽少,但具有极大的破坏性而致组织缺损及功能障碍(表4-1)。妊娠期梅毒患者体内梅毒螺旋体可经胎盘进入胎儿血液循环,致胎传梅毒。

表4-1　梅毒分期与临床表现

分期	临床分类	
	后天梅毒	先天梅毒
早期	一期梅毒:硬下疳 二期梅毒:早发梅毒 复发梅毒 早期潜伏期梅毒 特点:病期≤2年,传染性强	无一期梅毒,直接发生相当于二期梅毒的损害 早期潜伏期梅毒 特点:2岁以内,传染性强
晚期	三期梅毒: ①晚期皮肤、黏膜、骨、眼梅毒等 ②心血管梅毒 ③神经梅毒 ④晚期潜伏期梅毒 特点:病期>2年,传染性弱或无传染性	晚期先天性梅毒同后天梅毒三期 先天晚期潜伏期梅毒 特点:2年之后发病,传染性弱或无传染性

(二) 病因

梅毒的发病与梅毒螺旋体在体内大量繁殖及其引起宿主免疫反应密切相关。梅毒螺旋体属于苍白螺旋体亚种,为一种小而纤细的螺旋状微生物,$(5\sim15)\mu m \times (0.1\sim0.2)\mu m$,形似细密的弹簧,螺旋弯曲规则,平均有$8\sim14$个规则的密螺旋,两端尖直。因其透明而不易被染色,在普通显微镜下不易发现,只有在暗视野显微镜下才能观察到。人体是梅毒螺旋体的唯一自然宿主,最适合生存温度为37℃,离开人体之后很快死亡,煮沸、干燥、肥皂水以及一般消毒剂即可将其杀灭。梅毒螺旋体目前在体外还不能培养繁殖。

梅毒传染源主要是早期活动性梅毒和潜伏梅毒患者。根据感染方式不同,梅毒可分为先天性梅毒和后天性梅毒。先天性梅毒即为胎传梅毒,梅毒螺旋体经由胎盘进入胎儿血液循环,引起胎儿全身感染,螺旋体在胎儿内脏组织中大量繁殖,造成流产或死胎,若胎儿不死则称为梅毒儿,会出现皮肤梅毒瘤、骨膜炎、锯齿形牙、神经性耳聋等症状。后天性梅毒多是梅毒螺旋体在性接触过程中,通过破损的皮肤黏膜由感染者传给性伴侣所导致。随着病期的延长,传染性越来越小;感染后4年,通过性接触无传染性。此外,少数情况下,梅毒亦可通过输血或某些间接方式传播。

（三）诊断

2018 年国家卫生和计划生育委员会发布了最新梅毒诊断国家行业标准：《梅毒诊断》（WS 273—2018）。其诊断方式如下：

1. 一期梅毒

（1）流行病学史：有不安全的性接触史；性伴侣感染史；多性伴侣史。

（2）实验室检查：①暗视野显微镜检查，镀银染色检查或核酸扩增试验。硬下疳损害刮取渗液或淋巴结穿刺液可查看见梅毒螺旋体，或核酸扩增试验检测梅毒螺旋体核酸阳性。②非梅毒螺旋体血清学试验阳性。③梅毒螺旋体血清学试验阳性。

2. 二期梅毒

（1）流行病学史：多数有不安全性行为史，或性伴侣感染史，或多性伴侣史；或有输血史（供血者为早期梅毒患者）。可有一期梅毒史，病期在 2 年内。

（2）实验室检查：①暗视野显微镜检查，镀银染色检查或核酸扩增试验阳性。②非梅毒螺旋体血清学试验阳性。③梅毒螺旋体血清学试验阳性。

3. 三期梅毒

（1）流行病学史：多数有不安全性行为史，或性伴侣感染史，或多性伴侣史；可有一期或二期梅毒史，病期在 2 年内。

（2）实验室检查：①非梅毒螺旋体血清学试验阳性。②梅毒螺旋体血清学试验阳性。③脑脊液检查（主要用于神经梅毒诊断），白细胞计数 $\geq 10 \times 10^{6}/L$，蛋白量 $\geq 500mg/L$，且无其他引起这些异常的原因。脑脊液 VDRL 试验（或 RPR/TRUST 试验）或 FTA-ABS 试验阳性。④组织病理检查，有三期病理组织病理变化。

4. 隐性梅毒（潜伏梅毒）

（1）流行病学史：多数有不安全性行为史，或性伴侣感染史，或多性伴侣史；早期隐性梅毒，近 2 年内存在明确的不安全性行为史，而 2 年前无不安全性行为史；有过符合一期或二期梅毒的临床表现，但当时未得到诊断和治疗者；性伴侣有明确的早期梅毒感染史。晚期隐性梅毒：感染时间在 2 年以上。无法判断感染时间者亦视为晚期隐性梅毒。既往无明确的梅毒诊断或治疗史。

（2）实验室检查：①非梅毒螺旋体血清学试验阳性。②梅毒螺旋体血清学试验阳性。③脑脊液检查（主要用于神经梅毒诊断），有条件时可进行脑脊液检查以排除无症状神经梅毒。隐性梅毒一般无明显异常。

5. 胎传梅毒

（1）流行病学史：生母为梅毒患者。

（2）实验室检查：①暗视野显微镜检查，镀银染色检查或核酸扩增试验。在早期胎传梅毒儿的皮肤黏膜损害或组织标本中可查到梅毒螺旋体，或核酸扩增试验检测到梅毒螺旋体核酸阳性。②梅毒血清学试验阳性。

（四）抗感染治疗

1. 治疗原则　一般原则：①强调早诊断，早治疗，愈早治疗效果愈好；②疗程规则，剂量足够，不规则治疗可增加复发风险及促使晚期损害提前发生；③治疗后要经过足够时间的追踪观察；④主要为抗生素药物治疗，治疗后定期进行临床和实验室随访，性伙伴要同查同治。

早期梅毒经彻底治疗可临床痊愈，消除传染性。晚期梅毒治疗可消除组织内炎症，但已破坏的组织难以修复。青霉素，如水剂青霉素、普鲁卡因青霉素、苄星青霉素等为不同分期梅毒的首选药物。对青霉素过敏者可选四环素、红霉素等。部分患者青霉素治疗之初可能发生吉海反应，可由小剂量开始或使用其他药物加以防止。梅毒治疗后第一年内应每 3 个月复查血清一次，以后每 6 个月一次，共 3 年。神经梅毒和心血管梅毒应随访终身。

2. 治疗方案　根据 2014 年版《梅毒、淋病、生殖器疱疹、生殖道沙眼衣原体感染诊疗指南》，治疗方案如下：

（1）早期梅毒（包括一期、二期梅毒及 <2 年的隐性梅毒）

1）推荐方案：普鲁卡因青霉素 80 万 U/d，肌内注射，连续 15 天；或苄星青霉素 240 万 U，分为双侧臀部肌内注射，每周 1 次，共 2 次。

2）替代方案：头孢曲松 0.5~1g，每天 1 次，肌内注射或静脉给药，连续 10天。对青霉素过敏用以下药物：多西环素 100mg，每天 2 次，连服 15 天；或盐酸四环素 500mg，每天 4 次，连服 15 天（肝、肾功能不全者禁用）。

（2）晚期梅毒（包括三期皮肤、黏膜、骨骼梅毒、晚期潜伏梅毒）及二期复发梅毒

1）普鲁卡因青霉素，80 万 U/d，肌内注射，连续 20 天为 1 个疗程，也可考虑给第 2 个疗程，疗程间停药 2 周；或苄星青霉素 240 万 U，分为双侧臀部肌内注射，每周 1 次，共 3 次。

2）对青霉素过敏用以下药物：多西环素 100mg，每天 2 次，连服 30 天；或盐酸四环素 500mg，每天 4 次，连服 30 天（肝、肾功能不全者禁用）。

（3）心血管梅毒推荐方案：如有心力衰竭，首先治疗心力衰竭，待心功能可代偿时，注射青霉素，需从小剂量开始以避免发生吉海反应，造成病情加剧或死亡。

1）水剂青霉素，第 1 天 10 万 U，1 次肌内注射；第 2 天 10 万 U，每天 2 次肌内注射；第 3 天 20 万 U，每天 2 次肌内注射；自第 4 天起按下列方案治疗：普鲁卡因青霉素，80 万 U/d，肌内注射，连续 20 天为 1 个疗程，共 2 个疗程（或更多），疗程间停药 2 周或苄星青霉素 240 万 U，分为双侧臀部肌内注射，每周1 次，共 3 次。

2）对青霉素过敏者用以下药物：多西环素 100mg，每天 2 次，连服 30 天；或盐酸四环素 500mg，每天 4 次，连服 30 天（肝、肾功能不全者禁用）。

（4）神经梅毒、眼梅毒推荐方案

1）水剂青霉素 1 800 万 ~2 400 万 U 静脉滴注（300 万 ~400 万 U，每 4 小时 1 次），连续 10~14 天。必要时，继以苄星青霉素 240 万 U，每周 1 次，肌内注射，共 3 次。或普鲁卡因青霉素，240 万 U/d，每天 1 次肌内注射，同时口服丙磺舒，每次 0.5g，每天 4 次，共 10~14 天。必要时，继以苄星青霉素 240 万 U，每周 1 次，肌内注射，共 3 次。

2）替代方案：头孢曲松 2g，每天 1 次，静脉给药，连续 10~14 天。对青霉素过敏者用以下药物：多西环素 100mg，每天 2 次，连服 30 天；或盐酸四环素 500mg，每天 4 次，连服 30 天（肝、肾功能不全者禁用）。

注：梅毒治疗中的吉海反应是指梅毒治疗首次用药后数小时内，可能出现发热、头痛、关节痛、恶心、呕吐、梅毒疹加剧等情况，症状多会在 24 小时内缓解。为了预防发生吉海反应，青霉素可由小剂量开始逐渐增加到正常量，对神经梅毒及心血管梅毒可以在治疗前给予一个短疗程泼尼松，分次给药，抗梅毒治疗后 2~4 天逐渐停用。皮质类固醇可减轻吉海反应的发热，但对局部炎症反应的作用则不确定。

（5）胎传梅毒（先天梅毒）

1）早期先天梅毒（2 岁以内）脑脊液异常者：水剂青霉素，10 万 ~15 万 U/（kg·d），出生后 7 天以内的新生儿，以每次 5 万 U/kg 静脉滴注，每 12 小时 1 次，以后每 8 小时 1 次，直至总疗程 10~14 天。或普鲁卡因青霉素，5 万 U/（kg·d）肌内注射，每天 1 次，10~14 天。脑脊液正常者：苄星青霉素，5 万 U/kg，1 次分两侧臀部肌内注射。如无条件检查脑脊液者，可按脑脊液异常者治疗。对青霉素过敏者，尚无使用其他治疗方案有效的证据，可试用红霉素治疗。

2）晚期胎传梅毒（2 岁以上）推荐方案：水剂青霉素，15 万 U/（kg·d），分次静脉滴注，连续 10~14 天，或普鲁卡因青霉素，每天 5 万 U/kg，肌内注射，连续 10 天为 1 个疗程（对较大儿童的青霉素用量，不应超过成人同期患者的治疗量）。脑脊液正常者：苄星青霉素，5 万 U/kg，1 次分两侧臀肌内注射射。替代方案：对青霉素过敏者，既往用过头孢类抗生素而无过敏者在严密观察下可选择头孢曲松 250mg，每天 1 次，肌内注射，连续 10~14 天。8 岁以下儿童禁用四环素。

（6）妊娠期梅毒：在妊娠期新确诊患梅毒的妇女应按相应梅毒分期治疗。治疗原则与非妊娠患者相同，但禁用四环素、多西环素，治疗后每月做 1 次定量非梅毒螺旋体血清学试验，观察有无复发及再感染。推荐对妊娠期梅毒患者在妊娠早 3 个月和妊娠末 3 个月各进行 1 个疗程的抗梅毒治疗。对青霉素和头孢类药物过敏者,由于妊娠期和哺乳期不能应用四环素类药物,可试用大环内酯类药物替代:红霉素 500mg,每天 4 次,早期梅毒连续口服 15 天;晚期梅毒和不明病期梅毒连服 30 天。红霉素治疗梅毒的疗效差,在治疗后应加强临床和血清学随访。在停止哺乳后,要用多西环素复治。

二、案例分析

案　例　一

⬛ **基本情况**

【病史摘要】

患者,女性,40 岁,因"四肢泛发红斑及红色斑丘疹,发热"就诊。

患者体表表面有少许皮屑,皮疹排列无规律。手掌、足底处见有硬性脓疱,颈、腋等处淋巴结肿大,外生殖器检查未见皮损。患者平素月经规律,13 岁初潮,7d/30d,量中,无痛经。患者自述由于 2 个月前意外有一次不洁性交。门诊拟"梅毒待查"收治入院。患者精神、饮食、睡眠可,大便正常,小便次数正常,小便量正常,体重正常。

既往史、社会史、家族史、过敏史无特殊。

查体:T 38.5℃,P 97 次/min,R 19 次/min,BP 130/90mmHg。神清,营养好,查体合作。心肺听诊未及异常,腹软,无压痛及反跳痛,肝脾肋下未及。

妇科检查:外阴已婚式;阴道畅;宫颈微糜,举痛(+);宫体前位,正常大小,形态规则,无压痛;双侧附件区无明显异常。

辅助检查

07-03 血常规:WBC 10.28×10^9/L↑,NEUT 87%↑。

07-03 梅毒抗体(TPPA)指标:阳性(+)。

07-03 梅毒 TRUST 试验(RPR):1:4(+)。

初步诊断:梅毒(早期)。

【用药记录】

抗感染治疗

头孢曲松 1g i.m. q.d.,连续 10 天。

【治疗经过】

就诊第 1 天:患者因四肢泛发红斑及红色斑丘疹,发热入院。血常规:WBC 10.28×10^9/L↑,NEUT 87%↑。梅毒抗体(TPPA)指标:阳性(+)。RPR:1:4(+)。诊断为梅毒。医生建议使用早期梅毒治疗方案:头孢曲松 1g i.m. q.d.,连续 10 天。

患者随诊:患者无不适主诉,体温平,皮疹明显消退;14 天后复查梅毒抗体(TPPA)与梅毒 TRUST 试验(RPR),梅毒血清检测转阴。

用药分析

患者为门诊患者,因"四肢泛发红斑及红色斑丘疹,发热"就诊,患者自述 1 个月前意外有一次不洁性交。就诊后完善 TPPA 和 RPR 检测:TPPA 结果(+),RPR 结果 1:4(+)。患者体表表面有少许皮屑,皮疹排列无规律。手掌、足底处见有硬性脓疱,颈、腋等处淋巴结肿大,根据检验结果及患者症状,提示早期梅毒诊断明确。梅毒一经确诊,需立刻进行正规治疗。根据 2014 年版《梅毒、淋病、生殖器疱疹、生殖道沙眼衣原体感染诊疗指南》相关推荐方案,对于早期梅毒(包括一期、二期梅毒及 <2 年的隐性梅毒):头孢曲松 0.5~1g,每天 1 次,肌内注射或静脉给药,连续 10 天。肌内注射头孢曲松的生物利用度可达到 100%,对梅毒螺旋体有良好的治疗效果。根据该患者的具体情况,无 β- 内酰胺类药物过敏史者,采用头孢曲松剂量 1.0g,肌内注射,每天 1 次,连续 10 天。

临床药师观点

梅毒抗感染治疗方案的选择需结合患者疾病严重程度、就诊前的治疗情况、药物过敏情况及有无药物禁忌证等。2014 年版《梅毒、淋病、生殖器疱疹、生殖道沙眼衣原体感染诊疗指南》推荐早期梅毒治疗方案:普鲁卡因青霉素 80 万 U/d,肌内注射,连续 15 天;或苄星青霉素 240 万 U,分为双侧臀部肌内注射,每周 1 次,共 2 次。或者对于无 β- 内酰胺类药物过敏史者可使用头孢曲松 0.5~1g,每天 1 次,肌内注射或静脉给药,连续 10 天,作为替代疗法。患者先前在外院治疗时的疗程不明确,在我院治疗疗程仅 10 天,TPPA 转阴性,但可能存在疗程不足的问题,将来有可能复发。

药学监护要点

1. 观察患者体温变化情况,监测血常规、TPPA、RPR 等结果。

2. 注意监测药物不良反应,常见不良反应包括腹泻、腹痛、恶心、呕吐、皮疹等,如出现上述症状,应及时告知医务人员。

3. 生活管理　治疗期间避免无保护性性行为;建议对性伴侣进行检查和治疗;日常生活中注意个人卫生,不适随诊。

4. 头孢曲松可影响乙醇代谢,使血中乙醛浓度上升,表现为面部潮红、头痛、眩晕、腹痛、恶心、呕吐、气促、心率加快、血压降低、嗜睡、幻觉等,即双硫仑样反应。故用药期间及停药后 1 周内应避免饮酒,也应避免口服含乙醇类的药物、饮料或静脉输入含乙醇的药物。

5. 注意头孢曲松不可与含钙溶液配伍,使用含钙的静脉输液包括静脉输注营养液治疗时,有产生头孢曲松 - 钙沉淀物的风险。

案　例　二

📝 基本情况

【病史摘要】

患者,女性,27 岁,因"大腿内侧多处扁平型丘疹"来就诊。

患者已育,孕 1 产 1,患者平素月经规律,15 岁初潮,5d/30d,量中,无痛经,现已停经,妊娠 16^{+4} 周。自述 3 个月前有一次意外不洁性交。门诊拟"妊娠合并梅毒待查"收治入院。

妇科检查:患者大腿内侧多处见扁平型丘疹,大小阴唇会阴及肛周见大小不等的圆形和椭圆形溃疡,上肢及躯干均见散在的圆形扁平疹,腹股沟淋巴结肿大。患者精神可,饮食可,睡眠可,大便正常,小便次数正常,小便量正常,体重正常。

既往史、社会史、家族史无特殊。有青霉素过敏史。

查体:T 38.1℃,P 107 次 /min,R 17 次 /min,BP 135/87mmHg。神清,营养好,查体合作。心肺听诊未及异常,腹软,无压痛及反跳痛,肝脾肋下未及。

妇科检查:外阴已婚式;阴道畅;宫颈糜烂,举痛(+);宫体前位,正常大小,形态规则,无压痛;双附件:双侧附件区未见异常,左附件区无压痛。

辅助检查

04-06 血常规:WBC 9.94×10^9/L↑,NEUT 86%↑。

04-06 TPPA 指标:阳性(+)。

04-06 RPR:1∶8(+)。

初步诊断:妊娠合并梅毒。

【用药记录】

抗感染治疗

红霉素 500mg p.o. q.i.d.,连续口服 15 天。

【治疗经过】

就诊第 1 天:患者因"妊娠期大腿内侧多处扁平型丘疹"入院。血常规:WBC 9.94×10^9/L↑,NEUT 86%↑。TPPA 指标:阳性(+)。RPR:1∶8(+)。诊断为妊娠合并梅毒。由于患者有青霉素过敏史,且妊娠 16^{+4} 周,医生建议使用早期梅毒治疗方案:红霉素 500mg p.o. q.i.d.,连续口服 15 天。

就诊第 15 天:患者进行定量非梅毒螺旋体血清学试验,TPPA 转阴性。

患者随诊:患者无不适主诉,体温平,皮疹明显消退;15 天后梅毒血清检测转阴,梅毒得到控制。

用药分析

患者为门诊患者,因"妊娠期大腿内侧多处扁平型丘疹"入院,患者自述3个月前意外有一次不洁性交。就诊后完善 TPPA 和 RPR 检测:TPPA 结果(+),RPR 结果 1∶8(+)。患者大腿内侧多处见扁平型丘疹,大小阴唇会阴及肛周见大小不等的圆形和椭圆形溃疡,上肢及躯干均见散在的圆形扁平疹,腹股沟淋巴结肿大,根据检验结果及患者症状,提示早期梅毒诊断明确。梅毒一经确诊,需立刻进行正规治疗。根据 2014 年版《梅毒、淋病、生殖器疱疹、生殖道沙眼衣原体感染诊疗指南》相关推荐方案,对于早期梅毒(包括一期梅毒、二期梅毒及 <2 年的隐性梅毒):头孢曲松 0.5~1g,每天 1 次,肌内注射或静脉给药,连续 10 天。肌内注射头孢曲松的生物利用度可达到 100%,对梅毒螺旋体有良好的治疗效果。但该患者有青霉素过敏史且处于妊娠期,指南提示:红霉素500mg,每天 4 次,早期梅毒连续口服 15 天;晚期梅毒和不明病期梅毒连服 30天。因此,医生采取"红霉素 500mg,每天 4 次,早期梅毒连续口服 15 天"进行治疗。

临床药师观点

梅毒抗感染治疗方案的选择需结合患者疾病严重程度、就诊前的治疗情况、药物过敏情况及有无药物禁忌证等。2014 年版《梅毒、淋病、生殖器疱疹、生殖道沙眼衣原体感染诊疗指南》推荐早期梅毒治疗方案:普鲁卡因青霉素80 万 U/d,肌内注射,连续 15 天;或苄星青霉素 240 万 U,分为双侧臀部肌内注射,每周 1 次,共 2 次。或者对于无 β- 内酰胺类药物过敏史的患者可使用头孢曲松 0.5~1g,每天 1 次,肌内注射或静脉给药,连续 10 天,作为替代疗法。对青霉素和头孢菌素类药物过敏者,推荐使用盐酸四环素 500mg,每天 4 次,口服,连用 30 天;或多西环素 100mg,每天 2 次,连服 14 天。由于妊娠期和哺乳期不能应用四环素类药物,且根据各检验指标诊断该患者处于梅毒早期,可试用大环内酯类药物替代:红霉素 500mg,每天 4 次,早期梅毒连续口服 15 天;晚期梅毒和不明病期梅毒连服 30 天。综合患者自身情况,临床选择治疗方案为:红霉素 500mg,每天 4 次,连续口服 15 天。患者在我院治疗疗程仅 14 天,TPPA 转阴性,但考虑患者为妊娠合并梅毒,根据临床指南推荐,建议治疗后每个月做一次定量非梅毒螺旋体血清学试验,观察有无复发及再感染。红霉素治疗梅毒的疗效差,在治疗后应加强临床和血清学随访。在停止哺乳后,要用多西环素复治。同时推荐在患者妊娠末 3 个月进行 1 个疗程的抗梅毒治疗。但不能排除存在疗程不足问题,将来有可能复发。

📝 **药学监护要点**

1. 建议治疗后每月做一次定量非梅毒螺旋体血清学试验,观察有无复发及再感染。

2. 注意监测药物不良反应,常见不良反应包括腹泻、腹痛、恶心、呕吐、皮疹等,如出现上述症状,应及时告知医务人员。

3. **生活管理**　治疗期间避免无保护性性行为;建议对性伴侣进行检查和治疗;日常生活中注意个人卫生,不适随诊。

4. 红霉素治疗梅毒的疗效差,在治疗后应加强临床和血清学随访。在停止哺乳后,要用多西环素复治。

（孔令君　王先利　汤　静）

第二节　淋　病

一、概述

(一) 临床表现

淋病是一种由淋病奈瑟菌(*Neisseria gonorrhoeae*,NG)感染所引起的常见细菌性性传播疾病,其是一种革兰氏阴性需氧双球菌。虽然淋病主要累及黏膜,但也可出现皮肤表现,尤其是在播散性淋球菌感染(disseminated gonococcal infection,DGI)患者中。NG 容易入侵人体各种黏膜包括泌尿生殖系统、直肠和咽部等。女性淋病患者多数无症状,不易被及时诊断和治疗,从而可引起输卵管炎症、子宫内膜炎等盆腔炎症(PID)、慢性盆腔疼痛、异位妊娠及不孕等不良后果。

大多数女性生殖器淋球菌感染没有症状。宫颈是女性中最常见的黏膜感染部位。存在症状时,淋球菌宫颈感染可表现为宫颈炎的典型表现,包括阴道瘙痒和黏液脓性宫颈分泌物,一些女性也可能会出现尿道(排尿困难)或前庭大腺(阴唇周围疼痛)的症状。盆腔炎性疾病(PID)是泌尿生殖系统淋球菌感染未治疗时可发生的一种并发症,可导致不孕、不育。女性淋病若未治疗或治疗不彻底,后果远较男性淋病严重,可引起输卵管炎、子宫内膜炎等盆腔炎症,慢性盆腔疼痛,异位妊娠或不孕等。尽管与女性相比,男性生殖器淋球菌感染更可能出现症状,但是很多男性感染也没有症状。当存在症状时,淋球菌性尿道炎常常表现为排尿困难和大量脓性分泌物,急性单侧附睾炎(表现为睾丸疼痛及肿大)可能是生殖器淋球菌感染的一种并发症。生殖器外部位感染包括直肠和咽部感染,其中大多数感染无症状,但罕见情况下可出现直肠炎(表现为排便时肛门直肠疼痛,有分泌物)或咽炎(表现为咽痛和咽部分泌物)。少数患者会出现淋病奈瑟菌从最初感染部位发生细菌血行播散,播散性感染常常表现为化脓性关节炎,或是腱鞘炎、皮炎和多关节痛的三联征。此外,妊娠期妇女 NG 感染还可对妊娠造成不良后果,如早产、流产、绒毛膜羊膜炎及胎膜早破等。胎儿吞入污染的羊水,可引起淋菌羊水感染综合征、肺炎、败血症等,使围生儿死亡率增高。超过 30% 的胎儿于分娩期通过未治疗母体的软产道时感染 NG,引起淋菌结膜炎,严重者发生角膜溃疡、穿孔,甚至失明。

(二) 病因

1. **传播途径**　淋病的潜伏期短,一般为 2~5 天,不洁性交是其主要传播途径。一次不洁性交,淋病感染率可达 60%~90%。新生儿淋病主要通过垂直传播所致。在国外,儿童淋病通常由于性虐待所致,国内儿童淋病大多通过不洁的毛巾、衣裤、被褥等间接感染。淋病也可经血行播散引起淋病菌血症、关节炎、关节炎 - 皮炎综合征、心内膜炎、脑膜炎及肝炎、腹膜炎等。

2. **病理生理学和易感因素**　局部淋球菌感染播散至关节和其他组织的概率取决于特定的宿主因素和微生物因素,并有可能取决于免疫因素。

(1)宿主因素:在男性或女性 DGI 患者中,有症状的近期生殖器感染病史并不常见;在大多数患者中,无症状的黏膜感染被认为是感染播散的易感因素。DGI 的其他重要危险因素包括:①近期月经;②妊娠或刚生产后;③先天性或获得性补体缺乏(C5、C6、C7 或 C8);④系统性红斑狼疮。

(2)微生物因素:生物淋病奈瑟菌含有多种致病因子和生长因子,而这些因子可增强淋病奈瑟菌引起 DGI 的倾向。与播散性感染有关的菌株具有以下特征:①这些菌株含有一种特殊的外膜孔蛋白异构体(PorB1a),其与存在的另一种异构体(PorB1b)不同。存在 PorB1a,似乎既对血清抵抗性有促进作用,还对低浓度磷酸盐条件下发生的宿主细胞侵袭有促进作用。②这些菌株的生长需要精氨酸、次黄嘌呤和尿嘧啶(营养型 AHU)。③这些菌株通常对青霉素高度敏感,但通过质粒机制产生青霉素酶的菌株也可能引起 DGI。

(3)免疫因素:DGI 的发病机制中可能还涉及免疫机制。患者的血液、皮肤和滑膜积液培养常常得不到阳性结果支持了这一假说。例如,化脓性滑膜积液可培养出淋病奈瑟菌的 DGI 患者不到 50%,血培养阳性的患者不到 1/3,皮肤损害几乎总是无菌的。虽然这些阴性的培养结果可能是因为淋病奈瑟菌的生长需求比较苛刻,但在大多数 DGI 患者的泌尿生殖道或其他局部位置却能很容易地培养出该微生物。因此,DGI 相关的无菌性滑膜炎、腱鞘炎和皮炎并不总是需要活的淋病奈瑟菌,并且这些疾病的其他病因可能也很重要。

（三）诊断

1. 青少年和成人淋病奈瑟菌感染　在细菌性性传播疾病中,淋病为第二常见疾病。NG 引起的成年男性尿道炎常能够被及时诊断和治疗。而在成年女性中,NG 感染临床症状不典型,多在出现并发症如盆腔炎时才能被发现,以致形成输卵管瘢痕,引起不孕或异位妊娠。推荐每年对 25 岁以下有性生活的女性及有感染风险的高龄女性进行淋病筛查。根据 2015 年美国 CDC《性传播疾病的诊断和治疗指南——淋病的诊断和治疗指南》推荐的诊断标准如下:

（1）核算扩增试验（NAAT）:FDA 批准应用培养法和 NAAT 诊断 NG。NAAT 可用于检测宫颈拭子、阴道拭子、尿道拭子(男性)和尿液标本(女性与男性)等。FDA 尚未批准应用 NAAT 检测直肠、咽部与结膜标本。但临床实验室改进修正案（CLIA）认证的实验室可以应用 NAAT 检测直肠、咽部与结膜标本。通常 NAAT 检测生殖道和非生殖道 NG 的灵敏度优于培养。如果怀疑或证明治疗失败,需要同时行细菌培养和药敏试验。

（2）培养法:标本在选择培养基上培养可明确诊断,并可以进行药敏试验,可应用于各种临床标本,从治疗失败患者中分离的菌株要进行药敏试验。

（3）革兰氏染色涂片:男性尿道分泌物涂片行革兰氏染色,镜下可见大量多形核白细胞,多个多形核白细胞内可见数量不等的革兰氏阴性双球菌,特异度 >99%,灵敏度 >95%。革兰氏染色涂片对宫颈管、直肠和咽部 NG 感染检出率低,不推荐应用。尿道分泌物亚甲基蓝（MB）/结晶紫（GV）染色镜检可替代培养法。

（4）其他:对所有的淋病患者测试其他性传播疾病（STD）,包括沙眼衣原体感染、梅毒和人类免疫缺陷病毒（HIV）。

2. 新生儿淋病奈瑟菌感染　新生儿 NG 眼炎主要见于未接受眼炎预防、母亲无产前检查或母亲有性病史的新生儿。取眼部分泌物培养或涂片检查可诊断。

3. 儿童淋病奈瑟菌感染　NAAT 可用于检测女童阴道和尿道标本,男童和性器官以外部位标本首选培养法检测。涂片革兰氏染色镜检不用于诊断或排除儿童 NG 感染。如确诊 DGI,需在相应部位取样,做 NG 培养和药敏试验。

（四）抗感染治疗

1. 治疗原则　基于其他微生物对抗菌药物耐药性增加的经验基础,为应用两种不同机制的抗菌药物治疗淋病提供理论基础(如头孢菌素 + 阿奇霉素),以提高疗效和减缓头孢菌素耐药性的出现和发展。由于耐喹诺酮类 NG（QRNG）药物的出现,不推荐应用喹诺酮类药物治疗淋病和相关感染。

2. 治疗方法

（1）青少年和成人淋病奈瑟菌感染

1）单纯性子宫颈、尿道和直肠 NG 感染

推荐方案：头孢曲松钠 250mg 单次肌内注射加阿奇霉素 1g 单次顿服，两种药物需在同一天应用。头孢曲松钠 250mg 单次肌内注射对尿道和直肠 NG 感染的治愈率为 99.2%，对咽喉部 NG 感染的治愈率为 98.9%。单剂量注射除头孢曲松外的其他头孢菌素方案安全，且对单纯性泌尿生殖道和肛门直肠 NG 感染高度有效。这些头孢菌素包括：头孢唑肟 500mg 肌内注射，头孢西丁 2g 肌内注射加丙磺舒 1g 口服，头孢噻肟 500mg 肌内注射。泌尿生殖道感染时注射其他头孢菌素方案的疗效均不如头孢曲松方案，其他头孢菌素方案对咽部感染疗效尚不确定。

替代方案：无法应用头孢曲松时，可选择头孢克肟 400mg 加阿奇霉素 1g，单次顿服。在阿奇霉素过敏的情况下，多西环素（100mg，口服，2 次 /d，共 7 天）可以作为阿奇霉素的替代药物，与头孢克肟或头孢曲松钠联合应用。研究显示联合应用吉米沙星 320mg 加阿奇霉素 2g 单次顿服，或庆大霉素 240mg 单次肌内注射加阿奇霉素 2g 单次顿服方案对治疗单纯性泌尿生殖道 NG 感染有效，治愈率分别为 99.5% 和 100.0%。上述两种方案在头孢菌素类药物过敏时均可作为替代方案应用。大观霉素在患者不能耐受头孢菌素时治疗有效，是治疗泌尿生殖道和肛门直肠 NG 感染的一种有效方法。但大观霉素价格昂贵，并且对咽部 NG 感染疗效差。阿奇霉素 2g 口服对单纯性 NG 感染治愈率达 99.2%，但能致 NG 对大环内酯类药物耐药，不推荐应用。

2）单纯性咽部 NG 感染

推荐方案：头孢曲松钠 250mg 单次肌内注射加阿奇霉素 1g 单次顿服。

随诊：单纯性泌尿生殖道和肛门直肠 NG 感染，按以上推荐方案或替代方案治疗后无须常规评价治疗效果，但治疗后仍持续有症状者予培养法评价疗效，对治疗失败患者分离的菌株做药敏试验。而且任何应用替代方案治疗的咽部 NG 感染患者需在治疗 14 天后应用培养法或 NAAT 评价疗效。如果治疗后 NAAT 检测阳性，根据培养法确定。对治疗失败、培养结果阳性的患者需做药敏试验。

性伴侣的处理：对患者最近（60 天内）接触的性伴侣进行 NG 感染评价和治疗，在完全治愈前避免性接触。最后与患者接触的性伴侣，即使是在 60 天之前接触，也应给予检查和治疗，在患者和其性伴侣治愈前避免性接触。对不可能前来检查的性伴侣提供抗 NG 感染的药物进行流行病学治疗。男男同性性行为（MSM）人群容易存在未确诊的其他性病或 HIV 感染，上述原则不用于 MSM 患者性伴侣的处理。

3）NG 结膜炎

推荐方案：头孢曲松钠 1g 单次肌内注射加阿奇霉素 1g 单次顿服。可考

虑用 0.9% 氯化钠溶液冲洗感染眼睛 1 次。

4) 散播淋病奈瑟菌感染:散播淋病奈瑟菌感染(DGI)常导致瘀斑、脓疱性肢端皮肤损伤、非对称性多关节痛、腱鞘炎、少关节型的化脓性关节炎。偶可致肝周炎,心内膜炎及脑膜炎罕见。如怀疑 DGI,泌尿生殖器及性器官的标本用 NAAT 或培养法检测阳性,还需收集并检测散播感染部位如皮肤、滑膜液、血液及神经系统的标本,所有 NG 菌株应做药敏试验。

5) DGI 引起的关节炎皮炎综合征的治疗

推荐方案:头孢曲松钠 1g 肌内注射或静脉注射 1 次 /24h,加阿奇霉素 1g 单次顿服。

替代方案:头孢噻肟或头孢唑肟 1g 静脉注射,1 次 /8h 加阿奇霉素 1g 单次顿服。上述治疗持续到症状改善后 24~48 小时,再根据药敏试验结果选择药物口服,继续治疗至少 7 天。

6) DGI 引起的心内膜炎及脑膜炎的治疗

推荐方案:头孢曲松钠 1~2g 静脉注射,1 次 /12~24h 加阿奇霉素 1g 单次顿服。治疗脑膜炎的疗程为 10~14 天;治疗心内膜炎的疗程至少 4 周。

(2) 新生儿淋病奈瑟菌感染

1) 新生儿 NG 眼炎

推荐方案:头孢曲松钠 25~50mg/kg(总量不超过 125mg),单次肌内注射或单次静脉注射。高胆红素血症的婴幼儿,尤其是早产儿,应用头孢曲松时需谨慎。随诊 NG 眼炎患儿需要住院治疗,评价有无散播性感染(例如败血症、关节炎和脑膜炎),对患儿的母亲及其性伴侣进行评价与治疗。新生儿眼炎预防推荐方案:红霉素(0.5%)眼药膏,外用 1 次。无论是阴道分娩或者剖宫产,应在新生儿出生后立刻应用红霉素(0.5%)眼药膏,理论上一人一管,能够防止交叉感染。美国已不再生产硝酸银与四环素眼药膏,杆菌肽无效,碘伏尚无结论。如果无法应用红霉素软膏,对于高危新生儿可用头孢曲松钠 25~50mg/kg,肌内注射或静脉注射,单剂量不超过 125mg。

2) 新生儿 DGI 和 NG 头皮脓肿

推荐方案:头孢曲松钠 25~50mg/(kg·d),静脉注射或肌内注射,共 7 天,对脑膜炎者治疗 10~14 天。头孢噻肟 25mg/kg,1 次 /12h,静脉注射或肌内注射,共 7 天,对脑膜炎者治疗 10~14 天。应对 NG 感染的患儿同时行衣原体检测。对患儿的母亲及其性伴侣进行评价及治疗。母亲感染 NG 婴儿的预防性治疗推荐方案:头孢曲松钠 25~50mg/kg,单次静脉注射或肌内注射,不超过 125mg。

(3) 儿童淋病奈瑟菌感染:对于体重 >45kg 的单纯性 NG 外阴阴道炎、宫颈炎、尿道炎、咽炎或直肠炎患儿,推荐方案同成人。对于体重 ≤ 45kg 的单纯性 NG 外阴阴道炎、宫颈炎、尿道炎、咽炎或直肠炎患儿,推荐方案:头孢曲松

25~50mg/kg,单次静脉注射或肌内注射,不超过125mg。对于体重≤45kg合并脓毒症或关节炎患儿,推荐方案:头孢曲松50mg/kg(最大剂量1g),肌内注射或静脉注射,1次/d,共7天。对于体重>45kg合并脓毒症或关节炎患儿,推荐方案:头孢曲松1g,单次肌内注射或静脉注射,1次/24h,共7天。对患儿只推荐头孢菌素注射给药(如头孢曲松)。对所有NG感染患儿评价是否合并梅毒、沙眼衣原体和HIV感染。

二、案例分析

案 例 一

📝 基本情况

【病史摘要】

患者,女性,52岁,因"绝经1年余,剧烈外阴瘙痒,尿痛2天伴尿急、尿频,白带明显异常"入门诊治疗。

患者于9月21日起阴道流血,5天净,量如常,外院10月12日B超提示:子宫肌瘤,子宫内膜厚7mm,外院TCT正常。

既往史、社会史、家族史、过敏史无特殊。

妇科检查:外阴已婚式;阴道畅;宫颈光滑,举痛(+);宫体前位,正常大小,形态规则,无压痛;双附件:双侧附件区均扪及直径约4cm肿块,左附件区压痛明显。

辅助检查:10月16日阴道分泌物常规检查。滴虫(−),孢子(−),假菌丝(−),PC(+),妇科常规彩色超声(本院):子宫前位;子宫大小:45mm×45mm×38mm;子宫形态:不规则;子宫回声:不均匀;肌层彩色血流星点状,内膜厚度5mm;宫内IUD:无。宫颈长度:20mm;子宫肌层见多枚低回声结节,最大:18mm×16mm×15mm;子宫左侧中低回声区:23mm×17mm×17mm,右卵巢大小22mm×20mm×14mm,左卵巢大小21mm×21mm×17mm。盆腔积液:无。检查结果:子宫左侧实质块,肌瘤可能,子宫多发肌瘤可能。阴道分泌物培养:淋菌培养(+),支原体培养(−),衣原体培养(−)。

初步诊断:①子宫平滑肌瘤;②淋球菌感染。

【用药记录】

抗感染治疗

D1~D7:注射用头孢曲松钠1.0g i.m. q.d.。

【治疗经过】

门诊治疗方案:患者因白带明显异常入门诊治疗,宫颈分泌物培养如下。

淋菌培养(+),支原体培养(－),衣原体培养(－),给予头孢曲松 1.0g 肌内注射,7 天。

患者随诊:用药后白带异常明显好转,治疗有效,无明显症状。

用药分析

患者为门诊患者,因白带明显异常就诊,就诊后完善阴道分泌物培养:淋菌培养结果(+),支原体培养(－),衣原体培养(－)。患者自诉剧烈外阴瘙痒,尿痛 2 天伴尿急、尿频,根据检验结果及患者症状,提示淋病诊断明确。淋病一经确诊,即应进行正规治疗。根据 2015 年 CDC 相关的推荐方案,对于青少年和成人单纯性子宫颈、尿道和直肠 NG 感染:头孢曲松钠 250mg 单次肌内注射加阿奇霉素 1g 单次顿服,两种药物需在同一天应用。头孢曲松钠 250mg 单次肌内注射对尿道和直肠 NG 感染的治愈率为 99.2%。根据该患者的具体情况,头孢曲松在淋病的用药治疗中首选,肌内注射头孢曲松的生物利用度可达到 100%,对淋病有良好的治疗效果。头孢曲松使用的剂量为 1.0g,肌内注射,单次剂量过大,推荐为 250mg 单次肌内注射,另外加用阿奇霉素 1g 顿服。

临床药师观点

1. 淋病抗感染治疗方案的选择需结合患者疾病严重程度、就诊前的治疗情况、药物过敏情况及有无药物禁忌证等。对于无头孢菌素类药物过敏史的门诊患者,首选予头孢曲松肌内注射治疗,患者先前在外院治疗时的疗程不明确,没有进行阴道分泌物培养,我院门诊就诊后进行阴道分泌物培养,在我院治疗疗程为 7 天,症状明显好转。

2. 建议患者性伴侣的处理　对患者最近(60 天内)接触的性伴侣,进行 NG 感染评价和治疗,在完全治愈前避免性接触。最后与患者接触的性伴侣,即使是在 60 天之前接触,也应给予检查和治疗。在患者和其性伴侣治愈前避免性接触。

药学监护要点

1. 观察患者　患者阴道脓性分泌物减少,瘙痒或灼热等症状减轻。

2. 药物不良反应监测　头孢菌素类药物在应用时存在发生过敏反应的风险,应用头孢菌素类药物前,需仔细询问患者既往青霉素类药物、头孢菌素药物用药史和过敏史,在首次应用时应密切监测,一旦发生严重过敏反应及时对症治疗。同时头孢菌素类药物亦有发生严重皮肤黏膜损害的药物不良反应(如 Stevens-Johnson 综合征和 Lyell 综合征)的风险。

3. 生活管理　治疗期间避免无保护性性行为;建议对性伴侣进行检查和治疗;日常生活中注意个人卫生,不适随诊。

案　例　二

基本情况

【病史摘要】

患者,女性,44 岁,因"下腹胀痛 10 余天",于 11 月 1 日来我院门诊就诊。

患者平素月经规律,5/30 天,量中,无痛经,2-0-2-2,绝育术,末次月经:10-15,近 10 天下腹疼痛,余未诉其他不适。

既往史、家族史无殊,过敏史:青霉素。

辅助检查:就诊当日检查 BV 四联。滴虫(-),孢子(-),假菌丝(-),PC 少,过氧化氢(+),白细胞酯酶(+),唾液酸苷酶(-),pH 5.0。已送淋菌培养,结果未出。诊断为:细菌性阴道炎,盆腔炎。

1 周后再次就诊,淋球菌培养结果:阳性。

诊断为:淋球菌感染。

【用药记录】

抗感染治疗

第一次就诊:硝呋太尔片 0.2g p.o. q8h. 共 14 天;甲硝唑凝胶 10ml 外用 b.i.d. 共 10 天。

第二次就诊(1 周后):注射用头孢曲松钠 1.0g i.m. q.d. 连续注射 14 天。

【治疗经过】

门诊治疗方案:患者初次因"下腹胀痛 10 余天"来我院门诊治疗,根据检查结果及症状特点,诊断为细菌性阴道炎、盆腔炎,给予硝呋太尔片、甲硝唑凝胶治疗,并进行了淋菌培养,待培养结果出来再进一步确定治疗方案。

患者第二次门诊治疗(1 周后):淋菌培养结果为阳性,确诊为淋病。给予头孢曲松钠 1.0g i.m. q.d. 连续注射 14 天的方案。

患者随访:患者症状好转,基本无明显症状。

用药分析

诊患者因"下腹胀痛 10 余天"来我院门诊就诊,初次诊断为:细菌性阴道炎,盆腔炎;后确诊为:细菌性阴道炎、盆腔炎、淋病。导致细菌性阴道炎的致病菌主要以厌氧菌为主,在治疗药物选择时也以抗厌氧菌药物为主,主要有甲硝唑、替硝唑和克林霉素。甲硝唑对维持阴道正常状态的乳酸杆菌无影响,是较理想的首选药物,在甲硝唑不能耐受时可选用替硝唑或克林霉素替代治疗。

盆腔炎症的外源性病原体主要为性传播疾病的病原体,常见的有淋病奈瑟菌、沙眼衣原体。内源性病原体则为来自寄居阴道内的菌群,包括需氧菌及厌氧菌。盆腔炎给药 A 方案:头孢曲松 250mg,肌内注射,单次给药;或者头孢西丁 2g,肌内注射,单次给药,如果所选药物不覆盖厌氧菌,需加用硝基咪唑类药物,如甲硝唑,0.4g p.o. b.i.d.。该患者具有淋球菌感染,细菌性阴道炎合并盆腔炎,给予甲硝唑凝胶 10ml 外用 b.i.d. 10 天,后注射用头孢曲松钠 1.0g i.m. q.d.,选择药物是合理的。硝呋太尔片的适应证是细菌性阴道炎、滴虫阴道炎、念珠菌阴道炎以及外阴炎,可以辅助改善患者症状。经过治疗,患者的症状得到很大改善。

临床药师观点

1. 该患者为门诊患者,先后两次来门诊就诊,诊断为:细菌性阴道炎、淋球菌感染、盆腔炎。该患者实验室检查宫颈淋球菌感染,可能导致该患者的盆腔炎,因此主要以抗感染治疗为主。经过恰当的抗菌药物治疗后,该患者的疾病才能彻底治愈。根据盆腔炎和淋病的治疗原则,首选是头孢曲松 250mg,肌内注射,单次给药,疗程为 14 天。另外给予硝基咪唑类外用药物甲硝唑凝胶,这样可以覆盖厌氧菌;甲硝唑对维持阴道正常状态的乳酸杆菌无影响,是较理想的首选治疗药物。综上,该患者的治疗方案较为合理。

2. 建议患者性伴侣的处理 对患者最近 60 天内接触的性伴侣,进行淋球菌感染评价和治疗,在完全治愈前避免性接触。最后与患者接触的性伴侣,即使是在 60 天之前接触,也应给予检查和治疗。在患者和其性伴侣治愈前避免性接触。另外,不良性行为也是盆腔炎症的高危因素,因此,性伴侣的治疗对预防复发很重要。

药学监护要点

1. 疗效评估 治疗完成 1~2 周及 4~6 周进行疗效评估,阴道炎治愈指标为阴道涂片中线索细胞少于 20%,加上以下 3 项评价指标中至少 1 项:①白带恢复正常;②阴道 pH<4.5;③胺试验阴性。淋病的疗效评估:患者阴道脓性分泌物减少,瘙痒或灼热等症状减轻。盆腔炎疗效评估:临床症状及体征消失(体温降至正常,腹痛消失,腹部压痛、反跳痛消失;子宫举痛或子宫压痛或附件区压痛消失;血常规白细胞计数恢复正常)。治疗后 4~6 周复查病原微生物淋病奈瑟菌及沙眼衣原体阴性。

2. 药物不良反应监测 头孢菌素类药物在应用时存在过敏发生的风险,应用头孢菌素类药物前,需仔细询问患者既往青霉素类药物和头孢菌素类药物用药史和过敏史,在首次应用时应密切监测,一旦发生严重过敏反应及时对

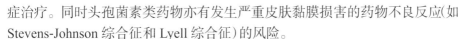

症治疗。同时头孢菌素类药物亦有发生严重皮肤黏膜损害的药物不良反应(如Stevens-Johnson 综合征和 Lyell 综合征)的风险。

3. 生活管理　治疗期间避免无保护性性行为;建议对性伴侣进行检查和治疗;日常生活中注意个人卫生,不适随诊。

(李长艳　汤　静)

第三节　尿道生殖道非典型病原体感染

一、概述

(一) 临床表现

女性尿道生殖道非典型病原体主要有支原体和衣原体等。支原体包括解脲支原体(ureaplasma urealyticum,UU)、人型支原体(mycoplasma hominis,MH)、生殖支原体、肺炎支原体、渗透支原体、发酵支原体、唾液支原体、嗜精子支原体和灵长类支原体等,其中 UU 与 MH 比较常见。衣原体分为 2 个属,即沙眼衣原体属和鹦鹉热衣原体属,根据衣原体的生物学特性可分为沙眼衣原体、鹦鹉热衣原体、肺炎衣原体、家畜衣原体等 4 种,与人类疾病相关的主要是前 3 种。尿道生殖道支原体及衣原体多发生在性活跃人群,潜伏期 1~3周,临床特点是无症状或症状轻微,患者不易察觉,病程迁延,常并发生殖道感染。

女性尿道生殖道非典型病原体感染临床表现因感染部位不同而异。①尿道炎:排尿困难、尿频、尿急、尿痛、尿道烧灼感、尿道出现稀薄的浆液性分泌物,尿道外口红肿,尿中有多量红/白细胞;②宫颈黏膜炎:宫颈管是支原体、衣原体最常见的感染部位,70%~90% 支原体、衣原体宫颈黏膜炎无临床症状,若有症状则表现为阴道分泌物增加,呈黏液脓性,性交后出血或经期间出血,检查见宫颈管脓性分泌物,宫颈红肿,黏膜脆性增加;③子宫内膜炎:30%~40%宫颈管炎上行引起子宫内膜炎,表现为下腹痛、阴道分泌物增多、阴道不规则少量流血;④输卵管炎:8%~10% 宫颈管炎可发展为输卵管炎,2/3 输卵管炎为亚临床型,长期轻微下腹痛、低热,久治不愈,腹腔镜见输卵管炎症较重,表现为盆腔广泛粘连,由于输卵管炎症、粘连及瘢痕形成,远期后果是异位妊娠及不孕;⑤盆腔炎:下腹紧张、压痛明显、恶寒、发热,血白细胞计数增加,有急性盆腔结缔组织炎时,盆腔有肿块,触痛明显;⑥其他:可引起直肠炎、肝周炎、眼包涵体结膜炎等。此外,妊娠期合并支原体、衣原体感染可引起自发性流产、胎儿死亡、早产、低体重儿等。

（二）病因

支原体、衣原体感染人体后,首先侵入柱状上皮细胞并在细胞内生长繁殖,然后进入单核巨噬细胞系统的细胞内增殖。由于支原体、衣原体在细胞内繁殖,导致感染细胞死亡,同时尚能逃避宿主免疫防御功能,得到间歇性保护。支原体、衣原体的致病机制是抑制被感染细胞代谢,溶解破坏细胞并导致溶解酶释放,代谢产物的细胞毒作用,引起变态反应和自身免疫。

当人体免疫力下降时容易感染支原体及衣原体,支原体和衣原体可定植于尿道、生殖道黏膜上皮细胞表面,主要经性交直接传播,其中支原体也可经接触患者分泌物污染的物品等间接传播。胎儿或新生儿可通过宫内、产道及产后感染,经产道感染是最主要的感染途径。

（三）诊断

由于支原体和衣原体感染无特征性临床表现,临床诊断较困难,常需实验室检查确诊。根据 2015 年美国 CDC 性传播疾病防治指南介绍,生殖道支原体、衣原体是生长缓慢的有机体,培养可能需要 6 个月,世界上只有少数实验室能够恢复临床分离物,因此,核酸扩增试验(NAAT),如聚合酶链式反应(polymerase chain reaction,PCR)、连接酶链式反应(ligase chain reaction,LCR)是检测生殖支原体、衣原体的首选方法。诊断以培养最为可靠,NAAT 最为敏感。目前我国诊断支原体感染常用的是培养法;诊断衣原体感染常用的是抗原检测(层析法)。

（四）抗感染治疗

1. 治疗原则　主要为抗菌药物治疗。

支原体无细胞壁及前体,细胞器极少,由 3 层蛋白质和脂质组成的膜样结构以及 1 层类似毛发结构组成,由二分裂繁殖,形态多样。由于它没有细胞壁,因此对影响细胞壁合成的抗菌药物,如青霉素等不敏感,但红霉素、四环素、卡那霉素、链霉素、氯霉素等作用于核糖体的抗菌药物,可抑制或影响支原体的蛋白质合成。

衣原体的生长繁殖周期有两个生物相:原体存在于细胞外,无繁殖能力,传染性强;始体存在于细胞内,繁殖能力强,但无传染性。衣原体进入机体后,原体吸附于易感的柱状上皮细胞及移行上皮细胞,在细胞内形成吞噬体,原体在吞噬体内变成始体,进行繁殖,继而转化为原体,随感染细胞的破坏而释放出来,再感染周围细胞。由于衣原体的发育周期独特,细胞外的衣原体对抗菌药物不敏感,细胞内的衣原体对抗菌药物敏感,因此,选用的抗菌药物应具有良好的细胞穿透性。

此外,支原体和衣原体的生命周期较长,抗菌药物使用时间应延长或使用半衰期长的药物。根据药敏试验结果选用抗菌药物较合理,具体应根据医院的条件、患者的病情及接受程度、药物有效性及性价比等综合考虑选择个体化治疗方案。

2. 治疗方法

(1)一般治疗:接触隔离,用品消毒,有严重症状时酌情采用对症处理。

(2)抗菌药物治疗:四环素、大环内酯类药物或氟喹诺酮类药物均对支原体有效。

常用治疗方案如下:

阿奇霉素 1g p.o. 单次顿服;或 0.25g p.o. q.d.,首剂加倍,连服 5 天。

多西环素 100mg p.o. b.i.d.,连服 7~10 天。

左氧氟沙星 500mg p.o. q.d.,连服 7~10 天。

红霉素 500mg p.o. q6h.,连服 7~10 天。

罗红霉素 150mg p.o. b.i.d.,连服 10 天。

米诺环素 100mg p.o. b.i.d.,连服 10 天。

环丙沙星 500mg p.o. q.d. 或 b.i.d.,连服 7 天。

四环素 500mg p.o. q6h.,连服 2~3 周。

克拉霉素 500mg p.o. b.i.d.,连服 10 天。

莫西沙星 400mg p.o. q.d.,连服 7~14 天。

二、案例分析

案 例 一

📝 基本情况

【病史摘要】

患者,女性,39 岁,因"下腹痛 2 天,加重 1 天"入院。

患者平素月经规律,17 岁初潮,4~5d/28~29d,轻度痛经,量中,末次月经:12-27。患者诉当年 6 月份因计划生育于我院行依托孕烯皮埋术,手术顺利,术后出现月经紊乱,呈间断性点滴状阴道出血,遂于当年 10 月我院取依托孕烯皮埋,取后仍持续点滴状阴道出血,10-23 我院门诊查 B 超示子宫腺肌症合并肌瘤可能,内膜欠均,左卵巢内囊性结构。门诊建议诊刮,患者 10-31 于我院门诊行诊刮术,术后病理回报:(宫腔刮出物)子宫内膜呈增生性改变。给予抗菌药物抗感染治疗,术后出血 1 周净。次年 01-02 患者劳累后出现下腹胀痛,程度较剧,放射至腰部,01-03 加剧,伴全身乏力,食欲缺乏,无伴发热,无尿频、尿急、尿痛等不适。遂就诊于我院门诊,门诊拟"腹痛待查:急性盆腔炎可能"收入院。自发现疾病以来,精神饮食可,睡眠可,大小便无殊,体重无明显变化。

既往史、社会史、家族史、过敏史:1年前因"宫外孕"外院行开腹患侧输卵管切除术,手术顺利,术后恢复可;余无特殊。

查体:T 37.7℃,P 113次/min,R 20次/min,BP 141/108mmHg。神清,营养好,查体合作。心肺听诊未及异常,腹软,无压痛及反跳痛,肝脾肋下未及。

妇科检查:外阴已婚式;阴道畅,可见少量血迹;宫颈光滑,举痛(+),宫颈口可见少量暗红色脓性分泌物;宫体前位,略增大,形态规则,压痛(+);双附件:左附件区压痛,未扪及肿块,右附件区无压痛,未扪及肿块。

辅助检查(就诊当天)

(1)血常规:WBC 7.06×10⁹/L,NEUT 71%↑。

(1)血常规:WBC 7.06×10^9/L,NEUT 71%↑。

(2)感染性指标:CRP 17.8mg/L↑。

(3)尿沉渣:白细胞61.40/μl↑,白细胞酯酶(+),隐血(+++)。

(4)肝、肾功能,电解质,阴道分泌物,内分泌检查:阴道分泌物解脲支原体(+)。药敏试验结果:四环素、左氧氟沙星、红霉素、交沙霉素、多西环素、米诺环素、罗红霉素、阿奇霉素、克拉霉素敏感;其余未见异常。

(5)妇科B超:子宫前位;子宫大小68mm×66mm×62mm;子宫形态饱满;子宫回声不均匀;肌层彩色血流星点状,内膜厚度13mm;内膜回声欠均;宫颈长度33mm;子宫前壁肌层中低回声,直径15mm;附件:右卵巢大小24mm×24mm×21mm;左卵巢大小29mm×16mm×12mm;盆腔积液:后陷凹6mm。诊断结论:内膜欠均,子宫小肌瘤可能。

初步诊断:①盆腔炎;②子宫内膜增厚。

【用药记录】

抗感染治疗

D1~D4:奥硝唑氯化钠注射液 0.5g iv.gtt b.i.d.。

D1~D4:乳酸左氧氟沙星氯化钠注射液 0.2g iv.gtt q.d.。

D2~D4:硫酸阿米卡星氯化钠注射液 0.4g iv.gtt q.d.。

D5~D15:乳酸左氧氟沙星片 0.2g p.o. b.i.d.。

D18~D24:盐酸多西环素肠溶胶囊 0.1g p.o. q12h.。

【治疗经过】

D1:患者因下腹痛入院。血常规NEUT 71%↑,感染性指标CRP 17.8mg/L↑,尿白细胞61.40/μl↑,白细胞酯酶(+),隐血(+++),提示尿路感染可能。结合患者体温稍高,入院后采用乳酸左氧氟沙星氯化钠注射液 0.2g iv.gtt q.d. 联合奥硝唑氯化钠注射液 0.5g iv.gtt b.i.d. 经验性抗感染治疗。患者一般状况可,生命体征平稳,告知患者及家属拟保守治疗或急诊腹腔镜探查术,家属要求暂行保守观察。予以送检宫颈分泌物、阴道分泌物、血培养,明确病原体。

D2:患者自诉腹痛较前好转,无肛门坠胀、里急后重感,无恶心、呕吐、无头晕、乏力等不适。今日查体:T 37℃,神志清,一般情况好,生命体征平稳,心肺无异常,腹平软,无压痛、反跳痛,阴道无异常分泌物。阴道分泌物检查提示解脲支原体(+),药敏试验结果:四环素、左氧氟沙星、红霉素、交沙霉素、多西环素、米诺环素、罗红霉素、阿奇霉素、克拉霉素敏感。给予乳酸左氧氟沙星氯化钠注射液联合阿米卡星静脉滴注抗感染治疗。

D3:患者今日诉下腹痛症状明显缓解。否认高热寒战,否认恶心、呕吐,否认肛门坠胀及里急后重感。神志清,精神可,T 37℃,生命体征平稳,心肺阴性,腹软,触诊下腹部无压痛及反跳痛,昨日粪便常规(-),结果无殊。今日继续予原方案抗感染治疗,监测血常规、电解质及肝肾功能。

D4:患者今日诉下腹痛症状明显缓解。无畏寒、寒战,否认恶心、呕吐,否认肛门坠胀及里急后重感,无阴道流血、流液。神志清,精神可,T 37℃,生命体征平稳,心肺阴性,腹软,触诊下腹部无压痛及反跳痛。血常规(全血):NEUT 77%↑;复查电解质及肝、肾功能无殊。考虑患者一般情况可,生命体征平稳,停用乳酸左氧氟沙星氯化钠注射液及阿米卡星、奥硝唑静脉滴注治疗,改乳酸左氧氟沙星片 200mg p.o. b.i.d.。

D5:患者今日诉下腹痛症状明显缓解。无其他不适主诉。神志清,精神可,T 37.1℃,生命体征平稳,心肺阴性,腹软,触诊下腹部无压痛及反跳痛。今患者腹痛明显好转,阴道流血量减少,腹泻好转,一般情况可,生命体征平稳,无特殊予以明日出院。出院带药:乳酸左氧氟沙星片 200mg p.o. b.i.d.,连服 10 天。

D17:患者复查阴道分泌物,提示解脲支原体(+)。药敏试验结果:左氧氟沙星中介;四环素、红霉素、交沙霉素、多西环素、米诺环素、罗红霉素、阿奇霉素、克拉霉素敏感。经临床药师会诊后,改盐酸多西环素肠溶胶囊 100mg p.o. q12h.,连服 1 周。

用药分析

1. 患者入院体温 37.7℃,伴有腹痛。急查血常规:NEUT 71%↑;感染性指标:CRP 17.8mg/L↑,尿白细胞 61.40/μl↑,白细胞酯酶(+),隐血(+++),提示尿路感染可能。妇科检查:宫颈举痛(+)、宫体压痛(+)、左侧附件压痛(+)。符合盆腔炎症诊断标准。盆腔炎可能的病原体有淋病奈瑟菌、沙眼衣原体等,一些需氧菌、厌氧菌、病毒和支原体等也参与 PID 的发生。引起 PID 的致病微生物多由阴道上行而来,多为混合感染。PID 一经确诊,应及时进行经验性抗感染治疗。

2. 阴道分泌物检查提示解脲支原体(+),首次药敏试验结果:四环素、左氧氟沙星、红霉素、交沙霉素、多西环素、米诺环素、罗红霉素、阿奇霉素、克拉霉素敏感,余无特殊,提示该盆腔炎由支原体感染诱发。确诊后,除了应用治疗盆腔感染的抗菌药物外,应根据药敏试验结果针对性地进行抗支原体感染治疗。

3. 患者复查阴道分泌物提示解脲支原体依然阳性,药敏试验结果中左氧氟沙星从敏感变成中介。根据 UpToDate 网站检索"氟喹诺酮类药物"信息汇总,出现支原体耐药原因分析如下:喹诺酮类药物耐药的发生机制包括细菌染色体基因突变或获得质粒上耐药基因,其中染色体基因突变发生的机制有两种。①编码 DNA 旋转酶和拓扑异构酶Ⅳ亚基的基因,即靶位改变机制;②调节细胞质膜主动外排泵或外膜扩散通道构成蛋白表达的基因,即通透性改变机制。另外,喹诺酮类药物耐药或许与治疗强度和疗程有关,支持此结论的证据来自一项金黄色葡萄球菌感染体外模型研究,研究发现使用喹诺酮大于5 天与显著耐药相关,而左氧氟沙星治疗支原体疗程需大于 5 天,因此可能导致其出现耐药。

📝 **临床药师观点**

1. PID 抗感染治疗方案的选择需结合患者疾病严重程度、就诊前的治疗情况、药物过敏情况及有无药物禁忌证等。入院后采用乳酸左氧氟沙星氯化钠注射液 0.2g iv.gtt q.d. 联合奥硝唑氯化钠注射液 0.5g iv.gtt b.i.d. 经验性抗感染治疗,用法用量合理。硫酸阿米卡星是一种氨基糖苷类药物,对多数肠杆菌科细菌,如大肠埃希菌、铜绿假单胞菌、淋病奈瑟菌等具较好的抗菌作用,本案例患者阴道分泌物未检出上述菌种,在实验室检查结果明确前使用合理,但在明确致病微生物为支原体后应停用,进行抗支原体治疗。

2. 患者阴道分泌物培养提示解脲支原体感染。支原体无细胞壁及前体,细胞器极少,由 3 层蛋白质和脂质组成的膜样结构及 1 层类似毛发结构组成,由二分裂繁殖,形态多样。由于它没有细胞壁,因此对影响细胞壁合成的抗菌药物,如青霉素等不敏感,但红霉素、四环素、卡那霉素、链霉素、氯霉素等作用于核糖体的抗菌药物,可抑制或影响支原体的蛋白质合成。根据第一次药敏试验结果,建议乳酸左氧氟沙星片 200mg p.o. b.i.d. 治疗,治疗支原体的疗程一般至少 1 周,该患者出院带药中乳酸左氧氟沙星片量为 10 天用量,用法用量正确;但疗程后复查阴道分泌物提示支原体依然阳性,且药敏试验结果中左氧氟沙星变为中介,考虑氟喹诺酮类药物耐药较常出现,其耐药原因可能与治疗周期过长相关,而支原体治疗周期一般需 7~10 天,因此对于该患者,将不再加大左氧氟沙星剂量继续治疗,而是调整方案,改用盐酸多西环素肠溶胶囊 100mg p.o. q12h.治疗 1 周,多西环素口服生物利用度接近 95%,方案选择合理,用法用量正确。

药学监护要点

1. 观察患者腹痛及体温变化情况,监测血常规、C 反应蛋白、降钙素原、实验室细菌培养结果等。

2. 注意监测药物不良反应,常见不良反应包括腹泻、腹痛、恶心、呕吐、皮疹等,如出现上述症状,应及时告知医务人员。

3. 生活管理　①在没有治愈前避免性行为;②禁酒、不吃辛辣食物,多饮水;③家庭中做好必要的隔离,浴巾、脸盆、浴缸、便器等分开使用,或用后消毒;④配偶或性伴侣应到医院作检查和治疗;⑤今后要注意安全性行为,高危时应正确使用避孕套;⑥日常阴部清洁使用 pH 4 的弱酸性女性护理液。

案　例　二

基本情况

【病史摘要】

患者,女性,31 岁,因"G2P0 孕 25^{+1} 周,环扎术后 B 超发现宫颈缩短 1 天"入院。

患者平素月经规律,5~6d/30d,末次月经:06-06,停经 30$^+$ 天尿妊娠试验阳性,早孕反应轻,一次低热,未服药自行缓解。孕 12^{+1} 周因中妊娠期流产史,于我院行宫颈环扎术。于孕 23^{+3} 周常规产检,宫颈分泌物培养提示解脲支原体(+),宫缩(−),门诊给予红霉素 500mg p.o. q6h.,连服 5 天。一周后复查宫颈分泌物培养提示解脲支原体(+),给予阿奇霉素 1g p.o. 单次顿服。25^{+1} 周后因不规律宫缩及宫颈分泌物增多入院复查,产检 B 超发现宫颈缩短,拟"G2P0 孕 25^{+1} 周宫颈环扎术后,先兆流产"收入院。

既往史、社会史、家族史、过敏史:生育史 0-0-1-0,6 年前因宫颈赘生物于外院行宫颈 Leep 术,3 年前孕中期因宫颈机能不全完全流产;酒精过敏史;其余无特殊。

查体:T 36.7℃,P 82 次/min,R 20 次/min,BP 112/66mmHg,心肺(−)。10 分钟偶及宫缩,余无殊。

辅助检查

B 超:闭合宫颈管长约 16mm,宫颈内口扩张宽约 5mm,扩张长度约 12mm。

宫颈分泌物培养:解脲支原体(+);药敏试验结果:红霉素耐药,阿奇霉素中介,罗红霉素、四环素、左氧氟沙星敏感。

临床诊断:①孕 25^{+3} 周第 2 胎 0 产,未临产,胎方位头位;②先兆流产;③宫颈环扎术后;④宫颈机能不全;⑤宫颈 Leep 术后。

【用药记录】

1. 抗感染治疗

红霉素 500mg p.o. q6h.，5 天。

阿奇霉素片 1.0g p.o.，顿服。

头孢西丁 1.0g iv.gtt q8h.，1 天。

罗红霉素 150mg p.o. b.i.d.，10 天。

2. 抑制宫缩

盐酸利托君注射液 0.1g iv.gtt q.d.，1 天。

【治疗经过】

入院后积极完善相关检查，加强母胎监护，密切观察宫缩情况。

1. 孕 23^{+3} 周常规产检，宫颈分泌物培养提示解脲支原体(+)，宫缩(−)，门诊给予红霉素 500mg p.o. q6h.，连服 5 天。

2. 孕 24^{+3} 周复查宫颈分泌物培养提示解脲支原体(+)，给予阿奇霉素 1g 单次口服。

3. 孕 25^{+1} 周，患者体温 36.8℃，因不规律宫缩、腹胀、腹痛等先兆流产症状，给予利托君注射液抑制宫缩保胎。

4. 孕 25^{+2} 周，患者体温 36.8℃，昨日不规则腹痛，不规律宫缩时间长。血常规：WBC 11.09×10^9/L↑，NEUT 70%↑；感染性指标：CRP 19mg/L↑，临床药师会诊后给予头孢西丁 1.0g iv.gtt q8h. 预防感染。

5. 孕 25^{+3} 周，患者体温 37.1℃，今日无腹痛、腹胀不适主诉，查体未及宫缩，复查宫颈分泌物：解脲支原体(+)，药敏试验结果：红霉素耐药，阿奇霉素中介，罗红霉素、四环素、左氧氟沙星敏感。请临床药师会诊，改罗红霉素 150mg p.o. b.i.d.，共 10 天。

6. 孕 25^{+4} 周，患者体温 36.8℃，主诉偶有腹胀，无腹痛，无异常阴道流血、流液，一般情况可，予以出院。

📝 用药分析

1. 参照中华医学会妇产科学分会产科学组的《早产的临床诊断与治疗推荐指南(草案)》及《威廉姆斯产科学》(第 25 版)的纳入标准，先兆早产为：①出现规律性子宫收缩(简称宫缩)，即宫缩频率为每 10 分钟超过 1 次，每次宫缩持续时间超过 30 秒。②经阴道测量宫颈管，a. 长度 ≤ 2cm，内口开大 ≥ 1cm；b. 长度 ≤ 2cm 且宫颈逐渐变软；c. 内口开大 ≥ 1cm 且宫颈逐渐变软。③入院时监测胎儿纤维连接蛋白(+)。其中①为必备条件，②和③为参考条件。患者孕 25^{+1} 周出现不规律宫缩、腹胀、腹痛，B 超提示闭合宫颈管长约 16mm，宫颈内口扩张宽约 5mm，扩张长度约 12mm，符合先兆流产诊断标准，应采取对症保胎治疗。先兆流产的病因复杂,主要包括染色体异常、内分泌机制紊乱、生殖器官异常、生殖道感染和免疫紊乱等,明确诱因后应对因治疗。

2. 在健康生育期妇女的阴道中寄生着各种细菌,阴道内菌群分为共生菌和致病菌群,致病性菌群主要包括:β-溶血性链球菌、葡萄球菌、肠球菌、拟杆菌、梭形杆菌、阴道加德纳菌和革兰氏阴性兼性厌氧菌等。外源性菌群是从身体其他部位侵袭如阴道内的菌群,正常情况下,这些细菌并不会侵袭会阴部和阴道,只有当机体免疫力低下、妊娠、大量使用抗菌药物或有侵袭性操作时,也可以成为生殖道的致病菌。胎膜早破主要病因为感染,引起感染的病原微生物很多,包括细菌、病毒、支原体、衣原体等,感染途径为上行感染和血行感染,上行感染最常见,主要并发症是早产,应用抗菌药物可以明显推迟分娩发生。本案例患者血常规:WBC $11.09 \times 10^9/L\uparrow$,NEUT 70%↑;感染性指标:CRP 19mg/L↑,宫颈分泌物检查提示解脲支原体(+),具有抗感染指征。

临床药师观点

1. 患者孕 25^{+1} 周出现不规律宫缩、腹胀、腹痛,B超提示闭合宫颈管长约 16mm,宫颈内口扩张宽约 5mm,扩张长度约 12mm,符合先兆流产诊断标准,具有保胎指征。常见保胎方案有:①针对孕激素分泌不足,可运用黄体酮、绒毛膜促性腺激素、地屈孕酮;②对于抗磷脂综合征等非炎性自身免疫性疾病,可运用小剂量阿司匹林、低分子量肝素等抗凝药;③对于生殖道感染,可运用抗菌药物。盐酸利托君注射液可预防妊娠 20 周以后的早产,作为对症治疗,方案选择合理,用法用量正确。头孢西丁为半合成第二代头孢菌素,特点为对革兰氏阴性菌有较强的抗菌作用,具有高度抗 β-内酰胺酶性质,抗菌谱包括大肠埃希菌、肺炎克雷伯菌、吲哚试验阳性的变形杆菌和沙雷菌、流感嗜血杆菌、沙门菌、志贺菌等,对葡萄球菌和多种链球菌也有较好作用,临床主要用于敏感菌所致的呼吸道感染、心内膜炎、腹膜炎、肾盂肾炎、尿路感染、败血症以及骨、关节、皮肤和软组织等感染。本案例患者血常规:WBC $11.09 \times 10^9/L\uparrow$,NEUT 70%↑;感染性指标:CRP 19mg/L↑,给予头孢西丁 1.0g iv.gtt q8h. 预防感染,方案选择合理,用法用量正确。

2. 女性阴道寄生着各种病原微生物,有共生菌也有致病菌。当机体免疫力低下、妊娠、大量使用抗菌药物或有侵袭性操作时,阴道微生态平衡容易遭到破坏,生殖道中的条件致病菌在妊娠期细菌性阴道病中的发病率占研究人群的 7%~30%,上行感染容易造成胎膜早破、早产、绒毛膜羊膜炎和新生儿感染等不良预后。患者产检时,宫颈分泌物培养提示解脲支原体感染,支原体可作为定植菌存在于生殖道,因此患者初期无临床表现;而当免疫力下降时,定植菌转变为致病菌,表现为阴道分泌物增多且诱发先兆流产,此时具有抗支原体指征。支原体无细胞壁及前体,细胞器极少,由 3 层蛋白质和脂质组成的膜样结构及 1 层类似毛发结构组成,由二分裂繁殖,形态多样,由于它没有细胞壁,因此对影响细胞壁合成的抗菌药物,如青霉素等不敏感,但红霉素、四环素、卡那霉素、链霉素、氯霉素等作用于核糖体的抗菌药物,可抑制或影响支原体的蛋白质合成。在 3 次抗支原体过程中,结合药敏试验结果"红霉素耐药,阿奇霉素中介,罗红霉素、四环素、左氧氟沙星敏感",第一次选用红霉素 0.5g p.o. q6h. 共 5 天,方案选择不合理,且疗程不足;第二次选用阿奇霉素片 1.0g 顿服,方案选择不合理,用法用量正确;第三次方案选择中,考虑:①四环素孕早期使用可致胎儿四肢发育不良和短肢畸形,妊娠中期致牙蕾发育不良、先天性白内障,妊娠晚期引起妊娠期妇女肝衰竭,属妊娠期禁用的抗菌药物(D 类);②左氧氟沙星会影响胎儿软骨及神经系统发育,属妊娠期慎用的抗菌药物(C 类);③罗红霉素毒性低、引起变态反应少,属妊娠期可选用的抗菌药物(B 类)。因此,最终方案选择罗红霉素 0.15g p.o. b.i.d. 共 10 天,方案选择合理,用法用量正确。

药学监护要点

1. 加强母胎监护,密切观察宫缩情况,监测血常规、C 反应蛋白、降钙素原、实验室细菌培养结果等。

2. 注意监测药物不良反应,常见不良反应包括腹泻、腹痛、恶心、呕吐、皮疹等,如出现上述症状,应及时告知医务人员。

3. 生活管理　①注意少运动、多卧床休息,避免同房、盆浴及过度劳累;②保持情绪稳定,增强信心;③家庭中做好必要的隔离,浴巾、脸盆、浴缸、便器等分开使用,或用后消毒;④配偶或性伴侣应到医院作检查和治疗。

(朱佳蕾　孙　慧　汤　静)

参考文献

[1] 谢幸,孔北华,段涛.妇产科学.9 版.北京:人民卫生出版社,2018: 74-81, 251-260.

[2] 颜青,夏培元,杨帆,等.临床药物治疗学——感染性疾病.北京:人民卫生出版社,2017: 91-92.

[3] 中国疾病预防控制中心性病控制中心,中华医学会皮肤性病学分会性病学组,中国医师协会皮肤科医师分会性病亚专业委员会.梅毒、淋病、生殖器疱疹、生殖道沙眼衣原体感染诊疗指南 (2014). 中华皮肤科杂志,2014, 47 (5): 365-372.

[4] 赵霞,张伶俐.临床药学治疗学——妇产科疾病.北京:人民卫生出版社,2016: 109-111.

[5] 中华医学会妇产科学分会感染性疾病协作组.盆腔炎症性疾病诊治规范 (2019 修订

版). 中华妇产科杂志 , 2019, 54 (7): 433-437.

[6] 张岱 , 刘朝晖 . 生殖道支原体感染诊治专家共识 . 中国性科学 , 2016, 25 (3): 80-82.

[7] 佚名 (本刊讯). 世界卫生组织发布衣原体、淋病和梅毒治疗新指南 . 中国药房 , 2016, 27 (26): 3658.

[8] W H O. WHO Guidelines for the treatment of treponema pallidum (syphilis). geneva switzerland WHO, 2016.[2020-03-18]. https://pubmed. ncbi. nlm. nih. gov/27631046/.

[9] KIMBERLY A W, GAIL A B. Sexually transmitted diseases treatment guidelines. MMWR Recomm Rep, 2015, 64 (RR-03): 1-137.

[10] BARBEE L A, DOMBROWSKI J C, KERANI R, et al. Effect of nucleic acid amplification testing on detection of extragenital gonorrhea and chlamydial infections in men who have sex with men sexually transmitted disease clinic patients. Sex Transm Dis, 2014, 41 (3): 168-172.

[11] KLETZEL H H, ROTEM R, BARG M, et al. Ureaplasma urealyticum: the role as a pathogen in women's health, a systematic review. Curr Infect Dis Rep, 2018, 20 (9): 33.

[12] HORNER P, DONDERS G, CUSINI M, et al. Should we be testing for urogenital mycoplasma hominis, ureaplasma parvum and ureaplasma urealyticum in men and women？ -a position statement from the European STI guidelines editorial board. J Eur Acad Dermatol Venereol, 2018, 32 (11): 1845-1851.

[13] NENOFF P, MANOS A, EHRHARD I, et al. Non-viral sexually transmitted infections epidemiology, clinical manifestations, diagnostics and therapy: Part 2: Chlamydia and mycoplasma. Hautarzt, 2017, 68 (1): 50-58.

[14] PÁEZ-CANRO C, ALZATE J P, GONZÁLEZ L M, et al. Antibiotics for treating urogenital chlamydia trachomatis infection in men and non-pregnant women. Cochrane Database Syst Rev, 2019, 1 (1): CD010871.

[15] SHARIATI A, FALLAH F, PORMOHAMMAD A, et al. The possible role of bacteria, viruses, and parasites in initiation and exacerbation of irritable bowel syndrome. J Cell Physiol, 2019, 234 (6): 8550-8569.

[16] JENNINGS L K, KRYWKO D M. Pelvic inflammatory disease (PID). Treasure Island (FL): Stat Pearls Publishing, 2018.